Thieme

Neuroradiologie für MTRA/RT

Joachim Strobel, Sabine Joachim

408 Abbildungen

Georg Thieme Verlag
Stuttgart • New York

Anschriften

Sabine **Joachim**
Universitätsklinikum Tübingen
Hoppe-Seyler-Str. 3
72 076 Tübingen
Deutschland

Joachim **Strobel**
Heinrich-Fuchs-Str. 103
69 126 Heidelberg
Deutschland

Wichtiger Hinweis: Wie jede Wissenschaft ist die Medizin ständigen Entwicklungen unterworfen. Forschung und klinische Erfahrung erweitern unsere Erkenntnisse, insbesondere was Behandlung und medikamentöse Therapie anbelangt. Soweit in diesem Werk eine Dosierung oder eine Applikation erwähnt wird, darf der Leser zwar darauf vertrauen, dass Autoren, Herausgeber und Verlag große Sorgfalt darauf verwandt haben, dass diese Angabe **dem Wissensstand bei Fertigstellung des Werkes** entspricht.
Für Angaben über Dosierungsanweisungen und Applikationsformen kann vom Verlag jedoch keine Gewähr übernommen werden. **Jeder Benutzer ist angehalten**, durch sorgfältige Prüfung der Beipackzettel der verwendeten Präparate und gegebenenfalls nach Konsultation eines Spezialisten festzustellen, ob die dort gegebene Empfehlung für Dosierungen oder die Beachtung von Kontraindikationen gegenüber der Angabe in diesem Buch abweicht. Eine solche Prüfung ist besonders wichtig bei selten verwendeten Präparaten oder solchen, die neu auf den Markt gebracht worden sind. **Jede Dosierung oder Applikation erfolgt auf eigene Gefahr des Benutzers.** Autoren und Verlag appellieren an jeden Benutzer, ihm etwa auffallende Ungenauigkeiten dem Verlag mitzuteilen.

Impressum

Bibliografische Information der Deutschen Nationalbibliothek
Die Deutsche Nationalbibliothek verzeichnet diese Publikation in der Deutschen Nationalbibliografie; detaillierte bibliografische Daten sind im Internet über http://dnb.d-nb.de abrufbar.

Rüdigerstr. 14
70 469 Stuttgart
Deutschland
www.thieme.de

Printed in Germany

Satz: L42 Media Solutions
Druck: AZ Druck und Datentechnik GmbH, Kempten
Redaktion: Dr. Catharina Brandes, Gmund
Zeichnungen: Andrea Schnitzler, Innsbruck
Umschlaggestaltung: Thieme Verlagsgruppe
Umschlagfoto: Andre Zelck, Essen

ISBN 978-3-13-175871-2 1 2 3 4 5 6

Auch erhältlich als E-Book:
eISBN (PDF) 978-3-13-175881-1
eISBN (epub) 978-3-13-175891-0

Vorwort

„Ich glaube, dass das Gehirn eine sehr große Macht im Menschen besitzt ... Die Menschen müssen ferner wissen, dass von nirgendwo anders her Freude und Frohsinn, Lachen und Scherzen kommen als daher, woher auch Trauer und Kummer, Missmut und Weinen herrühren." Hippokrates

Ob Konrad Röntgen vor 100 Jahren wohl geahnt hat welch vielfältige Möglichkeiten er durch seine „zufällige" Entdeckung der Menschheit beschert hat? Seit dieser Zeit haben sich die diagnostischen und technischen Möglichkeiten exponentiell weiter entwickelt. Trotz allem birgt die Neuroradiologie mehr Geheimnisse denn je. Strukturen können bis in den Submillimeterbereich dargestellt werden.

Dabei bleiben die Fragen nach Seepferdchen, Zügeln oder Mantelkanten für MTRA und Ärzte der Neuroradiologie jeden Tag aufs Neue spannend.

In diesem Buch wurde das Augenmerk auf die abwechslungsreiche Tätigkeit der MTRA und Radiologietechnologen (RT) in der Neuroradiologie, speziell im MRT gelegt.

Wir möchten hier eine Anleitung für die Grundlagen geben, eine Erklärung der Großgeräte, Aufbau, Funktion sowie Protokolle.

Für ihre Unterstützung und die Genehmigung zur Verwendung der Bilder möchten wir uns bei Frau Prof. Dr. Ulrike Ernemann und insbesondere bei Herrn Prof. Dr. med. Dipl.-Phys. Thomas Nägele bedanken, der uns gezeigt hat, was nach der Aufnahme mit den Bildern geschieht. Bedanken möchten wir uns bei Frau Dr. Elke Riedel, die uns bei den anatomischen und physiologischen Erklärungen tatkräftig unterstützt hat, sowie bei unseren Kollegen und Frau Martina Lanz, die sich so ausführlich für uns Zeit nahm. Ein großer Dank gilt besonders unseren Familien sowie meiner Freundin Julia, die uns in der ganzen Zeit so großartig und geduldig unterstützt haben, und die immer für uns da waren. Zum Abschluss gilt unser Dank dem Thieme Verlag, insbesondere Frau Sabine Schwab, für die tolle Zusammenarbeit und das Ermöglichen dieses Werkes. Über Lob, Kritik und Anregungen würden wir uns freuen.

Joachim Strobel
Sabine Joachim
Tübingen, Im Frühjahr 2014

Abkürzungsverzeichnis

A./Aa.	Arteria/Arteriae
ACC	A. carotis communis
ACE	A. carotis externa
ACI	A. carotis interna
ACTH	adrenokortikotropes Hormon
DTI	Diffusionstensorbildgebung
DWI	diffusionsgewichtete Bildgebung
FLAIR	Fluid-attenuated Inversion Recovery
FoV	Field of View
fs	Fettsättigung
GRE	Gradientenecho
IR	Inversion Recovery
ISG	Iliosakralgelenk
Lig./Ligg.	Ligamentum/Ligamenta
MP-RAGE	Magnetization prepared rapid Acquisition with Gradient Echo
N./Nn.	Nervus/Nervi
Ncl./Ncll.	Nucleus/Nuclei
PD	Protonendichte(-Messung)
Proc.	Processus
R./Rr.	Ramus/Rami
S.	Sinus
SE	Spinecho
STIR	Short-Tau Inversion Recovery
SWI	suszeptabilitätsgewichtete Bildgebung
TE	Echozeit
TOF	Time of Flight
TR	Repetitionszeit
TSE	Turbospinecho
V./Vv.	Vena/Venae

Glossar

A. basilaris Arterie des Gehirns, die aus der Vereinigung der rechten und linken A. vertebralis entsteht

A. carotis communis Halsschlagader

A. carotis externa äußere Halsschlagader, die das Gesicht, die Schilddrüse, den Kehlkopf und den Rachen versorgt

A. carotis interna innere Halsschlagader, die das Gehirn und die Augen versorgt

A. cerebri anterior eines der 3 arteriellen Hauptgefäße des Gehirns; versorgt große Teile der Basalganglien und die basalen (unteren) Anteile des Frontallappens bis hoch zur Mantelkante

A. cerebri media wichtigstes Blutversorgungsgefäß des Gehirns und eines der 3 arteriellen Hauptgefäße des Gefäßrings des Gehirns an der Schädelbasis; sie ist der seitwärts gerichtete Endast der ACI (A. carotis interna)

A. cerebri posterior paarig angelegtes Gehirngefäß, das aus der unpaaren A. basilaris entsteht. Versorgt den Okkzipitallappen mit Blut. Eines der 3 arteriellen Hauptgefäße des Gehirns

A. subclavia Unterschlüsselbeinarterie; für die Blutversorgung des Armes verantwortlich (die linke A. subclavia entspringt aus dem Aortenbogen, die rechte hat ihren gemeinsamen Ursprung mit der ACC [A. carotis communis] im Truncus brachiocephalicus)

A. vertebralis Vertebralarterie oder auch Wirbelarterie, ein Ast der A. subclavia

Absence frz. „Abwesenheit". Episoden totaler Abwesenheit

Abszess abgekapselte Eiteransammlung in einem anatomisch nicht vorgebildeten Gewebehohlraum

ad hoc spontan, aus dem Stehgreif

Adenohypophyse Hypophysenvorderlappen (HVL)

adrenokortikotropes Hormon (ACTH) Hormon, das im Hypophysenvorderlappen gebildet wird

Adventitia lockeres Bindegewebe um schlauchförmige Organe. Dient der Verankerung dieser Organe mit ihrer Umgebung. Äußerste Schicht der Gefäßwand

affektiv heftige, impulsive Gefühlsäußerungen; durch heftige Gefühlsäußerungen gekennzeichnet; überschnell und reflexartig

affektive Störungen Erkrankungen, bei denen die Stimmungslage bzw. das Empfinden gestört ist; kann sich als Manie (euphorischer Zustand), Depression (niedergeschlagen) oder bipolare Störung (abwechselnd manische und depressive Episoden) äußern

Akinese Bewegungsarmut

Akromegalie Bei dieser Erkrankung sind die sog. Akren des Körpers (Nase, Finger, Füße, Zehen, Kinn und Jochbein) vergrößert. Grund dafür ist ein Überschuss an bestimmten Wachstumshormonen

akut beschreibt ein Ereignis, welches plötzlich und heftig einsetzt

Amnesie Erinnerungsstörung, die zeitlich oder inhaltlich sein kann

Amygdala siehe Corpus amygdaloideum

Amyloidangiopathie Erkrankung der Blutgefäße im Gehirn, bei der es zur Ablagerung von Proteinen in den Wänden der Blutgefäße kommt. Dadurch kommt es zur Lumenverengung sowie zur Bildung von Mikroaneurysmen

anaphylaktische Reaktion Wenn der Körper auf einen bestimmten Stoff überempfindlich reagiert, kann es bei einem erneuten Kontakt mit diesem Stoff zu einer Anaphylaxie kommen. Diese kann entweder örtlich begrenzt (z. B. Heuschnupfen) oder über den ganzen Körper verteilt auftreten. In diesem Fall spricht man von einem anaphylaktischen Schock. Symptome einer Anaphylaxie sind beispielsweise juckende Hauterscheinungen, Erbrechen, Schwindel und Blutdruckabfall

Anaplasie beschreibt einen Zustand fehlender Unterscheidung von Zellen. Dabei haben sie keine Funktion mehr

Aneurysma Gefäßaussackung/Erweiterung bzw. krankhafte Ausbuchtung in einer Arterie. Kann durch Beschädigungen der Gefäßwand entstehen

Angiom Gefäßgeschwulst, die auf einer angeborenen Fehlentwicklung von Hirngefäßen beruht. Man unterscheidet venöse oder arterielle Angiome, je nachdem, ob sie aus Venen oder Arterien aufgebaut sind. Entsteht entweder durch eine Fehlbildung während der Entwicklung der Gefäße oder durch eine tumorartige Neubildung von Gefäßen

Angststörungen zeigen sich beim Patienten durch ein gestörtes Empfinden von Angstgefühlen, die sich bis in Panik steigern können; oftmals entstehen diese Gefühle während augenscheinlich normalen und alltäglichen Situationen

Ankylose Verknöcherung von Knochengewebe, Versteifung eines Gelenks

Anorexie Appetitlosikeit

Anorexia nervosa psychisch ausgelöste Form der Anorexie

Anosmie Unfähigkeit, Geruch wahrzunehmen

antegrad zeitlich oder örtlich gerichtete Vorwärtsbewegung

anterior im vorderen Bereich/vorne

Aorta Hauptschlagader, die direkt aus dem Herzen kommt; das größte arterielle Blutgefäß im Körper

Aphasie Sprachstörung; Störung in der gedanklichen Entwicklung von Sprache. Dies betrifft sowohl die Sprachbildung als auch das Sprachvermögen

Apnoe Atemstillstand

Apoplex Schlaganfall, Hirngefäßverschluss

Aquaeductus cerebri = Aquaeductus mesencephali Lat. „Wasserleitung"; mit Gehirnflüssigkeit (Liquor) gefüllte Wasserrinne im Mesenzephalon. Verbindet den 3. mit dem 4. Hirnventrikel

Aquäduktstenose Verengung des Aquaeductus cerebri

Arachnoidea (Spinngewebshaut) dünne, großflächige Haut aus Bindegewebe, die die Oberfläche von Gehirn und Rückenmark überzieht

Arachnoidea mater (Spinnwebenhaut) mittlere Hirnhaut; überzieht als dünnes, bindegewebiges Häutchen sowohl Gehirn als auch Rückenmark

ARAS (Ascending reticular activating System, aufsteigendes retikuläres Aktivierungssystem) funktioneller Teil des Gehirns, der den Körper in einen Zustand erhöhter Aufmerksamkeit versetzt

Arcus zygomaticus Jochbogen; kräftiger Knochen des Gesichtsschädels

Arcus vertebrae Wirbelbogen

Area postrema Brechzentrum, im Hirnstamm gelegenes funktionelles Zentrum

Area striata primäre Sehrinde im Okzipitallappen

Arterie (Schlagader) Blutgefäß, das das Blut vom Herzen weg transportiert

Arteriitis temporalis Autoimmunerkrankung, die zu einer Gefäßentzündung führt. Am häufigsten betroffen ist die A. temporalis (Schläfenarterie)

Arteriolen kleine Arterien/Schlagadern; kleine Blutgefäße, die das Blut vom Herzen weg transportieren und im Gefäßsystem den Übergang der Arterien zu den Kapillaren darstellen

arteriosklerotisch/Arteriosklerose Systemerkrankung der Arterien; durch Ablagerung verschiedener Stoffe in den Gefäßwänden der Arterien kommt es zu einer Verdickung der Gefäßwände und folglich zu einer Lumeneinengung

Arthritis entzündliche Erkrankung der Gelenke

Arthrose degenerative, nichtentzündliche Erkrankung der Gelenke

Assoziationsfasern (Neurofibrae associationes, Association Fibers) Nervenfasern, die bestimmte Hirnstrukturen innerhalb einer Hemisphäre miteinander verbinden

aszendierend/Aszensus aufsteigend/Aufstieg

Ataxie Überbegriff für Erkrankungen, die zu einer gestörten Koordination von Bewegungsabläufen führen

Atrophie Rückbildung eines Gewebes oder eines Organs (Gewebeschwund); es nimmt entweder die Größe oder die Anzahl der Zellen ab; oft als Folge einer Mangelernährung auftretend

auditiv hörend

auditive Wahrnehmung Sinneswahrnehmung von Schall

Auricula auris Ohrmuschel

axial in Richtung einer Achse

Ballismus heftig unkontrollierte Bewegungen von Armen und Beinen

Bandscheibe (Discus intervertebralis) Zwischenwirbel, Besteht aus einem Faserring (Anulus fibrosus), der einen gallertartigen Kern beinhaltet, den Nucleus pulposus

basal grund- bzw. basisbildend

basale Anteile untere Anteile

benigne gutartig

bitemporale Hemianopsie beidseitige seitliche Gesichtsfeldstörung

Blickparese/Blicklähmung Beschreibt eine Störung der Augenbewegungen, die durch Läsion oder andere Schädigungen der Augenmuskelnerven oder deren Kerngebiete oftmals verursacht werden

Blockwirbel Verwachsung bzw. Verschmelzung zweier bzw. mehrerer Wirbelkörper

Broca-Zentrum motorisches Sprachzentrum des Großhirns; in der unteren Frontalhirnwindung gelegen; beim Rechtshänder meist in der linken Hirnhälfte stärker entwickelt

Bulbus oculi Augapfel; kugelförmiger, wesentlicher Teil des Auges, der in der Augenhöhle sitzt

Bulbus olfactorius Riechkolben; vorgestülpter Teil des Gehirns, der direkt unterhalb des Frontalhirns liegt und der Geruchswahrnehmung dient

Café-au-Lait-Flecken gutartige Hautveränderung

Canales semicirculares ossei knöcherne Bogengänge im Innenohr

Canalis opticus Optikuskanal; knöcherner Kanal, der die Orbita mit der mittleren Schädelgrube verbindet; durch ihn hindurch ziehen Nerven und Gefäße, z. B. N. opticus und A. ophthalmica

Caput mandibulae Kiefergelenkköpfchen; Teil des Unterkiefers (Mandibula)

Cavum Meckeli in der mittleren Schädelgrube an der Spitze und Vorderseite der Felsenbeinspitze gelegene Vertiefung der Schädelbasis

Cavum tympani Paukenhöhle; Hohlraum des Mittelohrs, in dem sich die Gehörknöchelchen befinden; beginnt direkt hinter dem Trommelfell und wird durch die Tuba auditiva (Ohrtrompete/Eustachio-Röhre) belüftet, die einen Druckausgleich ermöglicht

Cellulae ethmoidales Siebbeinzellen

Cellulae mastoidae Mastoidzellen; mit Luft gefüllte Hohlräume im Inneren des Mastoids; mit Schleimhaut ausgekleidet; das Mastoid (Processus mastoideus) befindet sich hinter dem Ohr im unteren Bereich, d. h. hinter der Gehörgangswand

Chiasma opticum Kreuzungspunkt der Sehnerven des rechten und des linken Auges, über der Hypophyse gelegen

Choroidea Aderhaut; Gewebeschicht am Augenhintergrund. Zwischen Sklera und Retina

chronisch dauerhaft

Cingulum siehe Gyrus cinguli

Circulus Willisi, Circulus arteriosus cerebri arterieller Gefäßring an der Gehirnbasis

Colliculi inferiores untere (hintere) Hügel des Mittelhirndachs (Tectum mesencephali); bilden zusammen mit den oberen Hügeln (Colliculi superiores) die Vierhügelplatte (Lamina quadrigemina oder Lamina tecti)

Colliculi superiores obere Hügel des Mittelhirndachs (Tectum mesencephali); bilden zusammen mit den unteren Hügeln (Colliculi inferiores) die Vierhügelplatte

Concha nasalis (inferior) (untere) Nasenmuschel

Confluens sinuum Zusammenfluss des Sinus sagittalis superior mit den Sinus rectus und occipitalis

Contusio spinalis Rückenmarkprellung

Conus medullaris konisch (spitz) zusammenlaufendes, kaudales (unteres) Ende des Rückenmarks

Corpus amygdaloideum Amygdala, Mandelkern; befindet sich im medialen Teil des Temporallappens und gehört zum limbischen System

Corpus callosum Balken; Verbindung beider Hemisphären des Großhirns

Corpus ciliare siehe Ziliarkörper

Corpus geniculatum laterale/mediale seitlicher bzw. mittlerer Kniehöcker

Corpus striatum Striatum, wichtige Schaltstelle im extrapyramidal-motorischen System (EPS); wird von Putamen und Ncl. caudatus gebildet

Corpus vitreum Glaskörper; gallertartige Struktur, welche die Hinterkammer des Auges ausfüllt

Cortex cerebri Großhirnrinde

Crura cerebri (Groß-)Hirnschenkel

Demyelinisierung Entmarkung; die Schutzhülle der Nerven wird angegriffen und es kommt zur degenerativen Zerstörung der Myelinscheiden bzw. des Myelins, der Axone und des ZNS

deszendierend/Deszensus absteigend/Abstieg

dexter rechts

Dissemination Streuung, Aussaat; gleichzeitiges Auftreten an verschiedenen Stellen im Körper (räumliche Dissemination) oder zeitversetztes Auftreten der Symptome (zeitliche Dissemination)

distal vom Körperzentrum entfernt gelegen oder verlaufend

Diszitis Bandscheibenentzündung

dorsal rückenseitig, am Rücken gelegen, hinten

Ductus cochlearis Schneckengang = Scala media; mittlerer der 3 Gänge der Schnecke (Kochlea) im Innenohr

Dura mater harte Hirnhaut

Dysarthrie Oftmals erworbene Störung des Sprechens, die zumeist durch Schädigungen des Gehirns verursacht ist

ektop/Ektopie am falschen Ort gelegen bzw. eine Verlagerung von Gewebe an eine ungewöhnliche Stelle innerhalb des Körpers, z. B. bei einer Meningomyelozele (Ectopia spinalis)

Embolie Ein Pfropf, der mit dem Blutstrom fließt, verschließt ein Blutgefäß; meist handelt es sich um Teile eines Blutgerinnsels. Im Unterschied zur Thrombose entwickelt sich der Embolus nicht am Ursprungsort, sondern wird im Blutstrom verschleppt und heftet sich an einem Organ bzw. an den Gefäßwänden eines Organs an

Embolus Blutpfropf, Fettpfropf, Luftblase

Empyem Eiteransammlung in einer vorbestehenden Höhle

Enhancement in der Radiologie Anreicherung von Kontrastmittel in bestimmten Strukturen, die sich im CT hyperdens (vermehrte optische Dichte) und im MRT hyperintens (hell/signalreich) darstellen

Enzephalitis Entzündung des Gehirns

Enzephalopathie Sammelbegriff für Erkrankungen oder Schädigungen des Gehirns, die das Gehirn als Ganzes betreffen und unterschiedliche Ursachen haben

Enzephalozele Austritt von Gehirnmasse (Hirnprolaps) durch eine Lücke im Schädel; angeborener oder erworbener bruchartiger Austritt von Hirnsubstanz durch einen Defekt des knöchernen Schädels

epidural außerhalb/auf der Dura mater (harten Hirn- und Rückenmarkhaut)

Epiduralraum äußere Hülle des Rückenmarks, d. h. Raum zwischen Knochen und der Dura mater (harten Hirn- oder Rückenmarkhaut)

Epithalamus an der hinteren Wand des 3. Ventrikels; sitzt dem viel größeren Thalamus von hinten auf und ist ein Teil des Zwischenhirns (Dienzephalon). Zum Epithalamus gehören Epiphyse, Habenulae, Area praetectalis und Commissura posterior (Commissura epithalamica)

Exophthalmus hervorstehendes Auge bzw. hervorstehender Augapfel

extradural zwischen Dura mater und Knochen im Wirbelkanal liegend

extrapyramidales System (Motorik) Bezeichnung für alle motorischen Kerngebiete und die dazugehörigen Bahnen des ZNS, die nicht zur Pyramidenbahn gehören; liegt vor allem in den Stammganglien und in davon ausgehenden motorischen Bahnen, welche im Rückenmark als Vorderseitenstrang verlaufen; dient der Steuerung von Muskeltonus, Koordination und Ausmaß der Bewegungen

Fight-or-Flight-Effekt „Kampf oder Flucht" – Stressreaktion mit rascher körperlicher Anpassung in Gefahrensituationen, bei der das Gehirn die schlagartige Freisetzung von Adrenalin veranlasst, wodurch Herzschlag, Körperkraft (Muskeltonus) und Atemfrequenz erhöht werden. Diese bereitgestellte Kraftreserve liefert die Energie für ein überlebenssicherndes Verhalten

Filia Tochtergeschwulst eines Tumors

Fissura longitudinalis Hirnlängsfurche, die beide Großhirnhälften voneinander trennt

Folia Windungen im Kleinhirn

Foramen intervertebrale Zwischenwirbelloch; seitliche Öffnung zwischen den Wirbelkörpern, durch die die Spinalnerven aus der Wirbelsäule austreten

Foramen magnum großes Hinterhauptloch; Öffnung im Bereich der hinteren Schädelgrube, durch die die Medulla oblongata (verlängertes Mark) ins Rückenmark übergeht

Fornix Bogen, Gewölbe, Dach; der wichtigste Faserzug des limbischen Systems im Großhirn bzw. eine Projektionsbahn, die den Hippokampus mit den Corpora mamillaria verbindet

fragile Wand zerbrechliche, brüchige, schwache Wand

fusiform spindelförmig

Glaukom Sammelbegriff verschiedener Augenerkrankungen, die unbehandelt den Sehnerv schädigen und zur Erblindung führen. Die häufigste Ursache eines Glaukoms ist ein erhöhter Augeninnendruck

Globus pallidus (Pallidum) Kerngebiet im Gehirn, das sowohl hemmende als auch fördernde Einflüsse auf die Bewegungsabläufe hat

granulomatös/Granulome Knötchenbildung aus entzündeten Zellen

Guillain-Barré-Syndrom vom Rückenmark aufsteigende motorische Lähmung mit Missempfindungen und Schmerzen; oftmals bildet sich die Lähmung wieder zurück

gustatorisch den Geschmack betreffend

Gyrus cinguli (Cingulum; Gürtelwindung) Teil des Gehirns, das funktionell zum limbischen System gehört; ist eine Struktur des Telenzephalons (Endhirn) oberhalb des Corpus callosum (Balken), die die medial liegenden Teile der Hemisphären miteinander verbindet

Habenulae Zügel, die die Epiphyse mit dem Thalamus verbinden

hämatogen sich über das Blut verteilend

Hemianopsie halbseitiger Gesichtsfeldausfall, Halbseitenblindheit

Parese „inkomplett" ausgeprägte Lähmung

Plegie vollständig ausgeprägte Lähmung

Hemisphären (Halbkugeln) Gehirnhälften; beide Hälften des Kleinhirns und des Großhirns; das Großhirn besteht aus 2 Hemisphären, die durch einen tiefen Einschnitt voneinander getrennt sind; die Verbindung zwischen den beiden Hemisphären besteht durch einen dicken Nervenstrang, den sog. Balken (Corpus callosum)

Hippokampus (Seepferdchen) „eingerolltes“ Stück Kortex, das innen am Temporallappen, am Boden der Seitenventrikel liegt; Teil des limbischen Systems, das mit der Erzeugung, der Archivierung und dem Abruf von Inhalten des Langzeitgedächtnisses zu tun hat; einer der wenigen Orte im Gehirn, an dem zeitlebens neue Nervenzellen entstehen.

Homöostase Gleichstand bzw. Gleichgewicht, beschreibt die Aufrechterhaltung eines Gleichgewichtszustandes

Hypästhesie verminderte Berührungsempfindlichkeit

hyperdens vermehrte optische Dichte

hyperintens signalreich/hell

Hyperprolaktinämie zu hoher Prolaktinspiegel im Blut

hypodens verminderte optische Dichte

hypointens signalarm/dunkel

Hypophyse Hirnanhangsdrüse, eine von straffem Bindegewebe umschlossene Hormondrüse, die über den Hypophysenstiel (Infundibulum) mit dem Hypothalamus verbunden ist; es gibt einen Hypophysenvorderlappen (HVL, Adenohypophyse) und -hinterlappen (HHL, Neurohypophyse)

Hypothalamus oberste Steuerungszentrale des menschlichen Hormonsystems; liegt im Bereich des Zwischenhirns, unterhalb des Thalamus (Seehügels) und fungiert als Bindeglied zwischen dem Nerven- und Hormonsystem. In ihm befinden sich die übergeordneten Zentren des vegetativen Nervensystems, die den Wasserhaushalt, die Wärmeregulation, die Nahrungs- und Flüssigkeitsaufnahme, die Sexualfunktion und den Wach-Schlaf-Rhythmus regeln

iatrogenes Einwirken unerwünschte gesundheitliche Folgen einer ärztlichen Behandlung

idiopathisch ohne bekannte Ursache

Incus Amboss

Infundibulum in der Anatomie eine trichterförmige Gewebestruktur (hier: Infundibulum der Hypophyse: Hypophysenstiel)

initial Beginn oder auch Auslöser eines Vorgangs; anfänglich

innervieren mit Nerven; mit den von den Nerven aufgenommenen Reizen versorgen

Insult Schlaganfall

intermediär lat. dazwischen liegend

Intestinum, intestinal Darm, den Darm betreffend

Intima Tunica intima; innerste Schicht der Blut- und Lymphgefäße

intradural innerhalb der Dura mater (harte Hirnhaut) im Rückenmark liegend

intrakorporal innerhalb des Körpers

intrameatal innerhalb eines Ganges, z. B. im inneren (Meatus acusticus internus) oder äußeren Gehörgang (Meatus acusticus externus) gelegen

invasives Wachstum infiltierendes Wachsen von Raumforderungen in benachbarte Gewebe oder Organe

in vitro lat. im Glas; beschreibt Prozesse, die außerhalb des lebendigen Organismus ablaufen

in vivo Prozesse, die im lebendigen Organismus ablaufen

ipsilateral auf der gleichen Seite befindlich

Iris Regenbogenhaut; ist eine Pigmentschicht zwischen der vorderen und hinteren Augenkammer, die die Pupille umgibt. Muskeln an der Iris steuern den Lichteinfall

irreversibel lat. nicht umkehrbar, in der Medizin ein nicht wieder herstellbarer Ausgangszustand

Ischämie Minderdurchblutung oder Blutleere in einem Organ bzw. in einem Körperbereich

isodens gleiche optische Dichte

isointens gleiche Signalstärke

kaudal schwanzwärts, d. h. zu den Füßen oder nach unten hin

Kaudasyndrom Schädigung der Cauda-equina-Fasern, was einem sensiblen Querschnitt unterhalb des Conus medullaris entspricht. Einhergehend mit einer Lähmung der Beine, Blasen-Mastdarm-Lähmung und Reithosenanästhesie

Klivus knöcherne Struktur, die die hintere Schädelgrube von der mittleren Schädelgrube trennt

Kochlea Hörschnecke; Bildet den Teil des Innenohres, in dem die Hörwahrnehmung und neuronale Umschaltung stattfindet

kontralateral auf der entgegengesetzten Körperseite oder -hälfte gelegen, gegenüberliegend

Kornea Hornhaut; wirkt durch die starke Krümmung als Sammellinse. Sie liegt dem Bulbus uhrglasförmig auf

Kortex (Rinde) das an der Außenseite gelegene Gewebe bestimmter Organe; z. B. Cortex cerebri

kortikal die Rinde (den Kortex) betreffend

kranial nach oben hin, zum Schädel hin

Kraniotomie Eröffnung des knöchernen Schädels

Labyrinthus membranaceus häutiges Labyrinth; es kleidet das knöcherne Labyrinth mit einer häutigen Gewebestruktur aus

Labyrinthus osseus knöchernes Labyrinth; befindet sich im Felsenbein (Pars petrosa) des Os temporale. Der Vorhof (Vestibulum labyrinthi), die Bogengänge (Canales semicirculares ossei) sowie die Schnecke (Kochlea) liegen dort im Knochen verborgen

Läsion Schädigung, Verletzung eines anatomischen bzw. physiologischen Vorganges

Lamina dünne Gewebeschicht bzw. Struktur im Zellkern

Lamina quadrigemina Vierhügelplatte = Lamina tecti; bildet zusammen mit dem Tecmentum mesencephali eine kleine Rinne (Aquaeductus cerebri), durch die der Liquor zirkulieren kann

Laminektomie operative Entfernung eines Wirbelbogens

lateral seitlich

Ligamentum/Ligamenta Band/Bänder

lokomotorisches Zentrum Zentrum der Bewegungsfähigkeit, beschreibt die Art der Bewegung

maligne bösartig

Malleus (Hammer) erstes Gehörknöchelchen im Mittelohr. Das Trommelfell überträgt den Schall auf den Hammer (Malleus), der wiederum steht mit dem Amboss (Incus) und dem Steigbügel (Stapes) in Verbindung, Schallleitungsapparat

Meatus acusticus internus/externus innerer/äußerer Gehörgang

Medulla oblongata (verlängertes Rückenmark) unterster Abschnitt des Hirnstamms; an dieser Stelle geht der Hirnstamm nach Durchtritt durch das Foramen magnum in das Rückenmark der Wirbelsäule über

Meningismus schmerzhafte Nackensteifigkeit, Zeichen einer Reizung der Hirnhäute

Meningitis (Hirnhautentzündung) Entzündung der Hirnhäute (Meningen) des Gehirns und/oder des Rückenmarks; kann aufgrund einer bakteriellen oder viralen Infektion (z. B. FSME) entstehen

Meningomyelozele Es befinden sich sowohl die Rückenmarkshäute (Meningen) als auch das Rückenmark außerhalb des Wirbelbogens, was als Vorwölbung (Zele) unter der Haut sichtbar ist

Meningozele Es wölben sich lediglich die Rückenmarkshäute (Meningen) durch den Wirbelbogenspalt unter der Haut vor. Das Rückenmark befindet sich in seiner normalen Lage

Metastase Tochtergeschwulst eines Tumors

Miktionsstörung Harnblasenentleerungsstörung

Myelomalazie Rückenmarkerweichung, z. B. durch eine Verletzung nach einem Trauma oder durch Druck auf das Myelon

Nasenseptum (Septum nasi) Nasenscheidewand; unterteilt die Nase in die beiden Nasenhaupthöhlen und setzt sich aus Knorpel und Knochen zusammen

Nasopharynx Nasen-Rachen-Raum, Teil des Rachens

Neuralgie Nervenschmerzen

Neuritis Nervenentzündung

Neurohypophyse Hypophysenhinterlappen (HHL)

Neurokranium Hirnschädel. Bildet zusammen mit dem Viszerokranium (Gesichtsschädel) das knöcherne Kopfgerüst. Das Neurokranium setzt sich aus 7 Einzelknochen zusammen und bildet in Summe die knöcherne Hülle des Gehirns

Nidus Nest, Knäuel; beschreibt den Kern, in dem sich das Gefäßknäuel aus zumeist Arterien und Venen miteinander verbindet

Nucleus/Nuclei Kern(e)

Nucleus caudatus gehört du den Basalganglien und liegt tief im Großhirn. Er ist dem extrapyramidalen System zuzuordnen und mit an der Bildung der willkürlichen Motorik beteiligt. Der Nucleus caudatus gliedert sich in 3 Anteile, den Caput (Kopf), Corpus (Körper) und den Cauda nuclei caudati (Schwanz)

Nucleus lentiformis (Linsenkern) Teil der Basalganglien; steuert die Kontrolle der Bewegungsabläufe. Besteht aus Putamen und Globus pallidus

Nucleus ruber wichtige Durchgangsstation des motorisschen Systems im Mesenzephalon (Mittelhirn). Durch den hohen Eisenanteil der Kerne besitzt er eine markante rote Färbung

Nystagmus rhythmisches Augenzucken, Augenzittern. Kann physiologisch als auch pathologisch vorkommen

Ossicula auditus Gehörknöchelchen; kleine Knochen im Mittelohr, die mechanische Schwingungen auf das Innenohr weiterleiten

Pallidum siehe Globus pallidus

Papillitis Entzündung der Sehnervenscheibe

Parästhesien Eine nicht schmerzhafte Missempfindung, die sich vielfach als „Ameisenlaufen" oder „pelzig" äußert

parietal wandseitig; zur Wand eines Organs oder Körperteils gehörend; im Kopfbereich: zum Scheitelbein gehörig

Pedunculus cerebellaris (Kleinhirnstiel) Das Kleinhirn (Zerebellum) steht durch die Kleinhirnstiele Pedunculi cerebellares superior, medius und inferior mit dem Mittelhirn (Mesenzephalon) und dem Hirnstamm in Verbindung

perfundiert durchblutet, mit Blut versorgt

peripher, Peripherie in den äußeren Bereichen des Körpers befindlich; in der Umgebung, im Umfeld

Pharynx Rachenraum oder Schlund. Der Pharynx besteht aus 3 Teilen: Nasopharynx, Oropharynx und Laryngopharynx. Er liegt dorsal von Mund- und Nasenhöhle und bildet den gemeinsamen Atem- und Speiseweg, der sich von der Schädelbasis bis zum Ösophagus und zur Trachea erstreckt

Pia mater innerste Hirnhautschicht, weiche Hirnhaut

Pons (Brücke) Die Pons ist der mittlerer Teil des Hirnstamms, das von kranial durch das Mittelhirn eingeschlossen ist, von caudal durch die Medulla oblongata. Sie ist Durchgangsstation für alle Nervenfasern zwischen den vorderen und dahinterliegenden Abschnitten des ZNS. Die Pons hat daneben weitere wichtige vegetative Aufgaben, wie die Steuerung von Atmung und Herztätigkeit zu überwachen

pontin die Brücke (Pons) betreffend

pontines Miktionszentrum Hirngebiet, welches der Regulation der Blasenentleerung (Miktion) dient

posterior weiter hinten gelegen, im hinteren Bereich gelegen

Processus Fortsatz

Processus articularis Gelenkfortsatz

Processus spinosus Dornfortsatz; ein von der Wirbelsäule bzw. vom Wirbelbogen ausgehender, rückenwärts (dorsal) gerichteter Fortsatz

Processus mastoideus Warzenfortsatz, Hinterohrraum; Teil des Mastoidknochens am Kopf; befindet sich hinter dem Ohr im unteren Bereich

prolongiert aufgeschoben, hinausgeschoben, verlängert

Ptosis teilweises oder vollständiges Herabhängen des Augenlides

Putamen äußerer Linsenkern; befindet sich lateral und basal des C-förmigen Ncl. caudatus im Marklager der Inselrinde und gehört zu den Kerngebieten des Großhirns; ist dadurch ein Teil der grauen Substanz; hat eine wichtige Funktion in der Steuerung der Willkürmotorik bzw. der Bewegungsabläufe

Pyramidenbahn/pyramidales System System zur motorischen Kontrolle, welches die Willkürbewegungen und feinmotorischen Bewegungen abstimmt und kontrolliert. Nimmt seinen Ursprung im Gyrus praecentralis, von wo es dann durch die Capsula interna, die Großhirnschenkel (Crura cerebri) hinab bis in die Medulla oblongata zieht. Dort kreuzen sich 70–90 % der Bahnen, die restlichen 10–30 % bleiben auf ihrer Seite

Ramus/Rami Ast/Äste

Reithosenanästhesie Empfindungslosigkeit (Hyp- oder Anästhesie) im Bereich der Genitalregion, der Analregion sowie an der Innen- und Rückseite der Oberschenkel

Retina Netzhaut, innere Augenhaut; dient der Wahrnehmung von Lichtreizen: Das einfallende Licht wird in Nervenimpulse umgewandelt

retrobulbär hinter dem Auge liegend, jedoch noch in der Augenhöhle

retrograd nach hinten gerichtet

reversibel umkehrbar; der Ausgangszustand kann wieder hergestellt werden

rezidivierend erneutes Wachstum, Wiederkehren der Erkrankung

Rigor Muskelstarre

Sella turcica (Türkensattel) Vertiefung der Schädelbasis, in seiner Mitte befindet sich eine Grube, die Fossa hypophysialis, in der die Hirnanhangsdrüse (Hypophyse) liegt

sensorisch/Sensorik Reizwahrnehmung

sinister links

Sinusvenenthrombose (SVT) Thrombose eines venösen Hirnblutleiters

Sklera Lederhaut; bildet die eigentliche feste Hülle des Auges; der durchsichtige vordere Teil der Sklera ist die Hornhaut (Kornea); sie umschließt den Augapfel fast vollständig und schützt das Auge

Sklerose Verhärtung von Gewebe durch Bindegewebsvermehrung

somatomotorisch die Bewegungen der willkürlichen Muskulatur betreffend

Spina bifida Fehlbildung im Bereich der Wirbelsäule und des Rückenmarks, auch als offener Rücken bezeichnet

Stapes Steigbügel; eines der 3 Gehörknöchelchen (Ossicula auditus) des Mittelohrs, die den Schall vom Trommelfell in das Innenohr leiten

Stenose Verengung, z. B. Gefäßstenose oder Spinalkanalstenose

Strabismus Schielen

subkortikal unterhalb der Großhirnrinde/unter der Rinde gelegen

subkutan unter der Haut liegend

Substantia alba (weiße Substanz) umfasst diejenigen Teile des ZNS, die sich aus Axonen von Neuronen zusammensetzen, d. h. aus Leitungsbahnen (Nervenfasern) bestehen. Die Axone erscheinen aufgrund ihrer Myelinisierung weiß

Substantia grisea (graue Substanz) Gebiete des ZNS, die vorwiegend aus Nervenzellkörpern bestehen. Der Name „graue Substanz" kommt daher, weil sie im Schnittpräparat durch ihre hohe Dichte an Nervenzellen grau erscheint

Substantia nigra (schwarze Substanz) Kernkomplex im Bereich des Mesenzephalons (Mittelhirn)

Sulcus Furche im Gehirn

supraaortal vom Aortenbogen aufwärts

Sutura Knochennaht, bindegewebige Nahtstelle zwischen 2 Schädelknochen; mit zunehmendem Lebensalter verknöchern sie vollständig

Syringomyelie oder Syrinx ist eine mit Hirnwasser gefüllte pathologische Höhle im Rückenmark

temporal schläfenwärts, den Temporallappen betreffend bzw. zum Temporallappen gehörend

Tentorium cerebelli (Kleinhirnzelt) quer verlaufende, bindegewebeartige Hirnhautstruktur zwischen dem Okzipitallappen des Großhirns und dem Kleinhirn

Tetraplegie vollständige Lähmung aller 4 Extremitäten

Thalamus größter Teil des Zwischenhirns; setzt sich aus mehreren Kerngebieten (Nuclei) zusammen, die eine besonders starke Verbindung zur gesamten Großhirnrinde besitzen. Der Thalamus besteht aus 2 Hälften, die jeweils nach medial an den III. Ventrikel und nach lateral an die Capsula interna grenzen

Thrombose Gefäßverstopfung durch ein Blutgerinnsel

transient vorübergehend

Transsektion Durchtrennung in einer Achse. Hier: Durchtrennung des Myelons

Tremor lat. von tremere = zittern

Trepanation operative Eröffnung eines knöchern umschlossenen Hohlraums

Trommelfell trennt den äußeren Gehörgang und das Mittelohr voneinander; es übermittelt Schallwellen an die Gehörknöchelchen und bietet auch gleichzeitig einen mechanischen Schutz

Tuba auditiva (Ohrtrompete; Eustachio-Röhre) verbindet das Mittelohr mit dem Nasenrachen. Dadurch kann ein Druckausgleich zwischen Mittelohr und Nasen-Rachen-Raum erfolgen. Ohne Druckausgleich wäre in unterschiedlichen Höhen das Hören nicht möglich

Uhrglasverband ist ein zumeist durchsichtiges Augenpflaster, was häufig bei fehlendem Lidschluss oder nach einer Augenoperation benutzt wird, um die Augenoberfläche (Hornhaut) vor der Austrocknung zu schützen

Uvea (Gefäßhaut, mittlere Augenhaut) Gewebeschicht des Augapfels (Bulbus oculi), die sich unterhalb der Sklera (Lederhaut) befindet

vaskulär gefäßbedingt, die Blutgefäße betreffend

Vasospasmus Gefäßkrampf

vegetativ unbewusst, unwillkürlich

Venae cavae (Hohlvenen) sind die 2 größten Venen im menschlichen Körper, physiologisch. Die obere Hohlvene (V. cava superior) sammelt das Blut aller Organe oberhalb des Zwerchfells und führt sie zum rechten Vorhof. Die untere Hohlvene (V. cava inferior) sammelt das Blut aller Organe unterhalb des Zwerchfells und führt sie ebenfalls zum rechten Vorhof

Venole kleine Vene; entspringt dem venösen Abschnitt der Kapillaren und verbinden sich mit benachbarten Venolen zu Venen

ventral bauchwärts, am Bauch gelegen (ventraler Anteil = vorderer Anteil)

Vermis cerebelli (Kleinhirnwurm) Verbindung beider Hemisphären des Kleinhirns

visuell alle Vorgänge, die die optische Wahrnehmung betreffen (http://de.wiktionary.org/wiki/visuell)

Viszerokranium (Gesichtsschädel) besteht aus 15 einzelnen Knochen und bildet damit den knöchernen Teil des Gesichts

viszeromotorisch die Bewegungen der unwillkürlichen Muskulatur betreffend

Zephalgie Kopfschmerzen

Ziliarkörper (Corpus ciliare) der kreisrunde Ziliarkörper bildet den Aufhängeapparat für die Linse. Über diesen wird die Sehschärfe beim Nah- und Fernsehen (Akkommodation) gesteuert. Auch an der Produktion des Kammerwassers ist er mitbeteiligt

Inhaltsverzeichnis

1 Grundlagen

1.1 Anatomie und Funktion

1.1.1 Gehirn

Hirnlappen

Das Gehirn besteht, wie in ▶ Abb. 1.1 dargestellt, aus 4 Hirnlappen (Lobi):

- Lobus frontalis (Frontallappen, Stirnlappen)
- Lobus parietalis (Parietallappen, Scheitellappen)
- Lobus temporalis (Temporallappen, Schläfenlappen)
- Lobus occipitalis (Okzipitallappen, Hinterhauptlappen)

Die Windungen des Großhirns nennt man **Gyri**. So werden z. B. im Lobus temporalis ein Gyrus temporalis superior, ein Gyrus temporalis medius und ein Gyrus temporalis inferior unterschieden (▶ Abb. 1.1).

Graue und weiße Substanz

▶ **Anatomie.** Das Gehirn wird in die graue Substanz (Substantia grisea) und die weiße Substanz (Substantia alba) untergliedert (▶ Abb. 1.2). Beide Teile beinhalten sowohl **Nervenzellen** als auch **Gliazellen**. Nervenzellen (Neurone) leiten Informationen weiter. Gliazellen dienen nicht der eigentlichen Informationsübertragung, sondern fungieren als sog. Stützgewebe. Man unterteilt sie grob in 4 Zelltypen: **Astrozyten**, **Oligodendrozyten**, **Ependymzellen** und **Mikrogliazellen**. Astrozyten bilden unter anderem die Grenzmembran zu den Blutgefäßen im Gehirn. Oligodendrozyten wickeln sich als eine Art Isolierschicht um die Nervenfasern. Ependymzellen kleiden das Innere der Ventrikel im Gehirn aus. Mikrogliazellen sind Teil der hirneigenen Immunabwehr.

Der **Kortex** (▶ Abb. 1.4) bzw. die **Rinde** besteht aus der **grauen Substanz** und bildet den äußeren Teil des Groß- und Kleinhirns. Schichtartig ordnen sich Nervenzellkörper an der Außenseite des zentralen Nervensystems und bilden so die Rinde. Bei abgestorbenen Nervenzellen, die mit Formalin bearbeitet wurden, erscheint die Rinde grau, daher der Name graue Substanz. In vivo erscheint die Rinde rosa.

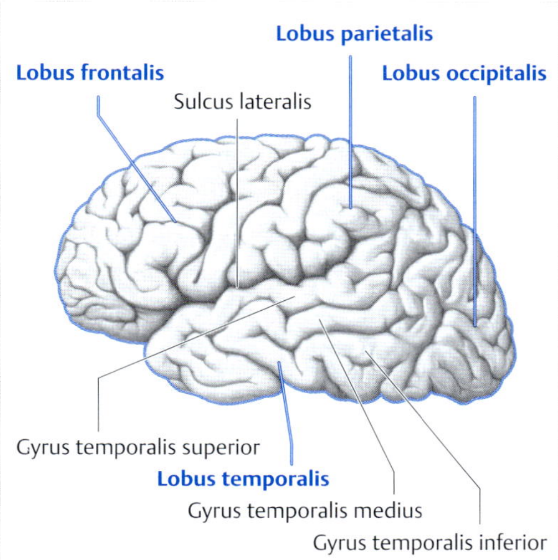

Abb. 1.1 Schematische Darstellung der Aufteilung des Gehirns in 4 Hirnlappen. Dargestellt sind auch einzelne Gyri des Temporallappens.

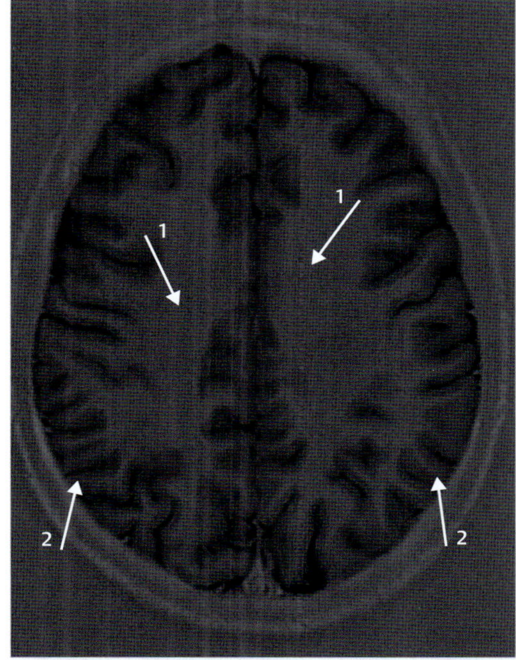

Abb. 1.2 Axiale Aufnahme einer T 1w-Sequenz mit Inversionspuls. Die graue Substanz lässt sich dadurch hervorragend gegen die weiße Substanz abgrenzen. 1: weiße Substanz (Centrum semiovale); 2: graue Substanz.

Die **weiße Substanz** liegt unter der grauen und wird auch räumlich als subkortikal (unter der Rinde gelegen) bezeichnet (► Abb. 1.3). Wie die graue Substanz kommt auch sie im Großhirn und im Kleinhirn vor und bildet das sogenannte **Marklager**. Sie verbindet die kompletten Strukturen im Gehirn miteinander. Bei genauerer Betrachtung stellt man fest, dass es verschiedene Nervenfasern sind, die auf den ersten Blick recht diffus wirken, jedoch im Detail sehr strukturiert sind; man kann sie sich wie Einbahnstraßen vorstellen, die jeweils nur in eine Richtung arbeiten.

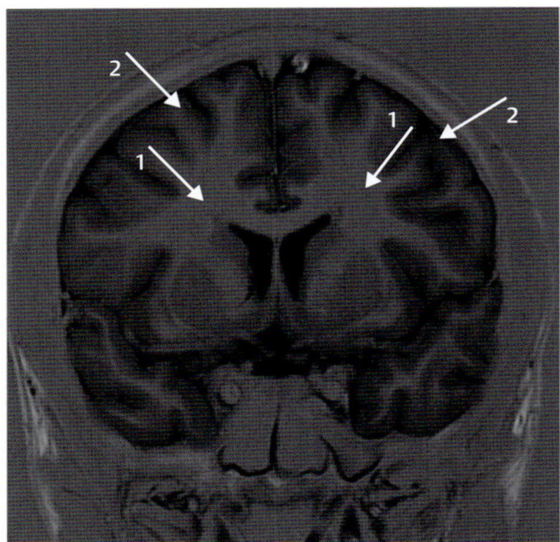

Abb. 1.3 Gleiche Gewichtung wie in ► Abb. 1.2, jedoch in koronarer Schnittführung.

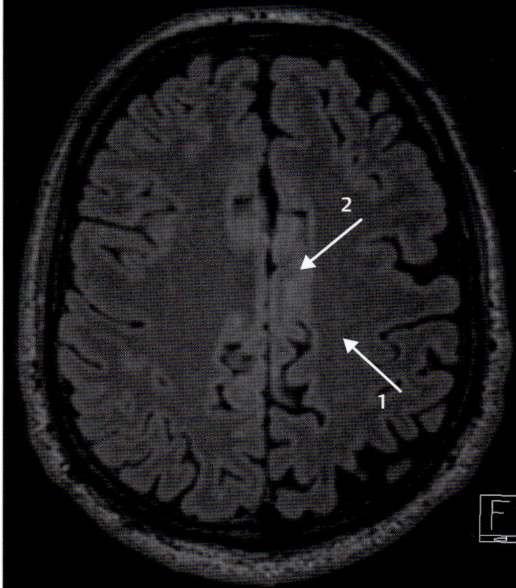

Abb. 1.4 Axiale Aufnahme eines T2w-FLAIR-Bildes auf ähnlicher Höhe wie in ► Abb. 1.2. Die Abgrenzung zwischen Mark und Rinde gelingt weniger gut.

► **Funktion.** Der Kortex ist vollgepackt mit Nervenzellkörpern, deshalb kommen ihm sehr umfassende Aufgaben zu, z. B. Muskelkontrolle, Gedächtnis- und Denkvorgänge sowie Sinneswahrnehmungen wie Sehen und Hören. Die Hauptaufgabe der weißen Substanz besteht in der „Datenübertragung" zwischen Körper und Gehirn. Es gibt verschiedene Fasern in der weißen Substanz, z. B. Projektionsfasern, die die Großhirnrinde mit den subkortikalen Strukturen verbinden, Assoziationsfasern, Verbindungsbahnen und zuletzt die Kreuzung. Alle haben verschiedene elementare Aufgaben.

Basalganglien

► **Anatomie.** Die Basalganglien oder auch Ncll. basales liegen tief im Gehirn. Bei einem mittleren Schnitt treten sie in axialer Schichtführung quer bzw. in koronarer Schichtführung längs hervor. Die Basalganglien sind Zusammenschlüsse von Kernen und werden daher auch **Basalkerne** genannt (► Abb. 1.5). Im Einzelnen bestehen sie aus dem **Ncl. caudatus**, **Putamen** und **Globus pallidus** (► Abb. 1.6). Ncl. caudatus und Putamen bilden zusammen das **Corpus striatum** oder auch **Striatum**; Putamen und Globus pallidus ergänzen sich zum **Ncl. lentiformis** oder auch **Linsenkern**; das Putamen ist immer beteiligt.

► **Funktion.** Zu den überaus wichtigen Aufgaben der Basalganglien zählt die Steuerung komplexer Bewegungsabläufe, z. B. Ballspielen, Nähen, Poker Chips auf dem Handrücken jonglieren u. Ä. Wenn wir uns bei Reaktionen prompt bewegen oder uns durch Bewegungen ausdrücken, dann wird dies u. a. vom Globus pallidus gesteuert. Kontrolliert und gehemmt wird der Globus pallidus vom Corpus striatum. Die Abfolge der Bewegungen sowie die effektive Koordinierung, die Geschwindigkeit und die Art der Grob- bzw. Feinmotorik werden von diesem einzigartigen System getaktet.

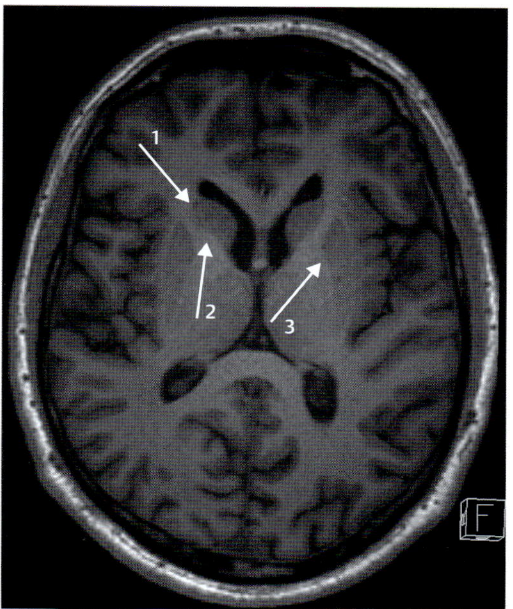

Abb. 1.5 Basalganglien im axialen Querschnitt (T 1w-Sequenz). 1: Caput ncl. caudatus; 2: Globus pallidus; 3: Putamen.

Zwischenhirn (Dienzephalon)

Das Zwischenhirn ist eine der bedeutendsten Strukturen des Gehirns. Zu ihm zählen der Hypothalamus, der Thalamus, der Subthalamus und der Epithalamus (► Abb. 1.7). Die Funktionen des Zwischenhirns sind äußerst vielfältig und eminent wichtig.

Hypophyse

► **Anatomie.** Die Hypophyse (► Abb. 1.8) sitzt gut eingebettet im Türkensattel, der Sella turcica. Sie gliedert sich in einen Hypophysenvorderlappen (HVL), die **Adenohypophyse**, und einen Hypophysenhinterlappen (HHL), die **Neurohypophyse**. Die Hypophyse ist das Ausführungsorgan des Hypothalamus und über den Hypophysenstiel mit diesem verbunden. Während der HVL aus Drüsengewebe besteht und so selbst Hormone herstellen kann, dient der HHL als Speicher für die im Hypothalamus synthetisierten Hormone.

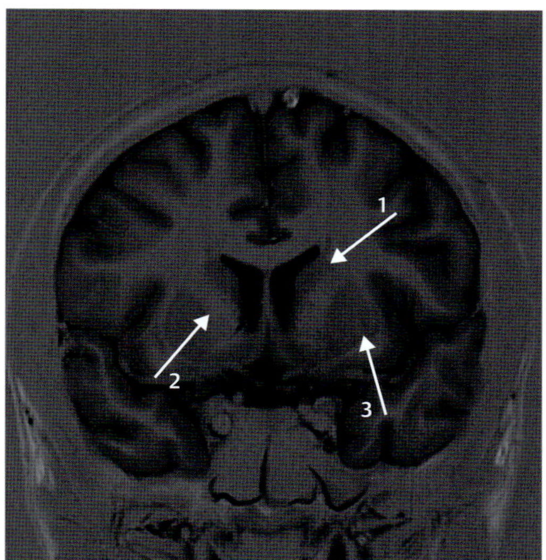

Abb. 1.6 Basalganglien in koronarer Schnittführung (T 1w-Sequenz mit Inversionspuls). 1: Caput ncl. caudatus; 2: Globus pallidus; 3: Putamen.

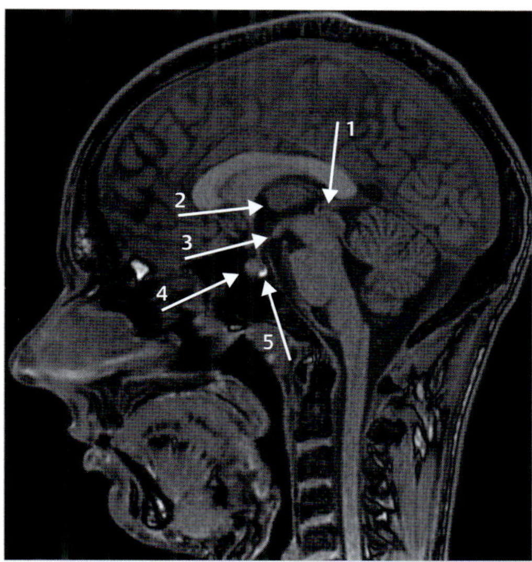

Abb. 1.7 Zwischenhirn: T 1w-Aufnahme eines 3-D-Datensatzes. 1: Epiphyse; 2: Thalamus; 3: Corpus mamillare; 4: Adenohypophyse; 5: Neurohypophyse.

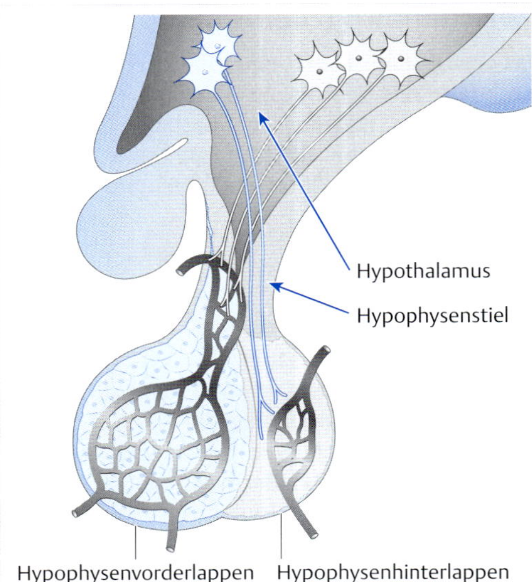

Abb. 1.8 Schematische Darstellung der Hypophyse.

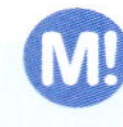

Merke

Im Bereich der Hypophyse ist die Blut-Hirn-Schranke nur mäßig ausgebildet. Daher ist es physiologisch, wenn sich die Hypophyse nach Kontrastmittelgabe anreichert.

► **Funktion.** Die Hypophyse als ausführendes Organ des Hypothalamus steuert über das Blut andere Organe im Körper direkt oder indirekt an. Das Wachstumshormon **Prolaktin** beispielsweise wirkt direkt am Endorgan. Im Gegensatz dazu wirkt das **thyreoideastimulierende Hormon (TSH)** indirekt, indem es die Schilddrüse zur Produktion weiterer Hormone anregt. Dieser Kreislauf wird von einem sensiblen System überwacht, das im Hypothalamus bzw. in der Hypophyse sitzt und so bestimmt, ob die gleiche Menge weiter, ob mehr oder weniger produziert werden soll.

Hypothalamus

► **Anatomie.** Der Hypothalamus sitzt über der Hypophyse und bildet dort das Zentrum zur Koordination der vegetativen (unbewussten) Abläufe im Körper. Zu ihm gehören die Corpora mamillaria, das Infundibulum und die Neurohypophyse, um die größten Bestandteile zu nennen. Im Hypothalamus sitzen verschiedene Kerne, die zum Großteil mit dem Hirnstamm in Verbindung stehen, aber auch mit der Großhirnrinde und dem limbischen System (Atmung, Kreislauf, Körpertemperatur, Reproduktion, Nahrungsaufnahme).

► **Funktion.** Der Hypothalamus als Taktgeber vegetativer Entscheidungen sorgt unter anderem für das richtige Verhältnis von:

- Körpertemperatur und Kreislauf (Homöostase, griech.: Gleichstand)
- Sexualverhalten und Fortpflanzung (Libido)
- Schlaf- und Wachrhythmus (innere Uhr)

Der Hypothalamus hat sehr viele Verbindungen zum limbischen System und auch zum Hirnstamm. Durch diese Verbindungen erklärt sich, weshalb emotionale Zustände somatisch (körperlich) erfassbar sein können. Des Weiteren hat der Hypothalamus eine entscheidende Funktion bei Gedächtnisaktivitäten. Schädigungen der Corpora mamillaria, wie sie bei der Wernicke-Enzephalopathie bzw. beim Korsakow-Syndrom vorkommen, gehen oftmals mit massiven kognitiven Einschränkungen, vor allem im Bereich des Kurzzeitgedächtnisses, einher.

Thalamus

► **Anatomie.** Der Thalamus ist mit eines der interessantesten Organe im Gehirn (► Abb. 1.9). Er

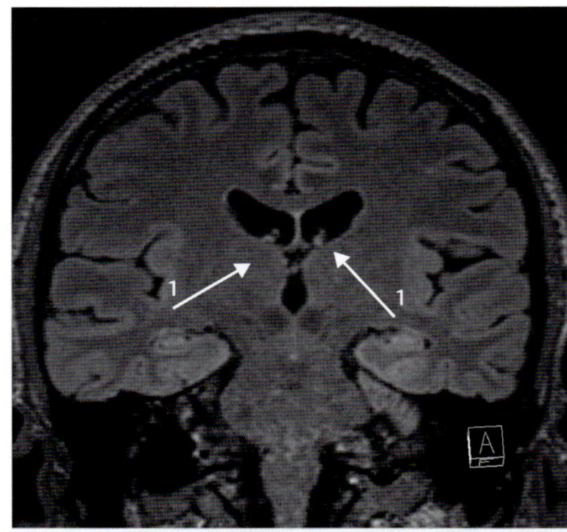

Abb. 1.9 Thalamus: koronare Schnittführung einer T2w-FLAIR-Aufnahme. 1: Thalamus.

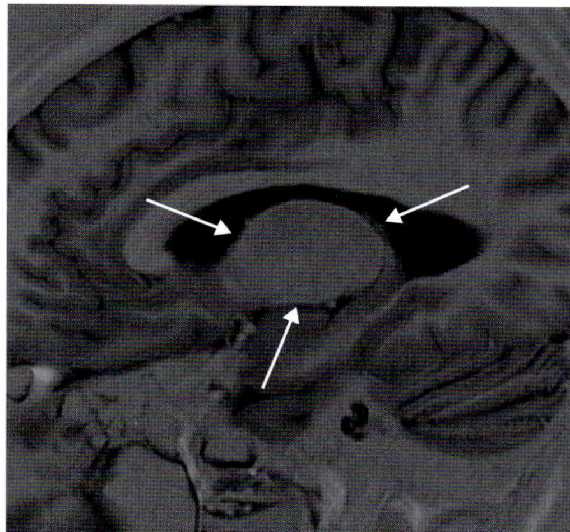

Abb. 1.10 Sagittale T1w-Aufnahme mit Inversionspuls. Die Schichtführung ist parasagittal gelegen, um den Thalamus (Pfeile) besser erfassen zu können.

liegt bohnenförmig über dem Hypothalamus und bildet den Hauptteil des Zwischenhirns (▶ Abb. 1.10). Der Thalamus besteht aus vielen Kernen, die meistens nach ihrer Lage bezeichnet werden, z. B. anteriore (vordere) Kerngruppe, posteriore (hintere) Kerngruppe usw. Fast alle sensorischen und sensiblen Fasern im Körper ziehen durch den Thalamus. Von dort wird ein Teil zur Hirnrinde, ein anderer zum Hirnstamm weitergeleitet.

▶ **Funktion.** Der Thalamus bildet die Schwelle zum Unterbewusstsein. Jeder Thalamuskern hat eine andere Aufgabe und steht mit einem bestimmten Hirnareal in Kontakt. Da beinahe alle Wahrnehmungen (sensibel sowie sensorisch) durch ihn hindurchgehen bzw. verteilt werden, filtert er Informationen ad hoc und gibt ausschließlich die subjektiv wichtigen weiter. Es wird angenommen, dass der Thalamus eine selektive Auswahl der Informationen trifft, sodass wir von der Informationsflut nicht „erschlagen" werden.

Epithalamus

▶ **Anatomie.** Der Epithalamus schließt hinten an den Thalamus an. Zu ihm gehören die **Epiphyse** mit den **Habenulae** (Zügel, die die Epiphyse mit dem Thalamus verbinden), die **Commissura posterior** sowie 2 weitere Areale.

▶ **Funktion.** Im Epithalamus, genauer gesagt in der Epiphyse, wird **Melatonin** gebildet und ausgeschüttet. Es dient als sehr wichtiger Taktgeber für unseren Schlaf-Wach-Rhythmus. Des Weiteren erfolgen im Epithalamus die Weiterleitung von Riechimpulsen in den Hirnstamm sowie die beidseitige Pupillenverengung bei einseitigem Lichteinfall.

Limbisches System

▶ **Anatomie.** Das limbische System verteilt sich über beide Hemisphären und erstreckt sich über 2 Hirnlappen, den Frontal- und den Temporallappen. Zu ihm gehören das Corpus amygdaloideum (die Amygdala), der Hippokampus, der Gyrus cinguli (das Cingulum), der Fornix, die Corpora mamillaria sowie Anteile des Thalamus (▶ Abb. 1.11). Dieses recht komplex erscheinende System bildet die Grundlage unseres kompletten emotionalen und motivierenden Handelns Tag für Tag. Das limbische System sitzt dem Hirnstamm auf, genauer gesagt, im Mittelhirn (Mesenzephalon). ▶ Abb. 1.11 zeigt das komplette limbische System, das sich im gesamten Gehirn verteilt.

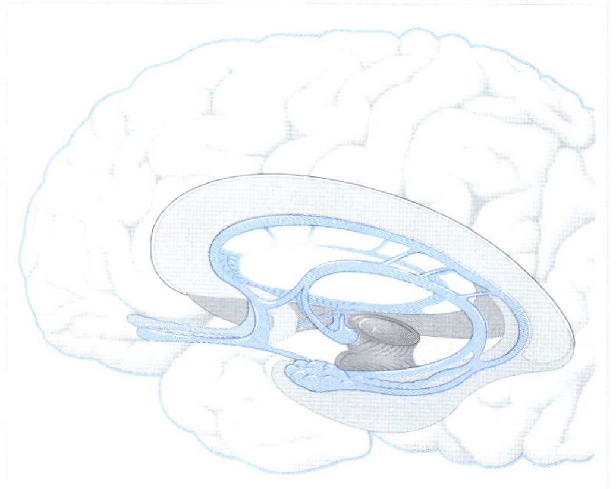

Abb. 1.11 Das limbische System verteilt sich im gesamten Gehirn.

Merke

Im klinischen Routinebetrieb bezieht sich i. d. R. das limbische System größtenteils auf die Amygdala (den Mandelkern) und den Hippokampus (das „Seepferdchen"). Der Thalamus wird meist als eigene Regionen besprochen und nicht übergeordnet als „limbisches System".

► **Funktion.** Die Funktionen des limbischen Systems sind für die komplette Steuerung unserer umfassenden Gefühlswelt und Emotionen zuständig, die von der Außenwelt auf uns einströmen. Beispielsweise entstehen dort all die Emotionen wie Angst, Hass, Trauer, Wut, Liebe, Lust, etc. Mikroskopisch steuert es unseren Körper mit Hilfe von Botenstoffen, die in uns die emotionalen Empfindungen auslösen.

Als Beispiel sei hier die MRT-Untersuchung erwähnt: Viele Patienten, die erstmalig kommen, sind von Haus aus nicht ängstlich. Wenn sie aber den Tomografen sehen, bekommen viele plötzlich Angst oder Panik. Im Regelfall haben sie keine Angst vor der Untersuchung an sich, sondern vor der vermeintlich engen Röhre (Platzangst). Vielen ist bewusst, dass sie keine Angst zu haben brauchen, jedoch verstehen sie nicht, woher dieses Gefühl kommt (Fight-or-Flight-Effekt: „Kampf oder Flucht"). Bildhaft veranschaulicht: Die Verbindungen vom limbischen System zum Kortex (also von den Gefühlen zu den Gedanken) ähneln einer achtspurig ausgebauten Autobahn, die Verbindungen vom Kortex zum limbischen System (von den Gedanken zu den Gefühlen) dagegen einem Feldweg. Damit kann man sich in einer angespannten Situation, die objektiv harmlos erscheint („Röhre, reinlegen, gut"), die Emotionen schwer wegreden bzw. -denken. In dieser Situation kann man den Patienten natürlich nur sehr schwer das Gefühl der Angst nehmen, aber man kann ihnen erklären, weshalb die Angst jetzt nicht verschwindet und warum sie da ist. Viele Patienten können dadurch ihre Angst oder Panik besser fassen, dem erfolgreich entgegentreten und die Untersuchung durchführen lassen.

Neben den emotionalen Aufgaben hat das limbische System auch noch die Aufgabe des Lernens: Es steuert durch unsere Gefühle die Motivation und dadurch unser Handeln.

Merke

Ohne Motivation kein Handeln und ohne Handeln kein Lernen.

Zerebellum (Kleinhirn)

► **Anatomie.** Das Kleinhirn liegt dorsal des Hirnstamms in der hinteren Schädelgrube (► Abb. 1.12). Verbunden sind sie über die Kleinhirnstiele: Pedunculus cerebellaris superior, Pedunculus cerebellaris medius und Pedunculus cerebellaris inferior (► Abb. 1.13). Nach oben hin ist das Zerebellum durch das **Tentorium cerebelli** gegen das Großhirn abgegrenzt.

Wie das Großhirn besitzt das Kleinhirn sehr viele Windungen, welche beim Großhirn Gyri, beim Kleinhirn hingegen **Folia** heißen. Auch das Kleinhirn besitzt 2 Hemisphären, den **Lobus dexter** (rechts) und den **Lobus sinister** (links). Die Verbindung der beiden Lobi stellt der **Kleinhirnwurm** (**Vermis**), dies entspricht beim Großhirn dem Corpus callosum.

Das Kleinhirn besitzt ebenfalls eine graue und eine weiße Substanz. Also besteht im Kleinhirn wie im Großhirn eine Mark-Rinden-Differenzierung. Die **Rinde** kann histologisch in 3 Schichten unterteilt werden und enthält die Nervenzellkörper. In der weißen Substanz des Kleinhirns verlaufen ebenfalls wie im Großhirn die Nervenzell-

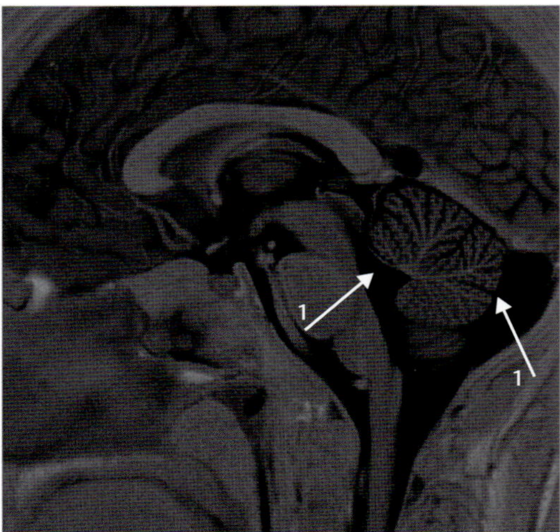

Abb. 1.12 Kleinhirn: T 1w-Sequenz mit Inversionspuls in sagittaler Schnittführung in der Medianebene.

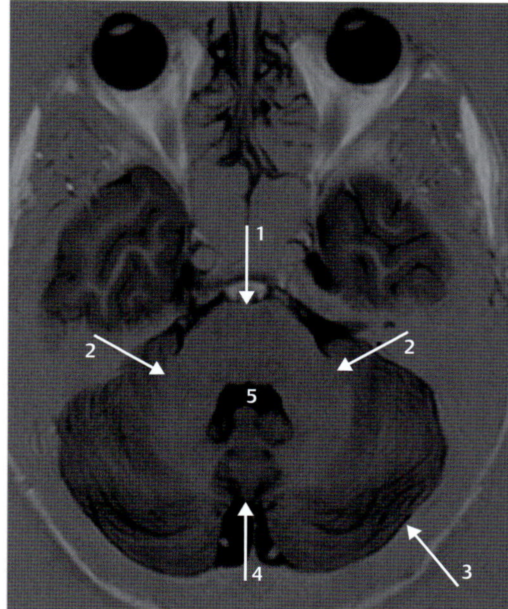

Abb. 1.13 Querschnitt durch das Kleinhirn und den Pons: axiale T1w-Sequenz. 1: Pons; 2: Pedunculus cerebellaris medius; 3: Kleinhirnrinde; 4: Vermis cerebelli; 5: IV. Ventrikel.

fasern. In dieses weiße Mark eingebettet liegen die **Kleinhirnkerne**, die zusammen mit der Kleinhirnrinde und dem übrigen Gehirn eine meisterhafte Verschaltung aufweisen, auf die hier nicht weiter eingegangen werden kann.

▸ **Funktion.** Durch die Verschaltung der einzelnen Zentren hat das Zerebellum eine sehr wichtige Stellung. Es dient der Eingliederung koordinativer Fähigkeiten und der Feinabstimmung von Bewegungsabläufen, sowie der Blickstabilität und der Abstimmung des Muskeltonus. Innerhalb dieser 3 Hauptaufgaben besitzt das Kleinhirn sehr viele weitere Funktionen, beispielsweise die Stabilisierung des Standes und Ganges inklusive der Koordination sowie die Stellung der Extremitäten.

Hirnstamm

Zur besseren Übersicht unterteilen wir den Hirnstamm in 3 Teile: das Mesenzephalon (Mittelhirn), den Pons (die Brücke) und die Medulla oblongata (das verlängerte Mark).

Mesenzephalon (Mittelhirn)

▸ **Anatomie.** Das Mittelhirn sitzt dem Pons auf und bildet das Hauptzentrum der Augenbewegungen. 2 Hirnschenkel (Crura cerebri) bilden eine Mickey-Maus-Kopf-ähnliche Form (▸ Abb. 1.14). Im Mesenzephalon verbergen sich wichtige Kerne, z. B. die **Substantia nigra**, die vor allem auf die Planung und den Start einer Bewegung einwirkt. Der **Ncl. ruber** hingegen, dient der Feinabstimmung zwischen zentral erzeugtem motorischen Impuls und der endgültigen Ausführung. Aus dem Mittelhirn treten 2 Hirnnerven aus, der N. oculomotorius (III) und der N. trochlearis (IV), auf die separat eingegangen wird (Kap. Hirnnerven).

Der dorsale Anteil des Mittelhirns wird von der **Vierhügelplatte** oder auch **Lamina tecti** bzw. **quadrigemina** gebildet. Sie heißt Vierhügelplatte, da auf ihr sowohl oberhalb als auch unterhalb je 2 Hügel angeordnet sind (Colliculi superiores bzw. inferiores). Die Lamina tecti bildet zusammen mit der Mittelhirnhaube (Tegmentum mesencephali) eine kleine Rinne, durch die der Liquor zirkulieren kann. Diese kleine, aber sehr wichtige Rinne ist der **Aquaeductus cerebri** und verbindet den III. mit dem IV. Ventrikel.

▸ **Funktion.** Im Mittelhirn findet sich eine sehr bedeutende Funktion des Gehirns. Zum einen Anteile des extrapyramidalen Systems mit der Sub-

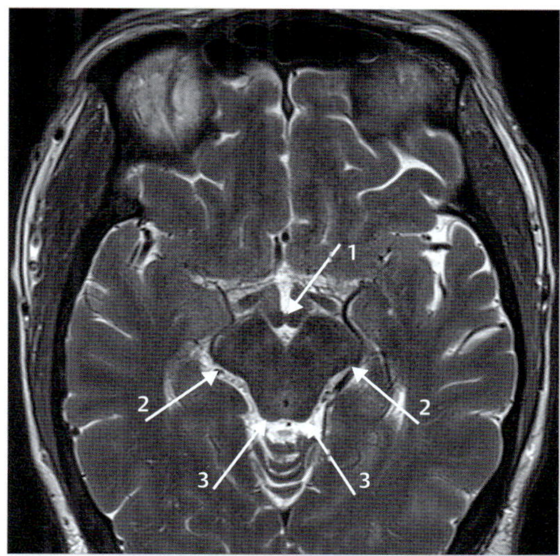

Abb. 1.14 Mittelhirn: T2w-axiale Aufnahme mit Anschnitt der Corpora mamillaria. 1: Corpora mamillaria; 2: Crura cerebri; 3: Colliculi inferiores.

stantia nigra und dem Ncl. ruber, zum anderen das **ARAS („Weckzentrum", aufsteigendes retikuläres aktivierendes System)**. Das ARAS liegt netzartig im Hirnstamm und Mittelhirn verteilt. Wie der Name schon sagt, ist dieses Zentrum sowohl für die Aufmerksamkeit als auch für das Wachsein zuständig. Sehr bedeutend ist dieses Areal vor allem bei Schädigungen z. B. tumoröser, hämorrhagischer oder traumatischer Art (Einklemmung), da dies eine herabgesetzte Aufmerksamkeit zur Folge hat. Je nachdem, wie groß die Schädigung ausfällt, kann eine Tiefenbewusstlosigkeit (Koma) vorliegen, aus der der Patient nicht wieder aufwacht, obwohl die anderen Zentren, die tiefer im Hirnstamm gelegen sind (z. B. Atmung, Kreislauf, Miktion), weiter funktionieren.

Pons (Brücke)

► **Anatomie.** Der Name des Pons kommt daher, dass er als Brücke zwischen Rückenmark, Kleinhirn und Mittelhirn bzw. Großhirn dient (► Abb. 1.15). Im Pons verlaufen sehr viele Fasern, zum Teil längs, aber auch quer. Er beherbergt wie das Mesenzephalon auch wichtige Nervenkerne. Aus dem Pons treten von den Hirnnerven der N. trigeminus (V), der N. abducens (VI), der N. facialis (VII) und der N. vestibulocochlearis (VIII) aus.

► **Funktion.** Im dorsalen Teil des Pons liegt das **pontine Miktionszentrum**. Es reguliert die Blasenentleerung und wirkt auf den sakralen Teil, der die Blasenentleerung steuert, ein. Zwischen Pons und Medulla oblongata liegt noch ein weiteres funktionelles Gebiet, das **Brechzentrum**. Das Brechzentrum, die **Area postrema**, dient dazu, wie der Name schon sagt, auf entsprechende Reize, die im Blut oder aber auch in unserer Umwelt vorkommen können, entsprechend zu reagieren (z. B., wenn sich jemand neben uns erbricht). Das Brechzentrum reagiert zudem besonders empfindlich auf Veränderungen der intrakraniellen Druckverhältnisse (z. B. durch Hydrozephalus oder Tumor).

Medulla oblongata (verlängertes Mark)

► **Anatomie.** Die Medulla oblongata (► Abb. 1.16) kann man grob in einen ventralen (vorderen) und einen dorsalen (hinteren) Teil untergliedern. Im ventralen Teil liegen die **Olive** und die **Pyramidenbahn**. Im dorsalen (hinteren) Teil findet man die **Hinterstrangbahnen**.

► **Funktion.** Im ventralen Teil der Medulla oblongata ist die Olive bzw. das oliväre System mitverantwortlich für die Koordination der Bewegungsabläufe. Die Hinterstrangbahnen im dorsalen Teil leiten die wahrgenommene Sensibilität des Körpers zum kontralateralen (gegenüberliegenden) Thalamus weiter, der sie dann dem Großhirn übergibt.

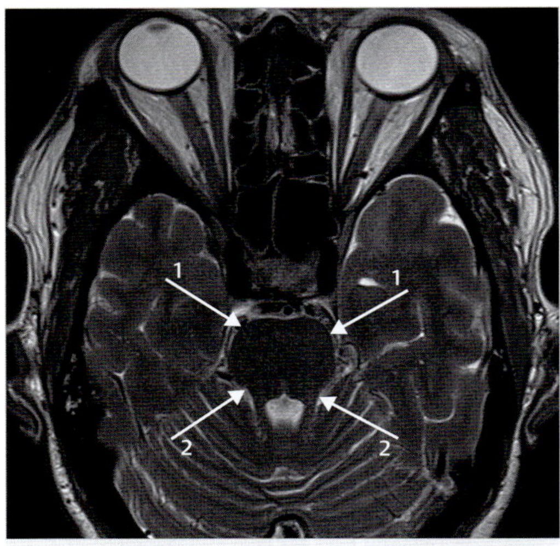

Abb. 1.15 Querschnitt durch den Pons: axiale T2w-Aufnahme. 1: Pons; 2: Pedunculus cerebellaris superior.

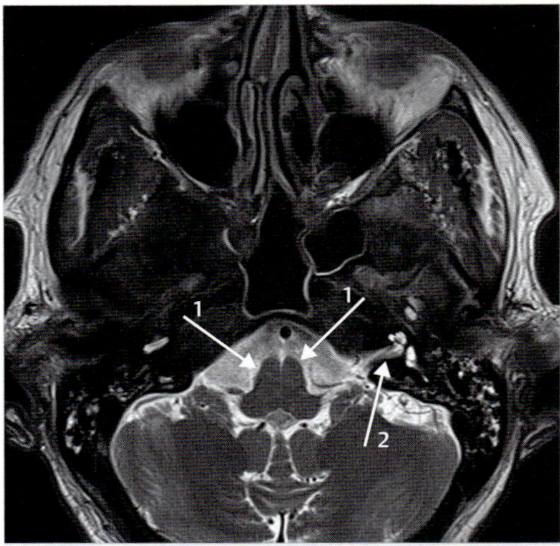

Abb. 1.16 Medulla oblongata: axialer T2w-Querschnitt. 1: Medulla oblongata; 2: Meatus acusticus internus.

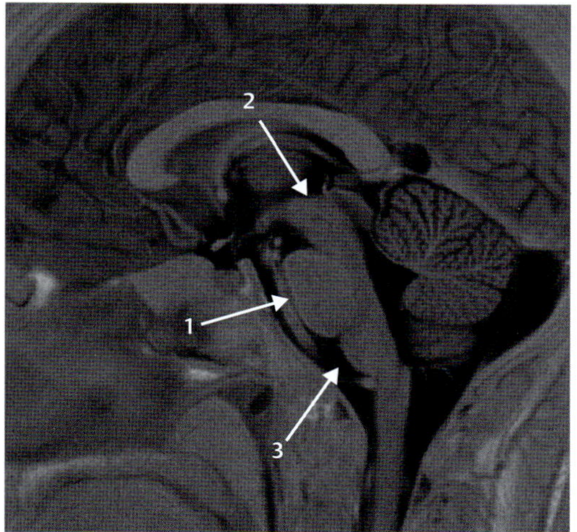

Abb. 1.17 Strukturen des Hirnstamms mit 1: Pons, 2: Mesenzephalon und 3: Medulla oblongata bis in das angrenzende Rückenmark auf Höhe C 2: sagittale Schnittführung eines T 1w-Bildes.

In der Medulla oblongata liegen 2 weitere Funktionszentren: das Atemzentrum und das Kreislaufzentrum. Das **Atemzentrum** steuert maßgeblich die Atmung. Dort wird auch der Hustenreflex ausgelöst. Dem **Kreislaufzentrum** obliegt die Steuerung des Blutdrucks und der Herzaktivität. Diese Funktionen des Hirnstamms werden funktionell zu einem eigenen Gebilde, der **Formatio reticularis** zusammengefasst. Diese zieht vom Mittelhirn bis in die Medulla spinalis (Rückenmark) (► Abb. 1.17). In Zusammenarbeit mit anderen Zentren (wie beispielsweise ARAS, Miktionszentrum, Brechzentrum, Atem- und Kreislaufzentrum) steuert sie zu einem Teil die vegetativen Gegebenheiten.

Hirnnerven

► **Anatomie.** Im Gehirn gibt es 12 paarig angeordnete Hirnnerven (► Tab. 1.1). Bis auf den N. olfactorius (I) und den N. opticus (II), entspringen alle Hirnnerven dem Hirnstamm (► Abb. 1.18).

► **Funktion.** Die Hirnnerven werden bezüglich ihrer Aufgaben in motorisch, sensibel und sensorisch unterschieden (► Abb. 1.19); manche Hirnnerven erfüllen sogar mehrere Funktionen.

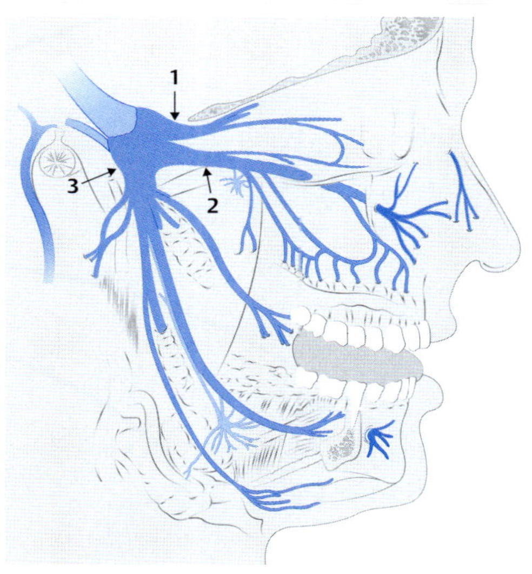

Abb. 1.18 Schematische Darstellung der 3 Hauptäste des N. trigeminus: 1: N. ophthalmicus, 2: N. maxillaris, 3: N. mandibularis .

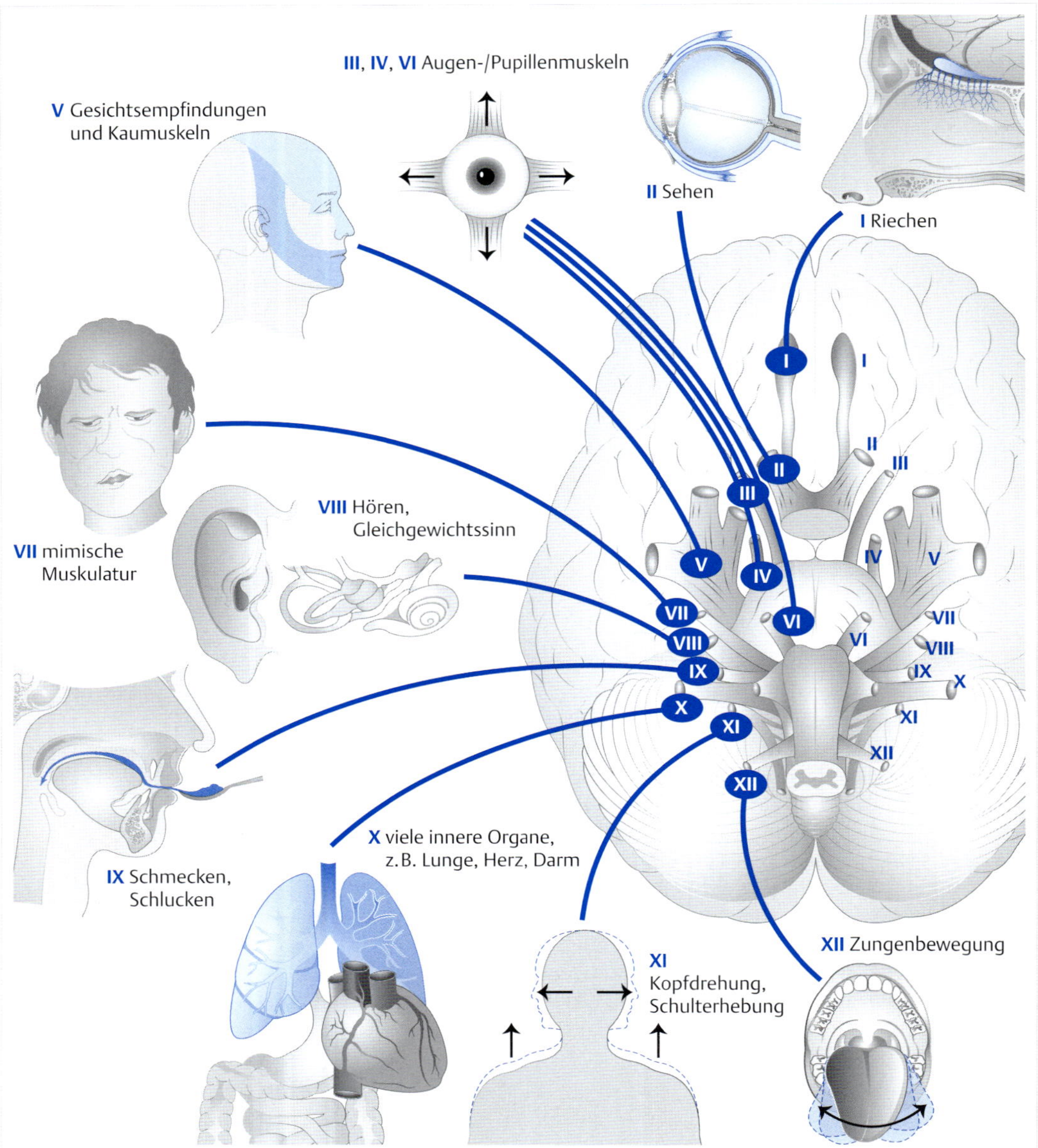

Abb. 1.19 Innervation und Verlauf von motorischen und sensorischen bzw. sensiblen Hirnnerven zu ihren spezifischen Regionen.

Tab. 1.1 Die Hirnnerven und ihre Funktionen.

Hirnnerv		Aufgabe	Funktion
I.	N. olfactorius	Sensorisch	Geruch
II.	N. opticus	Sensorisch	Sehen
III.	N. oculomotorius	motorisch	Augen- und Lidbewegung (bewegt 4 von 6 Augenmuskeln)
IV.	N. trochlearis	motorisch	oberer schräger Augenmuskel
V.	N. trigeminus	sensibel	Gesicht, Nasen- und Mundschleimhaut
		motorisch	Kaumuskeln, Gaumen und Schlund
VI.	N. abducens	motorisch	äußerer gerader Augenmuskel
VII.	N. facialis	sensorisch	vorderer 2/3 Zungenteil
		motorisch	mimische Gesichtsmuskulatur
VIII.	N. vestibulocochlearis	sensorisch	Gleichgewichtsorgan (Vestibulum) und Gehörschnecke (Kochlea)
IX.	N. glossopharyngeus	sensorisch sensibel	hinterer Zungenanteil Pharynxschleimhaut
		motorisch	weicher Gaumen, Pharynx und Schlund
X.	N. vagus	sensorisch sensibel	Zungengrund Dura mater der hinteren Schädelbasis
		motorisch	Kehlkopf, Rachen und Eingeweide
XI.	N. accessorius	motorisch	Kopfdrehen
XII.	N. hypoglossus	motorisch	Zungenbewegungen

1.1.2 Sinnesorgane

Von den Sinnesorganen sollen hier diejenigen dargestellt werden, die für das Sehen, Hören und Riechen zuständig sind.

Auge

► **Anatomie.** Das Auge (► Abb. 1.20) liegt von 5 Seiten gut geschützt in der **Augenhöhle** bzw. dem **Orbitatrichter**. Die umgebenden Strukturen bestehen oben und unten aus dem Orbitadach bzw. dem Orbitaboden, temporal aus dem Os temporale, nasal aus der Lamina orbitalis und frontal aus dem Augenlid (► Abb. 1.21, ► Abb. 1.22).

Das Auge kann in 3 Abschnitte eingeteilt werden: der vordere Abschnitt setzt sich zusammen aus **Kornea**, **Iris** und **Linse**, welche die vordere Augenkammer begrenzen. Die hintere Augenkammer gilt als 2. Abschnitt und liegt dorsal der Iris. Er wird begrenzt durch Ziliarkörper und Iris. Der 3. Abschnitt besteht aus dem **Glaskörper**, der zum größten Teil aus einer gallertartigen Flüssigkeit besteht. Der hintere Abschnitt des Auges wird in 3 Schichten unterteilt, von außen nach innen folgen: die Lederhaut (Sklera), Aderhaut (Choroidea) und Netzhaut (Retina).

Aus der Hinterwand des Bulbus oculi tritt der **N. opticus** (II. Hirnnerv) aus, der dann durch den Orbitatrichter und den **Canalis opticus** ins Gehirn zieht (► Abb. 1.22). Über der Hypophyse vereinigen sich beide Nn. optici zum **Chiasma opticum**. Hier kreuzen die Nervenfasern der nasalen Gesichtsfeldanteile auf die jeweils kontralaterale (gegenüberliegende) Seite und bilden zusammen mit den jeweils temporalen Anteilen den **Tractus opticus**. Über das **Corpus geniculatum laterale** ziehen sie nach okzipital und münden dort in der **Area striata**. In diesem Bereich erfolgt die eigentliche Verarbeitung der Sinneseindrücke.

Der Bereich zwischen dem Canalis opticus und dem Bulbus oculi wird auch **retrobulbärer Raum** genannt, also hinter dem Auge liegend. Retrobulbär ziehen 6 **Muskeln** zum Bulbus, die die Koordination des Auges erst ermöglichen und von den Hirnnerven (N. oculomotorius, N. trochlearis und N. abducens) gesteuert werden. Bulbus, Muskeln, Hirnnerven, Venen und Arterien werden geschützt durch das **retrobulbäre Fett**, das den Orbitatrichter bis zum Canalis opticus auskleidet.

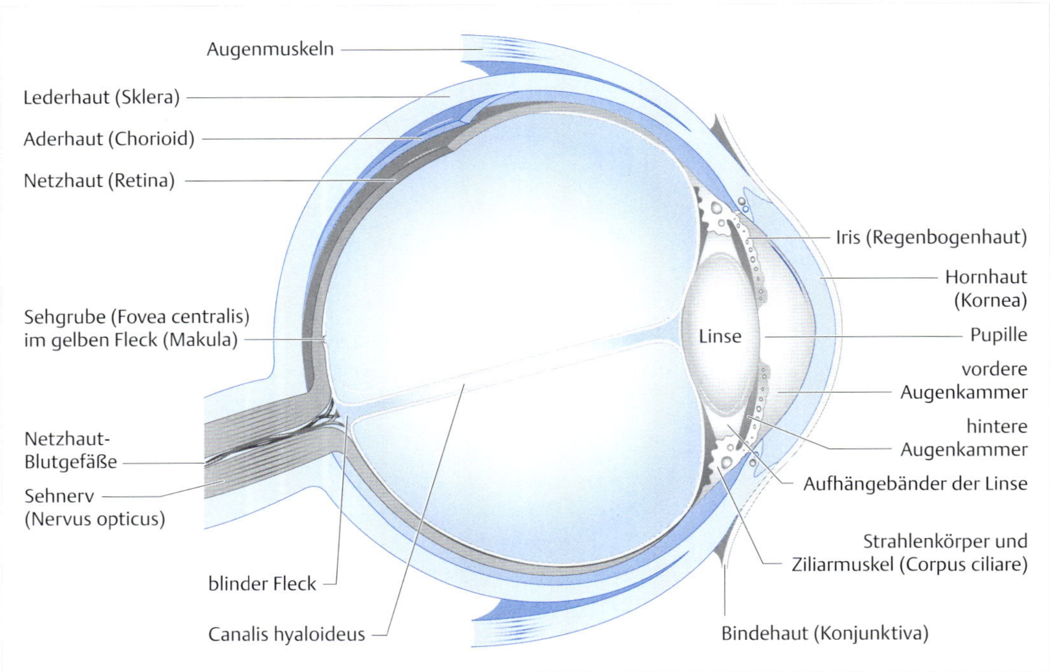

Abb. 1.20 Schematische Darstellung der Strukturen des Auges.

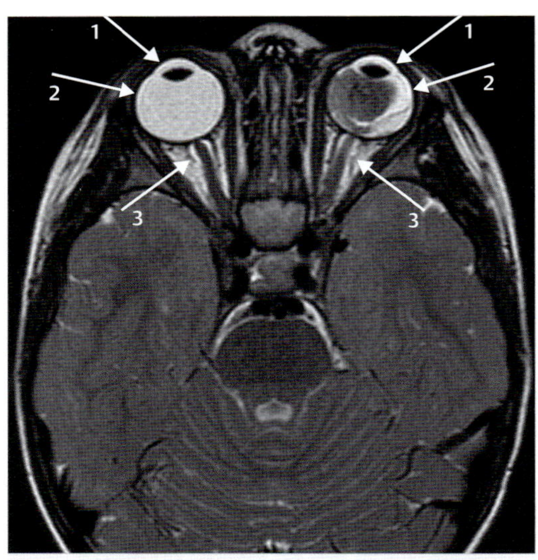

Abb. 1.21 Orbita: T2w-axiale Aufnahme. 1: Linse; 2: Bulbus oculi; 3: N. opticus.

► **Funktion.** Das Auge als wichtigstes Sinnesorgan ermöglicht uns die Umwelt abbilden zu können. Zur **Lichtwahrnehmung** muss das einfallende Licht in der Kornea und in der Linse gebrochen werden. Lichtreize aus der Umwelt werden auf die Retina projiziert, von dieser photochemisch in neuronale Reize umgewandelt und anschließend über die Nn. Optici zur Area Striata im Okzipitallappen weiter geleitet. Um das **räumliche Sehen** zu ermöglichen, müssen Informationen beider Gesichtsfelder ausgetauscht werden. Dies geschieht im Chiasma opticum. Dazu ziehen die temporalen Gesichtsfeldanteile ipsilateral, also auf der gleichen Seite, bis zum Okzipitallappen durch. Die nasalen Gesichtsfeldanteile kreuzen im Chiasma, sodass die Information vom linken nasalen Gesichtsfeld, zum rechten Okzipitalpol gelangt.

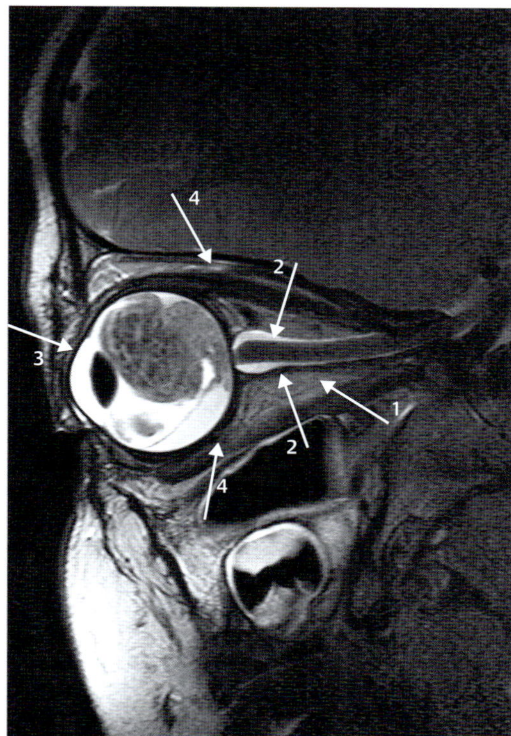

Abb. 1.22 Orbita: T2w-sagittale Aufnahme. 1: Retrobulbäres Fett; 2: N. opticus; 3: Linse; 4: Augenmuskeln.

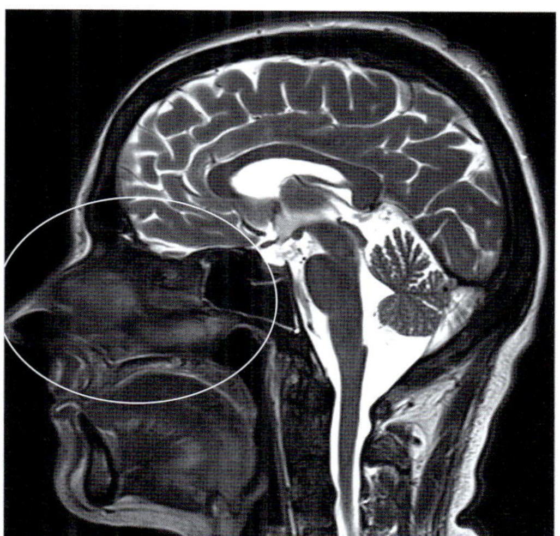

Abb. 1.23 Der Bulbus olfactorius liegt der Lamina cribrosa auf, die sich in der vorderen Schädelbasis befindet: T2w-sagittales Bild in der medianen Ebene.

Riechorgan

▶ **Anatomie.** Der **Bulbus olfactorius** liegt der **Lamina cribrosa** auf, die sich in der vorderen Schädelbasis befindet (▶ Abb. 1.23). Vom Bulbus aus ziehen feine Nervenfasern, die Nn. olfactorii, durch die Lamina cribrosa und innervieren die Riechschleimhaut im Nasenseptum bzw. in den Nasenmuscheln. Diese kontrollieren ständig, ob das, was wir riechen, uns gefällt oder „schädlich" bzw. „gefährlich" für uns ist. Riechen wir z. B. Rauch, sind wir direkt in Alarmbereitschaft. Beim Menschen ist das Riechorgan im Gegensatz zum Tier stark verkümmert.

▶ **Funktion.** Funktionell ist das Riechorgan eng mit dem limbischen System verwoben; das heißt, Gerüche sind stark mit Emotionen gekoppelt. Dies findet man im täglichen Leben oftmals wieder. Begegnet man einem bekannten Geruch, beispielsweise einem wohlriechendem Parfüm oder einem alten Fisch, löst dieser bei den meisten ein angenehmes bzw. ein unangenehmes Gefühl aus.

Hör- und Gleichgewichtsorgan

▶ **Anatomie.** Das Ohr gliedert sich in 3 Abschnitte: Außenohr, Mittelohr und Innenohr.

Das **Außenohr** (Auris externa) reicht von der Ohrmuschel über den äußeren Gehörgang (Meatus acusticus externus) bis zum Trommelfell. Hinter dem Trommelfell beginnt das **Mittelohr** (Auris media). Es besteht aus den Mastoidzellen (Cellulae mastoideae), der Ohrtrompete (Tuba auditiva) und der Paukenhöhle (Cavitas tympani). Die Paukenhöhle ist ein luftgefüllter Raum in deren Innerem sich die 3 Gehörknöchelchen Hammer (Malleus), Amboss (Incus) und Steigbügel (Stapes) befinden. Nach medial steht das Mittelohr über 2 Öffnungen mit dem Innenohr in Verbindung, einerseits über das Vorhoffenster (Fenestra ovale) und andererseits über das Schneckenfenster (Fenestra cochleae).

Das **Innenohr** (Auris interna) lässt sich in 2 funktionelle Einheiten untergliedern: Die Schnecke (Kochlea), als Teil des Gehörorgans dient sie der Hörempfindung. Sacculus, Utriculus und die 3 Bogengänge sind Bestandteil des Gleichgewichtsorgans und ermöglichen die Wahrnehmung von Beschleunigungen.

Diese Bestandteile des Innenohrs werden in ein knöchernes und ein membranöses Labyrinth unterteilt. Das knöcherne Labyrinth bildet eine Art knöcherne Hülle die mit Flüssigkeit (Perilymphe) gefüllt ist. Es besteht auf der einen Seite aus den knöchernen Bogengängen (Canales semicirculares) und auf der anderen Seite aus der knöchernen Schnecke (Kochlea). Das Verbindungsstück zwischen Kochlea und Bogengängen ist der sog. Vorhof (Vestibulum). An dieser Stelle befinden sich sowohl das Fenestra ovale als auch das Fenestra cochleae. Das membranöse Labyrinth befindet sich innerhalb des knöchernen Labyrinths, es stellt sozusogen dessen Negativabdruck dar. Somit gliedert es sich in die häutigen Bogengänge (Canales semicirculares), den häutigen Gang innerhalb der Schnecke (Ductus cochlearis) und den Sacculus mit Utriculus. Das membranöse Labyrinth ist ebenfalls mit einer Flüssigkeit (Endolymphe) gefüllt.

Das **Gehörorgan** besteht aus der Schnecke und dient der Aufnahme und Weiterleitung akustischer Reize. Dies geschieht durch die im Inneren der Schnecke befindlichen Sinneszellen, die den Reiz über spiralförmig angeordnete Nervenzellen (Ganglion spirale) an den daraus entstehenden N. cochlearis weiterleiten.

Das **Gleichgewichtsorgan** gliedert sich in den Sacculus, Utrikulus und in die 3 Bogengänge. Zusammen ermöglichen sie, über die Wahrnehmung von Beschleunigung und Drehbewegung, die Orientierung im Raum. Die Weiterleitung dieser Informationen erfolgt, wie bei der Kochlea, über Sinneszellen. Sie übergeben die eintreffenden Informationen an den Nervus vestibularis.

In eine gemeinsame Nervenhülle gebettet verlaufen der N. vestibularis und N. cochlearis zusammen als sog. N. vestibulocochlearis (VIII. Hirnnerv) durch den inneren Gehörgang (Meatus acusticus internus) (▶ Abb. 1.24). in Richtung Hirnstamm.

Dort angekommen ziehen die Fasern des N. cochlearis zu den in der Medulla oblongata liegenden „Schneckenkernen", Nuclei cochleares. Hier kreuzen sie auf die Gegenseite und verlaufen als Lemniscus lateralis zum Corpus geniculatum mediale. Anschließend beginnt die sog. Hörstrahlung, die bis zur Hörrinde im Temporallappen aufsteigt.

Die Fasern des N. vestibularis verlaufen ebenfalls zur Medulla oblongata, treten dort jedoch in die

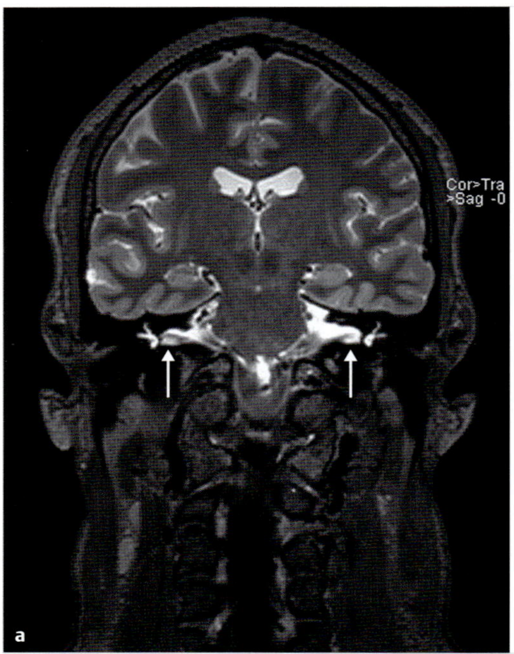

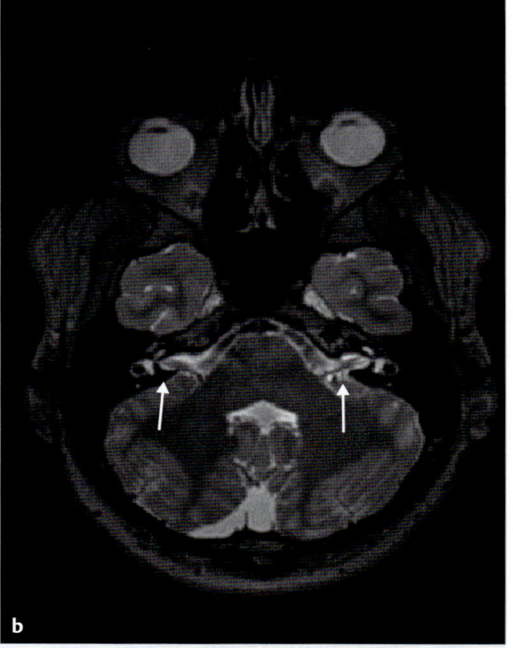

Abb. 1.24 Meatus acusticus internus beidseits
a Koronar.
b Axial.

„Gleichgewichtskerne“, Nuclei vestibulares, ein. Sie erfahren eine komplexe Verschaltung mit Nervenfasern des Rückenmarks, Kleinhirns, Kortex und der Augen. Auf diese Weise gelingt ein schneller Informationsaustausch, was ein präzises Zusammenspiel aller Beteiligten erst ermöglicht.

► **Funktion Hörorgan.** Durch die trichterförmige Ohrmuschel können die Schallwellen optimal eingefangen und über den Meatus acusticus externus an das Trommelfell weitergeleitet werden.

Das in Schwingung versetzte Trommelfell überträgt die Vibration auf die Gehörknöchelchen und diese anschließend weiter auf das ovale Fenster. Dadurch beginnt die Flüssigkeit im Inneren der Kochlea zu schwingen und reizt so die Sinneszellen. Diese setzen die eintreffenden Schwingungen in Nervenimpulse um, welche anschließend über den N. cochlearis an das Hörzentrum weitergeleitet werden.

Das eigentliche Hören findet also im Innenohr statt, während das Außen- und Mittelohr der optimalen Schallaufnahme und -weiterleitung dienen.

► **Funktion Gleichgewichtsorgan.** Die 3 Bogengänge stehen senkrecht zueinander und ermöglichen die Registrierung von Drehbeschleunigungen. Bei einer Kopfdrehung wird die Flüssigkeit innerhalb der Bogengänge in Bewegung versetzt, was dazu führt, dass die Sinneszellen gebogen werden. Dadurch entsteht ein elektrisches Signal, das über den N. vestibularis an das Gehirn weitergeleitet wird.

Sacculus und Utriculus stehen ebenfalls senkrecht zueinander, erfassen aber lineare Beschleunigungen. In ihrer Flüssigkeit schwimmen feine Kristalle die bei einer Bewegung ausgelenkt werden und so die Sinneszellen reizen. Diese leiten die Information ebenfalls über den N. vestibularis an das Gehirn weiter.

1.1.3 Gefäße

Arterielles System

► **Anatomie.** Die wichtigsten arteriellen Gefäße sind in ► Abb. 1.25 schematisch wiedergegeben. Die Darstellung der relevanten Gefäße für die Neuroradiologie führt vom Aortenbogen aufwärts (supraaortal; ► Abb. 1.26). Die linke **A. carotis communis (ACC)** hat einen direkten Abgang vom Aortenbogen, während rechts zuerst ein Gefäßstamm, der **Truncus brachiocephalicus**, vom Aortenbogen

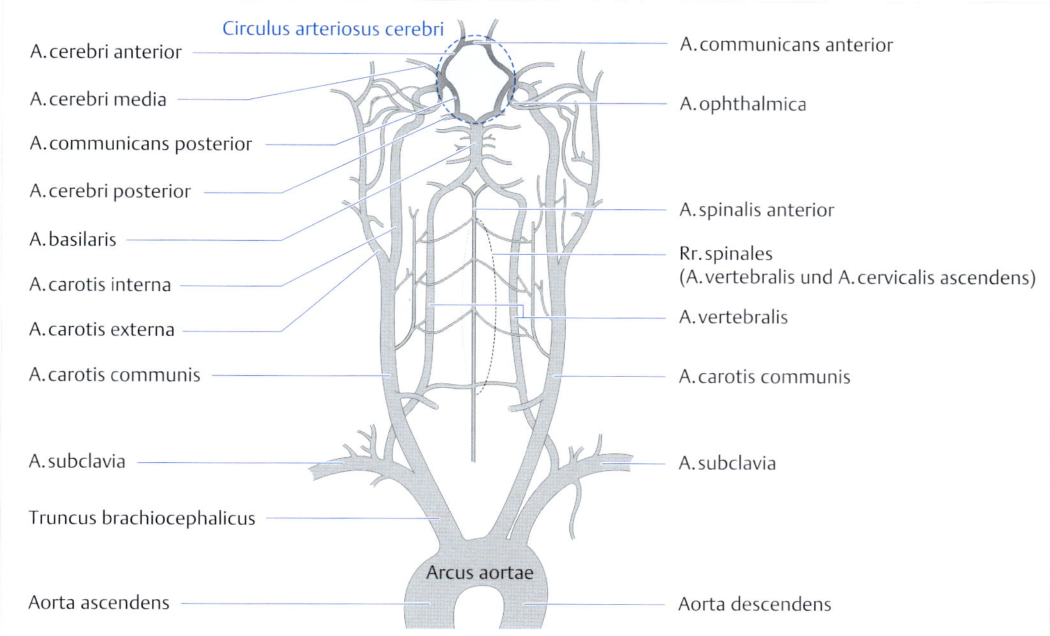

Abb. 1.25 Schematische Darstellung der wichtigsten arteriellen Gefäße.

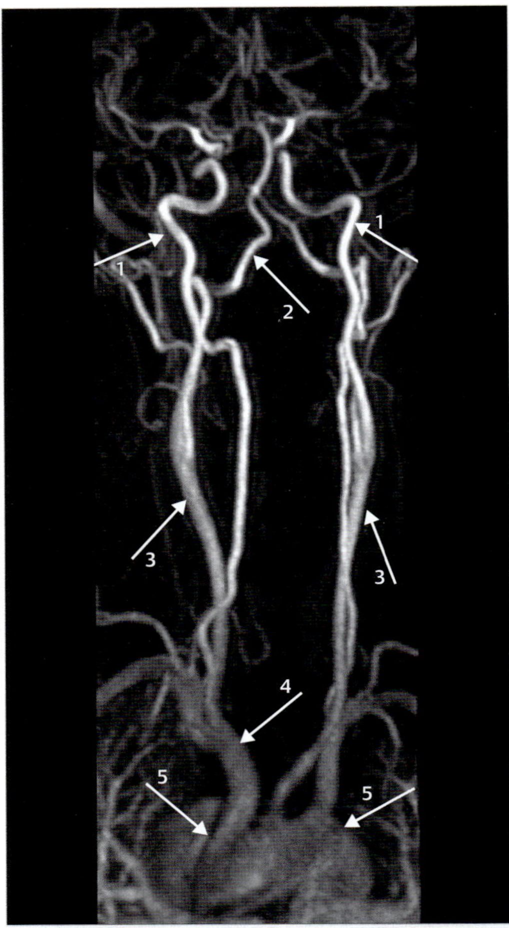

Abb. 1.26 Arterien des Gehirns: MIP einer koronaren CE-Angiografie. 1: A. carotis interna; 2: A. vertebralis; 3: A. carotis communis; 4: Truncus brachiocephalicus; 5: Arcus aortae (Aortenbogen).

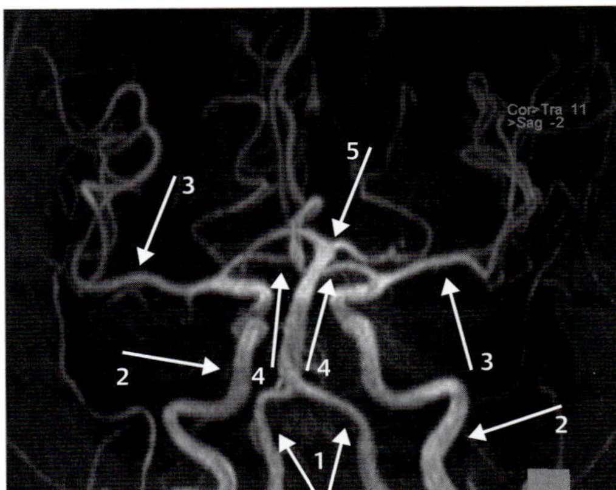

Abb. 1.27 Arterien des Gehirns: MIP einer koronar rekonstruierten TOF. 1: A. vertebralis; 2: A. carotis interna; 3: A. cerebri media; 4: A. cerebri anterior; 5: A. basilaris.

abgeht. Das erste Gefäß, welches vom Truncus nach oben (kranial) zieht, ist die ACC. Weiterführend geht der Truncus brachiocephalicus in die **A. subclavia** über, von der aus im weiteren Verlauf die **A. vertebralis** entspringt und durch die Foramina transversaria der Zervikalwirbel nach kranial ins Gehirn zieht. Dort vereinigen sich die Aa. vertrebrales beider Seiten zur unpaaren **A. basilaris.** Diese versorgt das Kleinhirn und den Hirnstamm und teilt sich anschließend in die beiden Aa. cerebri posteriores.

Die ACC gabelt sich in der Regel am 4. HWK in die **A. carotis interna (ACI)** und **externa (ACE)** auf. Die ACE versorgt die Halsorgane und das Gesicht mit den äußeren Kopfanteilen. Die ACI zieht durch die Schädelbasis in das Gehirn. Sie schlängelt sich durch den Knochen und gabelt sich im Kopf in die A. cerebri media und die A. cerebri anterior (▸ Abb. 1.27). Die **A. cerebri media** versorgt vor allem die lateralen Gehirnanteile wie Temporal-, Parietal-, und Teile des Frontallappens. Die **A. cerebri anterior** versorgt große Teile der Basalganglien und die basalen (unteren) Anteile des Frontallappens bis hoch zur Mantelkante. Die A. cerebri media versorgt über den R. communicans posterior bzw. den Circulus arteriosus cerebri die A. cerebri posterior. Die **A. cerebri posterior** kann wie manch anderes Gefäß auch über verschiedene Kreisläufe mit Blut versorgt werden, zum einen über die A. basilaris, zum anderen auch – recht häufig sogar – von vorne über den R. communicans posterior.

▸ Abb. 1.28 zeigt eine typische axiale „Maximale Intensitäts-Projektion" (MIP) einer Time-of-Flight-(TOF-)Angiografie der intrakraniellen Gefäße.

▸ **Funktion.** Die Arterien versorgen das Gehirn mit sauerstoffreichem Blut. Die Gefäßwände des arteriellen Systems sind aus 3 Schichten aufgebaut: Von innen nach außen lassen sich Intima, Media und Adventitia unterscheiden. Zwischen den verschiedenen Gefäßwänden sitzen Muskeln, die sich kontrahieren können und so das Blut in die Peripherie treiben. Umgangssprachlich nennt man Arterien auch **Schlagadern**. Diese Tatsache geht auf die Windkesselfunktion der Aorta zurück,

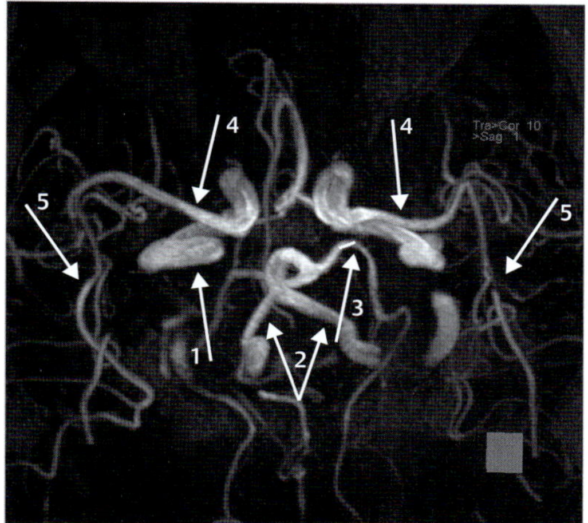

Abb. 1.28 Arterien des Gehirns: MIP einer axial erstellten TOF. 1: A. carotis interna (rechts); 2: A. vertebralis; 3: A. cerebri posterior; 4: A. cerebri media; 5: terminale Äste der A. cerebri media.

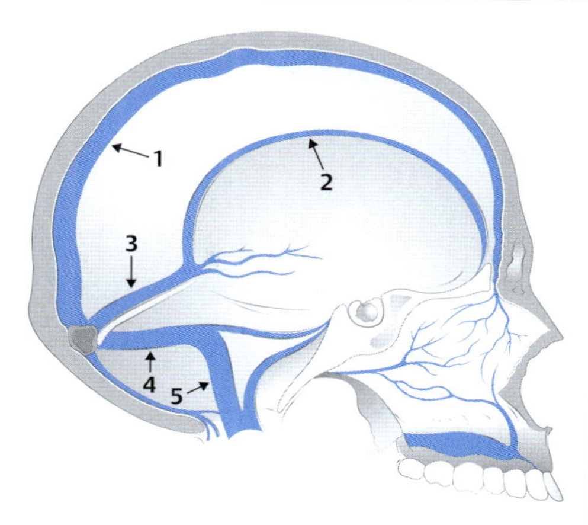

Abb. 1.29 Schematische Darstellung der wichtigsten venösen Gefäße und Sinus des Kopfes. 1: S. sagittalis superior; 2: S. sagittalis inferior; 3: S. rectus; 4: S. transversus; 5: S. sigmoideus.

die das Blut in wellenförmigen Stößen in die Peripherie transportiert bzw. schlägt.

Venöses System

Das Pendant zum arteriellen System bildet das venöse System. Der venöse Gefäßwandaufbau ähnelt dem der Arterien. Auch Venen besitzen die 3 Gefäßschichten Intima, Media und Adventitia. Jedoch sind die anatomischen Gegebenheiten ihren jeweiligen Aufgaben angepasst. Zerebrale Venen sind sehr dünnwandig und besitzen keine Venenklappen. Des weiteren werden durch Duraduplikaturen venöse Blutleiter gebildet, sogenannte **Sinus**.

▸ **Anatomie.** Die wichtigsten venösen Gefäße des Kopfes sind in ▸ Abb. 1.29 schematisch wiedergegeben. Im **Großhirn** fließt das Blut zum größten Teil über die kortikalen Venen bzw. die inneren Brückenvenen in den Sinus sagittalis superior bzw. inferior. Im **Sinus sagittalis inferior** fließt das Blut über die V. cerebri magna (V. Galeni) in den **Sinus rectus**, der im **Confluens sinuum** mündet. Von dort gabelt er sich in den **Sinus transversus**, weiter in den **Sinus sigmoideus**, anschließend in die V. jugularis interna, die dann ihren Weg zur V. cava superior nimmt (▸ Abb. 1.30).

Der Schädelbasis anliegend sitzt ein weiterer Sinus, der **Sinus cavernosus**. Er umgibt die Sella turcica und zieht dann den Klivus hinab. Von dort gehen 2 weitere Sinus ab, der **Sinus petrosus superior** und **inferior**. Diese führen in den Sinus transversus, der anschließend den bekannten Abstrom zur V. cava superior nimmt. ▸ Abb. 1.31 zeigt die 2. Ebene zu ▸ Abb. 1.30.

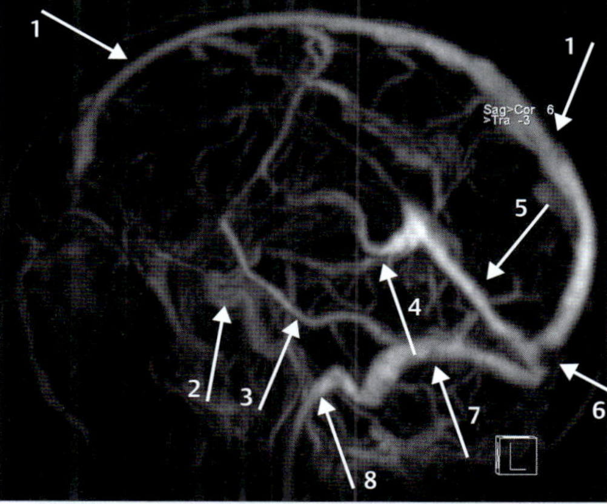

Abb. 1.30 MIP einer sagittalen CE-Phlebografie. 1: Sinus sagittalis superior; 2: Sinus cavernosus; 3: V. temporooccipitalis (Labbé); 4: V. magna cerebri (Galeni); 5: Sinus rectus; 6: Confluens sinuum; 7: S. sigmoideus; 8: V. jugularis interna.

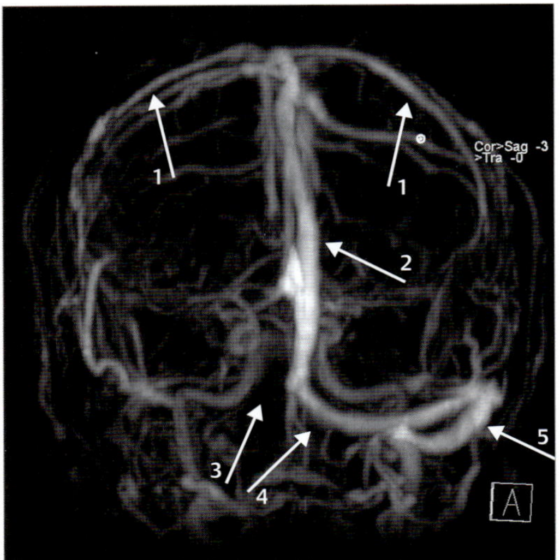

Abb. 1.31 Koronare MIP einer CE-Phlebografie. 1: V. centralis (Rolandi); 2. S. sagittalis superior; 3. fehlender S. transversus (durch Thrombose); 4. S. transversus links; 5. S. sigmoideus.

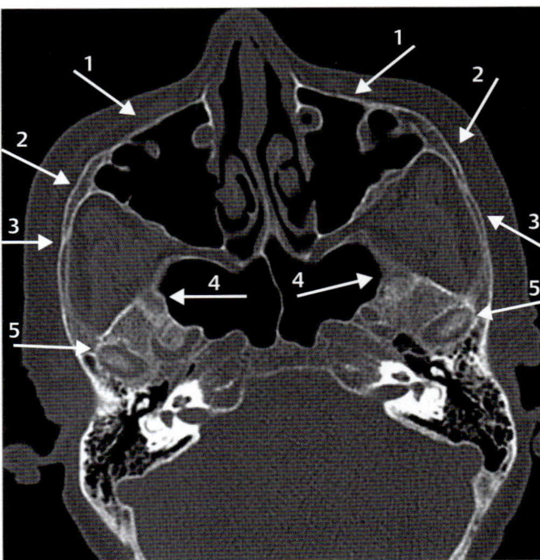

Abb. 1.32 Knöcherne Strukturen des Schädels. 1: Maxilla; 2: Arcus zygomaticus; 3: Os zygomaticum; 4: Os sphenoidale; 5: Caput mandibulae.

► **Funktion.** Das venöse System sammelt sauerstoffarmes Blut aus Gehirn und Kopf und führt es zum rechten Vorhof.

1.1.4 Knöcherne Strukturen

Schädel

Die Darstellung der knöchernen Strukturen von Schädelkalotte, Schädelbasis sowie Gesichtsschädelanteilen ist die Domäne der Computertomografie. Die knöchernen Strukturen (► Abb. 1.32, ► Abb. 1.33, ► Abb. 1.34, ► Abb. 1.35, ► Abb. 1.36, ► Abb. 1.37) des Schädels kann man unterteilen in den Hirnschädel und den Gesichtsschädel.

Der **Gesichtsschädel** (**Viszerokranium**) besteht aus folgenden Knochenstrukturen:

- Os nasale
- Os lacrimale
- Os ethmoidale (außer der Lamina cribrosa)
- Os sphenoidale (Proc. pterygoideus)
- Maxilla
- Os zygomaticum
- Os temporale

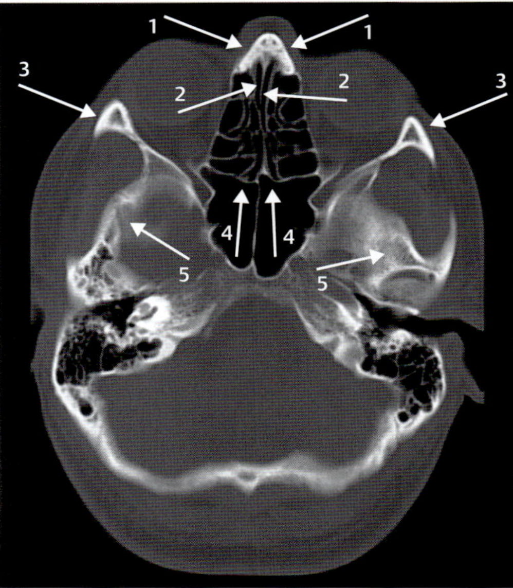

Abb. 1.33 Knöcherne Strukturen des Schädels. 1: Os nasale; 2: Septum nasi; 3: Os zygomaticum; 4: Cellulae ethmoidales; 5: Os temporale.

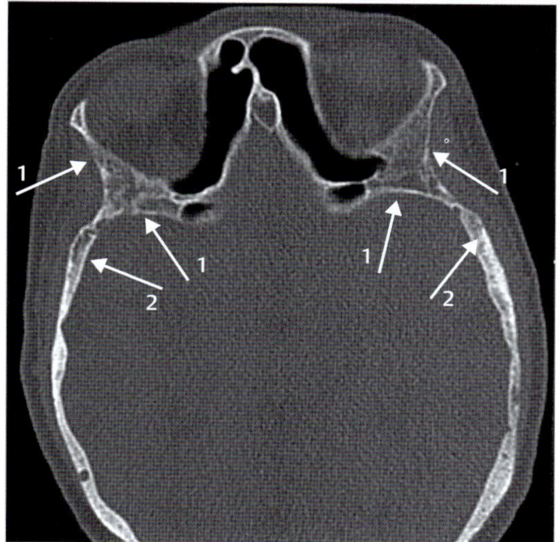

Abb. 1.34 Knöcherne Strukturen des Schädels. 1: Os sphenoidale; 2: Os temporale.

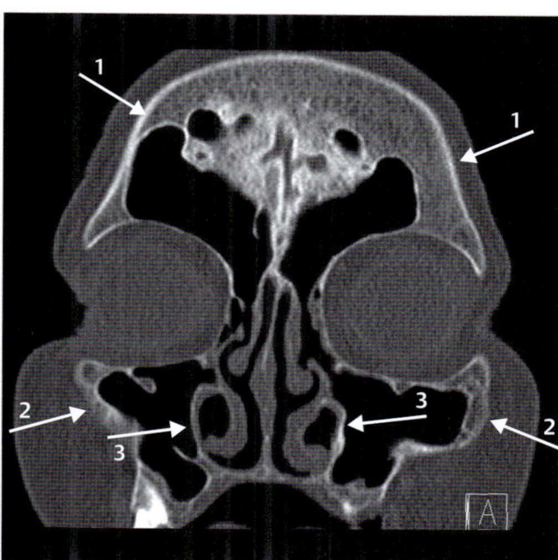

Abb. 1.35 Knöcherne Strukturen des Schädels. 1: Os frontale; 2: Os zygomaticum; 3: Conchae nasales.

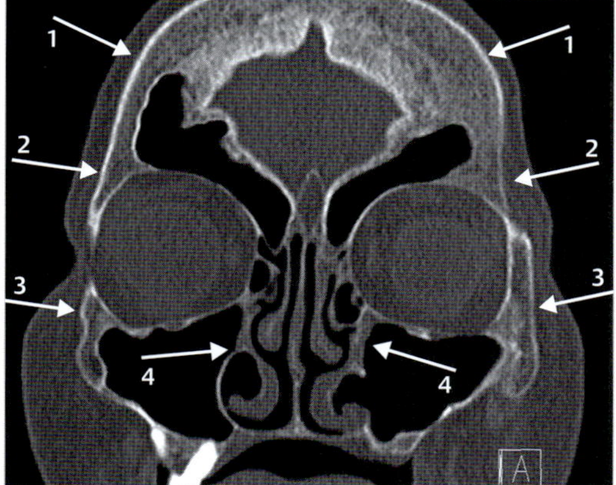

Abb. 1.36 Knöcherne Strukturen des Schädels. 1: Os frontale; 2: Os sphenoidale; 3: Os zygomaticum; 4: Conchae nasales.

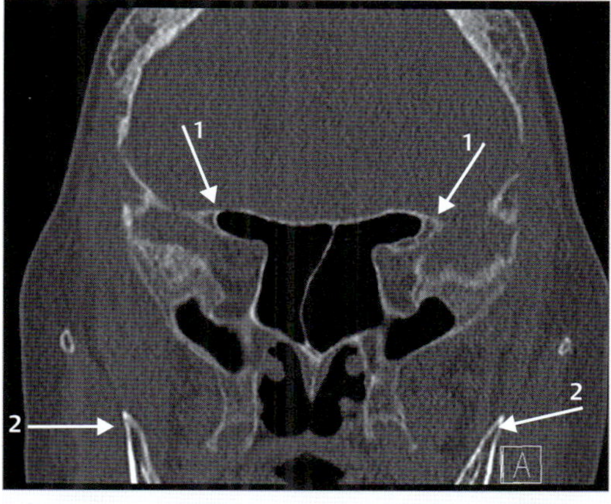

Abb. 1.37 Knöcherne Strukturen des Schädels. 1: Os sphenoidale; 2: Mandibula.

- Mandibula
- Vomer
- Concha nasalis
- Os palatinum
- Os hyoideum

Im Gesichtsschädel befinden sich die **Nasennebenhöhlen (NNH, Sinus paranasales)** mit Ausnahme des Sinus frontalis, der dem Hirnschädel zuzuordnen ist:

- Cellulae ethmoidales (Siebbeinzellen)
- Sinus sphenoidales (Keilbeinhöhle)
- Sinus maxillaris (Kieferhöhle)

Zum **Hirnschädel (Neurokranium)** zählen:

- Os frontale
- Os sphenoidale (außer Proc. pterygoideus)

- Os temporale
- Os parietale
- Os occipitale
- Os ethmoidale (Lamina cribrosa)
- Gehörknöchelchen
- Sinus frontalis (Stirnhöhle)

Wirbelsäule

► **Anatomie.** Die Wirbelsäule untergliedert sich in 5 Abschnitte: den zervikalen, den thorakalen, den lumbalen, den sakralen und den kokzygealen Teil. Zusammengesetzt ergibt sich daraus die Wirbelsäule (► Abb. 1.38) mit

- 7 Zervikalwirbeln,
- 12 Thorakalwirbeln,
- 5 Lumbalwirbeln,
- in der Regel 5 verschmolzenen Sakralwirbeln und
- 3–4 verschmolzenen Kokzygealwirbeln.

Bis auf den Sakral- und Kokzygealbereich besteht die Wirbelsäule aus Wirbeln, die immer dem gleichen Aufbau folgen, mit Ausnahme der obersten 2 Halswirbel (Atlas und Axis). Die grundlegenden Bestandteile eines Wirbels bestehen aus:

- einem Wirbelkörper,
- zwei Wirbelbögen (Arcus vertebrae),
- zwei Wirbelgelenken oben (Proc. articulares superior),
- zwei Wirbelgelenken unten (Proc. articulares inferior),
- einem Dornfortsatz (Proc. spinosus) und
- zwei Querfortsätzen (Proc. transversi).

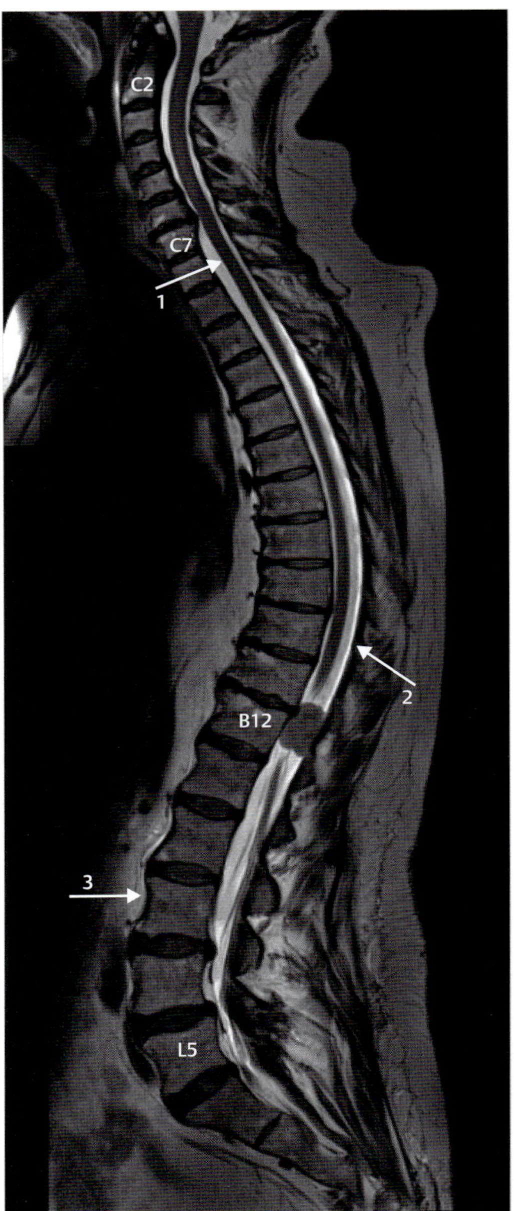

Abb. 1.38 Regelrechter Aufbau einer Wirbelsäule eines T2w-sagittalen Bildes. Auf Höhe BWK 11–12 zeigt sich ein Meningeom. 1: Myelon; 2: Spinalkanal; 3: Wirbelkörper.

Die menschliche Wirbelsäule wird aus 24 einzelnen Wirbeln aufgebaut. Zwischen den Wirbelkörpern befinden sich die 23 Bandscheiben (**Disci intervertebrales**) , welche als Stoßdämpfer dienen. Sie setzten sich aus einem äußeren Faserring (Anulus fibrosus) und einem inneren Gallertkern (Nucleus Pulposus) zusammen. Durch die Aufeinanderreihung der Wirbel entstehen im dorsalen Bereich zum einen das **Foramen vertebrale**, in dem das Rückenmark verläuft, und zum anderen die **Foramina intervertebralia** aus denen die Spinalnerven austreten.

Entsprechend ihrer Belastung nimmt die Größe der Wirbelkörper von oben nach unten zu, nach diesem Prinzip baut sich die Wirbelsäule bis zum Sakrum auf. Der anfälligste Teil von allen ist die **Halswirbelsäule** (► Abb. 1.39). Am **kraniozervika-**

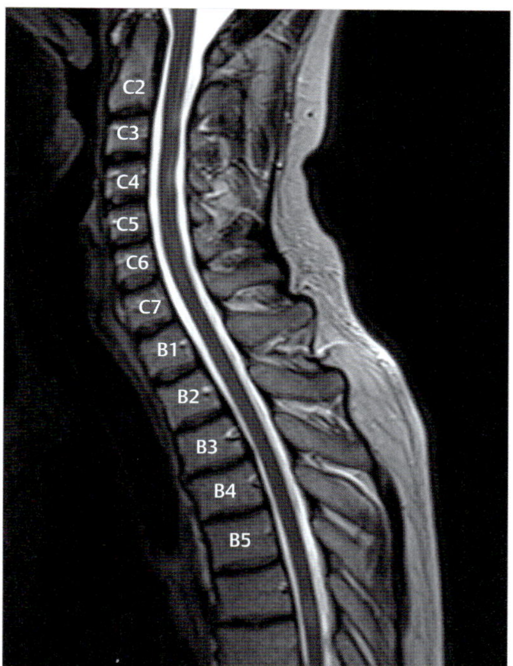

Abb. 1.39 Exemplarisches Bild eines kraniozervikalen Übergangs bis zum 5. thorakalen Wirbelkörper.

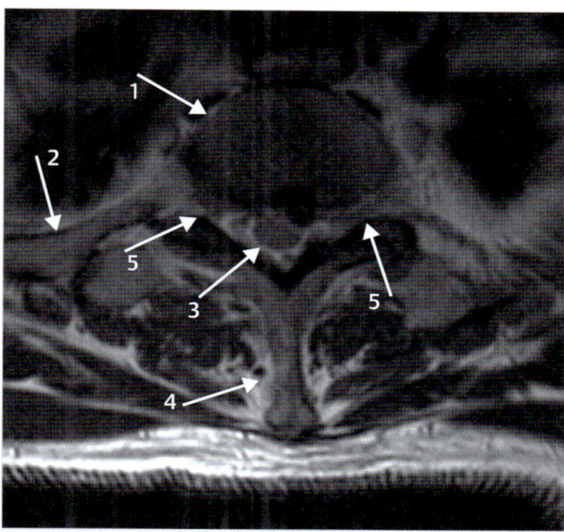

Abb. 1.40 Beispielhafter Querschnitt durch den thorakalen Abschnitt der Wirbelsäule eines T2w-Bildes. Es zeigt sich ein Prolaps paramedian links. 1: Wirbelkörper; 2: Rippe; 3: Myelon; 4: Proc. spinosus; 5: Foramen intervertebrale.

len Übergang ist sie anfällig für Verletzungen, die durch Beschleunigungsmechanismen entstehen. Dabei sollte man nicht nur auf knöcherne Verletzungen achten, sondern auch auf Bandverletzungen, da diesen eine zentrale Rolle in der Stütz- und Haltefunktion zukommt.

Zu den wichtigsten stabilisierenden **Bändern** des kraniozervikalen Übergangs gehören vor allem die Ligg. alaria, das Lig. cruciforme atlantis, das, wie der Name schon sagt, eine Kreuzform hat und aus den Fasciculi longitudinales und dem Lig. transversum atlantis besteht. Das gute Zusammenspiel zwischen Bändern, Muskeln und Gelenken ermöglicht ein ausgeglichenes Verhältnis zwischen freier Beweglichkeit und sicherer Stabilität.

Für die Steuerung und das Empfinden unseres restlichen Körpers außerhalb des Kopfes zieht die **Medulla oblongata** durch das Foramen magnum und geht fließend in das Rückenmark über. Das **Rückenmark** (**Myelon**) zieht wie ein Schlauch durch den Spinalkanal, ummantelt von der Dura, weshalb es auch **Duralschlauch** genannt wird. Je nach Segmenthöhe des Rückenmarks variiert dessen Durchmesser. Während es im Zervikalmark den größten Durchmesser hat, verjüngt es sich im Thorakalmark zunehmend (▸ Abb. 1.40) und wird im Lumbalmark wieder etwas breiter.

Das Rückenmark liegt eingebettet in der Gehirn-Rückenmarkflüssigkeit (**Liquor cerebrospinalis**). In der Mitte des Myelons befindet sich der mit Liquor gefüllte Zentralkanal. Auf Höhe LWK 1 bzw. 2 formt sich das Myelon zu einem spitz zulaufendem Ende, dem **Conus medullaris**. Spinalnerven, die kaudal des Conus medullaris das Rückenmark verlassen, bilden in ihrer Einheit den sogenannten Pferdeschwanz (Cauda equina).

▸ **Funktion.** Zu den Funktionen der Wirbelsäule zählen die Beweglichkeit des gesamten Körpers sowie der Schutz des Myelons.

1.1.5 Nervenplexus

Im Körper gibt es verschiedene Nervenplexus. Mittels neurografischer Darstellung im MR-Tomografen gelingt es heutzutage, den Plexus cervicalis, den Plexus brachialis, den Plexus lumbalis und den Plexus sacralis darzustellen (▸ Tab. 1.2).

Tab. 1.2 Nervenplexus, ausgehend von Nervenwurzeln bestimmter Bereiche.

Plexus cervicalis	Plexus brachialis	Plexus lumbalis	Plexus sacralis
C 1–C 4	C 5–Th 1	Th 12–L 4	L 4–S 4

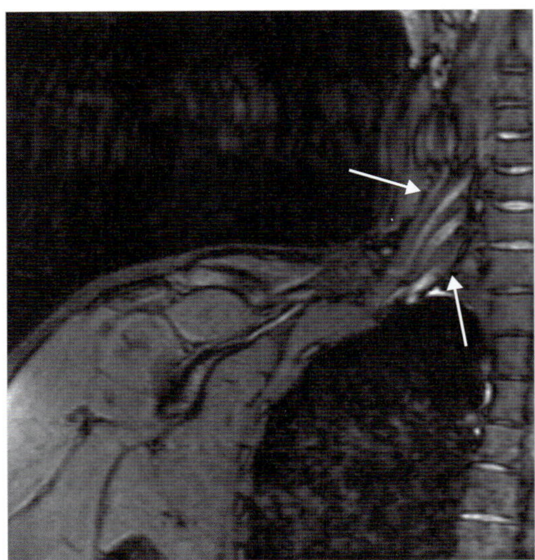

Abb. 1.41 Austritt der Nervenwurzeln, Plexus brachialis.

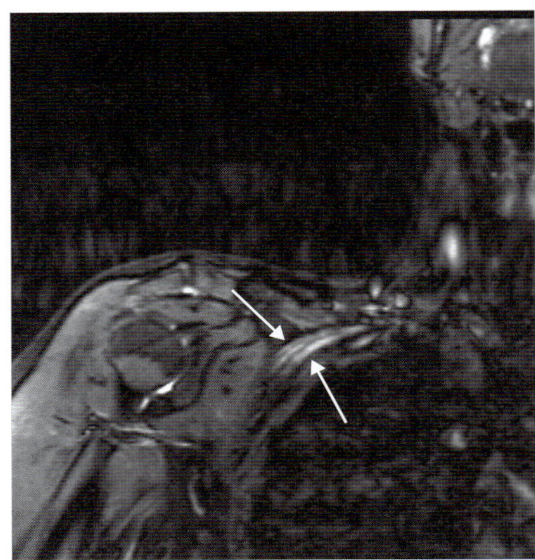

Abb. 1.42 Verlauf des Plexus brachialis auf Höhe der A. subclavia.

► **Anatomie.** Die Spinalnerven verlassen das Rückenmark durch die Foramina intervertebralia und bilden außerhalb des Wirbelkanals ein sog. Nervengeflecht (Plexus) (► Abb. 1.41). Als Beispiel verzweigen sich die Nerven C 5–Th 1 nach ihrem Austritt und bilden den Plexus brachialis. Dieser verläuft zwischen Klavikula und oberer Thoraxapertur (► Abb. 1.42), zieht dann nach lateral und innerviert anschließend die dem Nerv zugehörende Muskelgruppe und Hautdermatome. Ähnliches geschieht beim Plexus lumbalis et sacralis. Diese versorgen jedoch den unteren Teil der Extremitäten bzw. den Genitalbereich.

► **Funktion.** Ein Nervengeflecht führt jeweils sowohl motorische als auch sensible Faserqualitäten. Dabei kann jedem Plexus eine bestimmte Körperregion zugeordnet werden:

- Der Plexus cervicalis übernimmt die Versorgung von Hinterkopf und Hals.
- Der Plexus brachialis versorgt die Schulter und den Arm.
- Der Plexus lumbalis versorgt die Hüfte und das Bein.
- Der Plexus scralis übernimmt ebenfalls Teile des Beines sowie den Genitalbereich.

1.2 Spulen

Die Magnetfeldgradientenspule befindet sich in der Röhre selbst, hinter der Verkleidung. Sie dient dazu, den Magnetfeldgradienten zu erzeugen und ist auch für die Geräusche während der Untersuchung verantwortlich. Um ein gutes Bild mit möglichst wenig Rauschen und möglichst viel Signal zu erhalten, werden spezifische Spulen verwendet. Es gibt spezielle Spulen für viele Organe im Körper, beispielsweise Kopfspulen, Kniespulen, Schulterspulen etc. Je nach Fragestellung kommen sie als Sendespulen oder Sende- und Empfangsspulen zum Einsatz.

Zusätzlich gibt es **Oberflächenspulen (Arrays)**, die die zu betrachtende Region ausleuchten (► Abb. 1.43 und ► Abb. 1.44). Oberflächenspulen stehen in verschiedenen Formen zur Verfügung bzw. werden für verschiedene Untersuchungsareale genutzt.

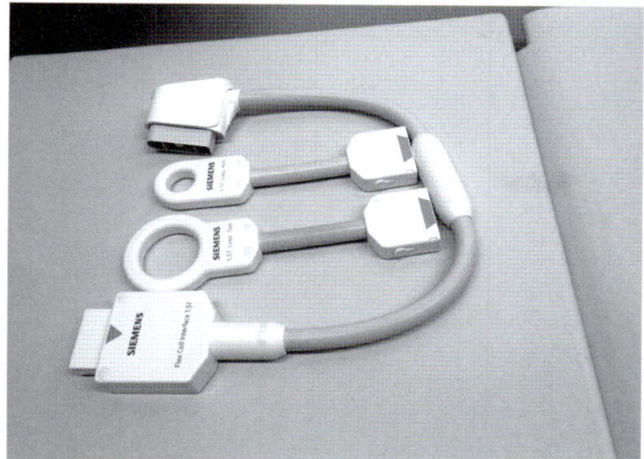

Abb. 1.43 Darstellung zweier verschiedener Größen von Ringspulenelementen.

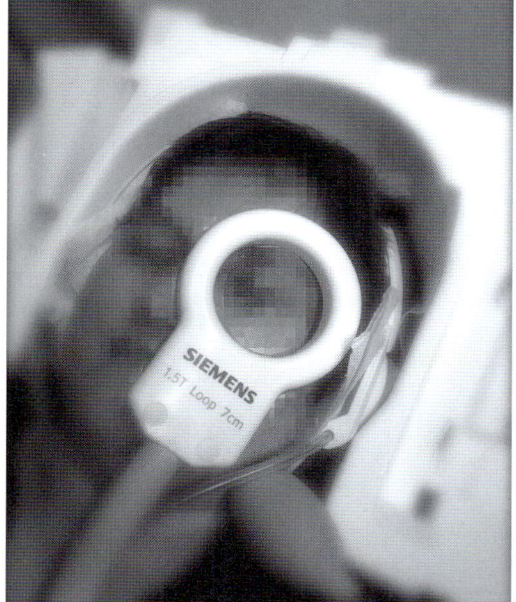

Abb. 1.44 Exemplarische Verwendung der Ringspule zur Orbitadarstellung.

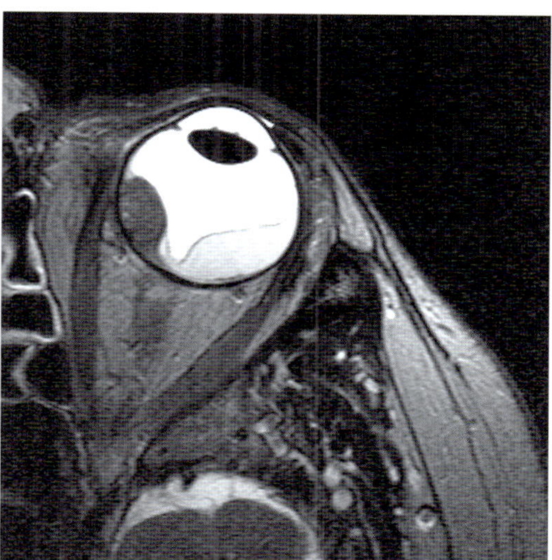

Abb. 1.45 Die komplette Ausleuchtung des Orbitatrichters mit Hilfe einer Ringspule. Abbildung eines Aderhautmelanoms.

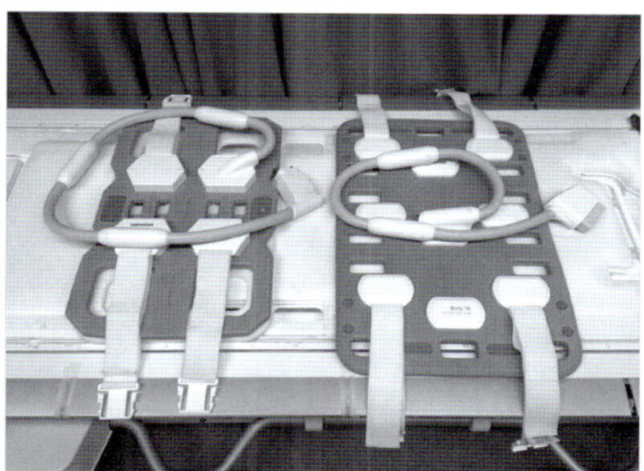

Abb. 1.46 Darstellung zweier Body-Array-Spulen, die eine bessere Ausleuchtung im gewünschten Areal ermöglichen.

▶ Abb. 1.43 zeigt 2 kleine **Ringspulen**, die beispielsweise zur Beurteilung der einseitigen Orbita verwendet werden können. Die Ausleuchtung der Spule ist oberflächlich begrenzt. Exemplarisch verdeutlicht ▶ Abb. 1.45 die begrenzte Eindringtiefe bzw. das nach posterior abnehmende Signal.

Eine **Body-Array-Spule** (▶ Abb. 1.46) kann für die bessere Ausleuchtung bei Wirbelsäulenaufnahmen sorgen. Vor allem bei korpulenten Patienten kann somit die Ausleuchtung durch die Spule verstärkt werden.

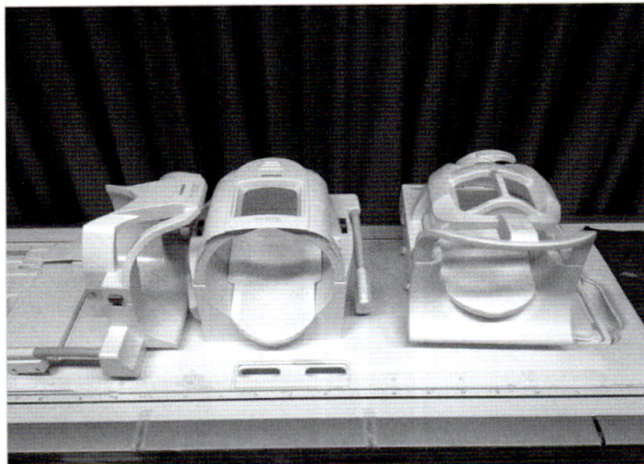

Abb. 1.47 Mögliche Vertreter von Kopfspulen. Sie können wie 2 Schalen geöffnet werden und ermöglichen eine Ausleuchtung von 2 Seiten.

Die **Kopfspule** (▶ Abb. 1.47) kann geöffnet werden und ermöglicht so eine komfortable Lagerung. Die Ausleuchtung kommt dadurch von beiden Seiten quasi anterior und posterior.

M!

Merke

Wichtig ist dies vor allem bei Säuglingsuntersuchungen, da das zu untersuchende Objekt zu klein ist, um eine regelgerechte Ausleuchtung von beiden Seiten zu erhalten. Liegt der Kopf also nicht mittig zwischen vorderem und hinterem Spulenanteil, kann es zu einem Ausleuchtungsdefizit meist im Frontalbereich kommen, da der vordere Spulenanteil eine zu geringe Eindringtiefe aufweist. Für solche Untersuchungen eignen sich je nach Größe des Kindes Kniespulen ideal, da sie eine konzentrische Ausleuchtung besitzen und so den kompletten Bereich erfassen.

Spine-Spulen werden im Regelfall für Wirbelsäulenaufnahmen benutzt (▶ Abb. 1.48).

1.3 Lagerungstechniken

Die Lagerung bei neuroradiologischen Patienten ist verglichen mit der Allgemeinradiologie recht einfach: Es wird die **Head-First-Untersuchungsrichtung** benutzt. Die Knie sollten, wenn möglich, unterpolstert werden, um ein angenehmes Liegen

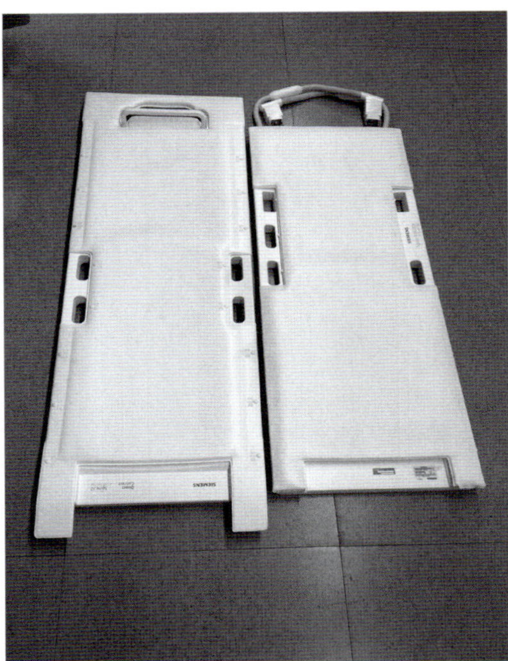

Abb. 1.48 Exemplarische Darstellung zweier Spine-Spulen, mit denen im Regelfall Wirbelsäulenaufnahmen ausgeführt werden.

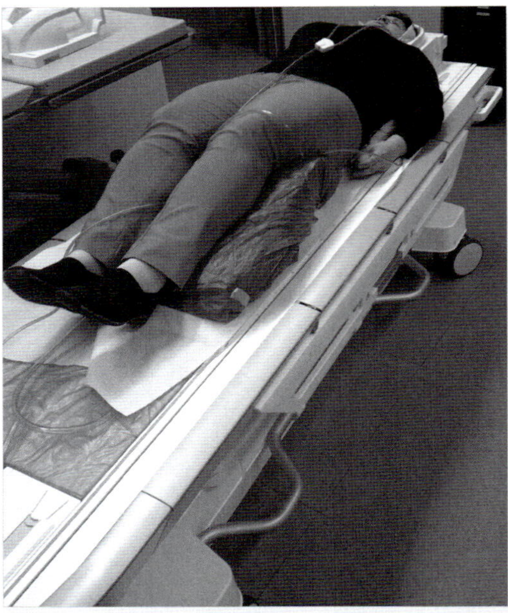

Abb. 1.49 Mögliche Lagerung bei einer Kopf- bzw. Wirbelsäulenuntersuchung. Die Beine sind dabei unterpolstert.

zu ermöglichen. Die Patienten liegen im Regelfall **auf dem Rücken** (▶ Abb. 1.49).

Die Schwere der Erkrankung bzw. der zu untersuchende Bereich stellen die jeweilige Herausforderung dar. Können Patienten nur schwer auf dem Rücken liegen, sollte an eine **Bauchlagerung** gedacht werden. Bei einer Lagerung auf dem Bauch sollte darauf geachtet werden, zusätzliche Body-Array-Spulen (▶ Abb. 1.46) auf den Rücken zu legen, da anderenfalls das Signal der Spine-Spule (▶ Abb. 1.48) ausfällt. Je nach Körperstatur kann durch eine gesteigerte Anzahl an Mittelungen ein höheres Signal-zu-Rausch Verhältnis und damit ein besserer Bildeindruck erreicht werden.

Bei Bauch- oder Seitenlagerung muss auf die Registrierung geachtet werden, beispielsweise Bauchlage/Kopf voran (prone/head first) oder Linksseitenlage/Kopf voran (left lateral/head first). Andernfalls entstehen falsche Seitenbezeichnungen, was frappierende Auswirkungen haben kann.

Die Lagerung von **Morbus-Bechterew-Patienten** oder Patienten mit einem **ausgeprägten Rundrücken** bzw. **Stiernacken** gestaltet sich bisweilen schwieriger. Untersuchungen des zervikalen Myelons sowie der umgebenden Knochenstrukturen können beispielsweise mit Hilfe einer Oberflächenspule von vorne erfolgen, gerade dann, wenn die Spule nicht geschlossen werden kann (▶ Abb. 1.51). Da die Patienten kaum in der Lage sind ganz flach zu liegen, ist eine normale Lagerung meist nicht möglich. In diesem Fall kann eine sogenannte **Kopftieflagerung** mithilfe von Keilkissen nützlich sein. Eines der Keilkissen wird unter den Po bzw. den unteren Rücken des Patienten geschoben während 2 weitere Keilkissen als Entlatung unter den Beinen positioniert werden (▶ Abb. 1.52). Dies dient der Entlastung des Rü-

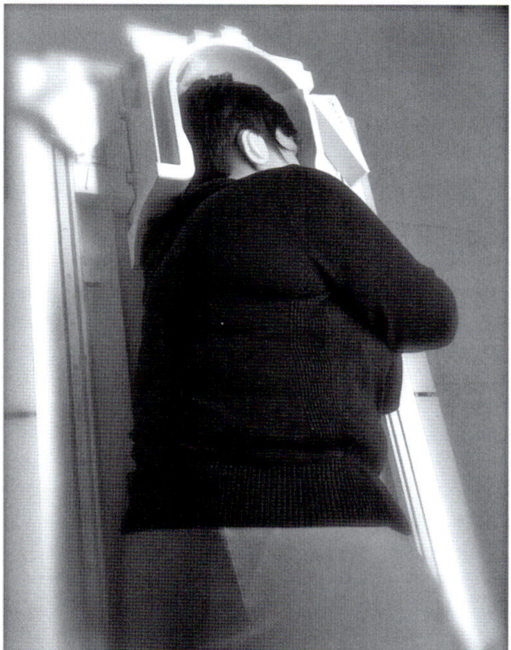

Abb. 1.50 Mögliche Lagerung von Patienten, deren Schmerzen eine Rückenlagerung nicht zulassen: Linksseitenlage ohne Spine-Spule.

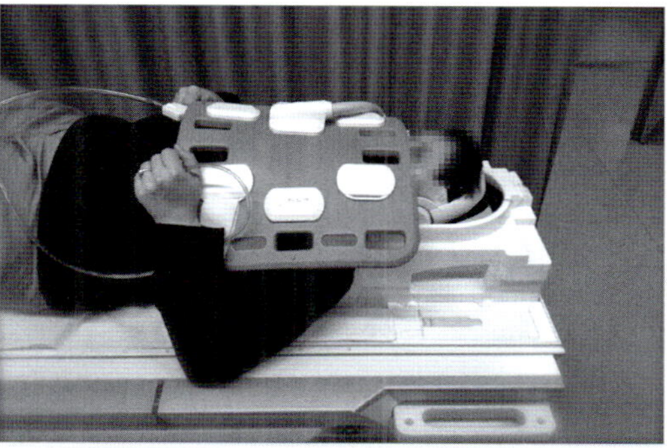

Abb. 1.51 Mögliche Lagerung von Patienten, die nicht in die Kopf-Hals-Spule passen. Dabei werden sie von dorsal soweit möglich unterpolstert, und von ventral wird eine Body-Array-Spule angelegt.

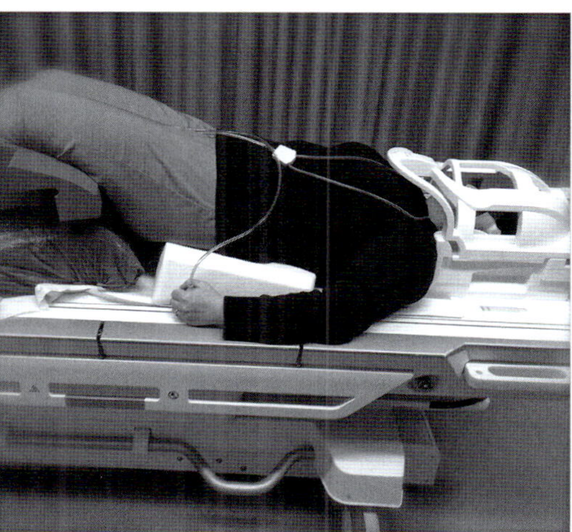

Abb. 1.52 Beispielhafte Lagerung bei schwerem Morbus Bechterew. Knie und Gesäß werden dabei hoch unterpolstert, und ein weiteres Kissen wird zwischen Gesäß und Lumbalbereich unterlegt.

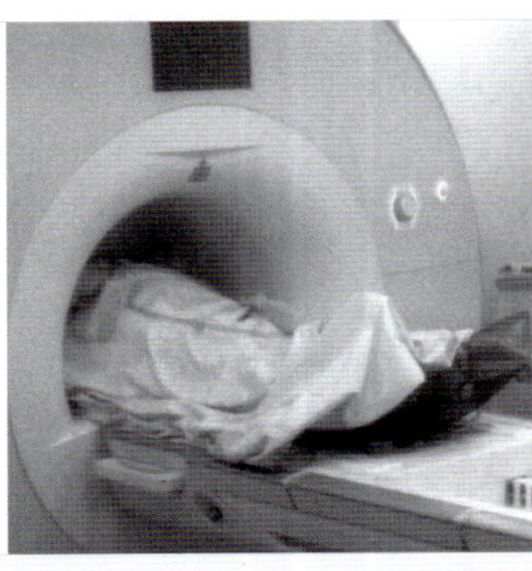

Abb. 1.53 Notfalllagerung eines Patienten nach Verkehrsunfall. Der Patient wurde dabei auf der Trage gelassen und mit Body-Array-Spulen im kraniozervikalen Übergang bedeckt, um so eine adäquate Ausleuchtung zu erhalten.

ckens und ermöglicht ein angenehmeres Liegen trotz Kopftieflage. Durch den tiefer gelagerten Kopf liegt der Patient einigermaßen plan auf der Spule, wodurch diese nun geschlossen werden kann. Diese Art der Lagerung kann auch bei einer HWS-Untersuchung von Nutzen sein. Die Position sieht zum Teil sehr unbequem aus, ist jedoch für Morbus-Bechterew-Patienten eine einigermaßen entspannte Lage. Bei Untersuchungen der BWS ist es hingegen schon etwas schwieriger, Patienten so zu lagern, dass sie Kontakt mit der Spule haben; hier gibt es die Möglichkeit dem Patienten von vorne und hinten eine Body-Array-Spule anzulegen bzw. um ihn herum zu legen, um eine aussagekräftige Untersuchung durchführen zu können.

Komplexe Fragestellungen erfordern ein situationsadaptiertes Herangehen, so beispielsweise in ▶ Abb. 1.53. Dieser Patient wurde nach einem Verkehrsunfall mit fraglicher Statikgefährdung der Wirbelsäule mitsamt der Vakuumliege auf den Untersuchungstisch gelagert. Zur besseren Ausleuchtung wurden Body-Array-Spulen (▶ Abb. 1.46) verwendet, da vor allem im Zervikalbereich der Abstand zu groß zur Spine-Spule (▶ Abb. 1.51) war, die in der Regel unter dem Patienten liegt.

Cave

Zuvor muss geprüft werden, ob das Material MRT-tauglich ist, sonst besteht Lebensgefahr!

1.4 Hinweise und Tipps zum Umgang mit Patienten

In der Fachrichtung Neuroradiologie gibt es sehr viele unterschiedliche Erkrankungen. Es gibt sichtbare und nicht sichtbare Erkrankungen. Wichtig ist jedoch, dass alle Patienten gleich behandelt werden, was von Zeit zu Zeit schwer erscheint. Im Umgang mit jedem einzelnen Patienten ist Respekt, Einfühlungsvermögen und Feingefühl von großer Wichtigkeit.

Neuroradiologische Patienten bieten zum Teil eine besondere Herausforderung. Je nach Krankheitsbild, Stadium der Erkrankung und betroffenem Areal können extreme Emotionen wie Verwirrtheit oder Aggressivität den Gemütszustand bestimmen, wobei die Angehörigen damit meist die größten Probleme haben. Bei diesen Patienten ist es oftmals nicht möglich, eine adäquate Untersuchung durchzuführen. Hier sollte an eine Sedierung oder gar Narkose gedacht werden, um ein gutes Ergebnis zu erreichen. Je nach Dringlichkeit und Zustand des Patienten kann auch versucht werden, mittels sogenannter **Blade-Messungen** (Messungen, die in der Lage sind, durch ihre radiale k-Raum-Füllung leichte Bewegungen auszugleichen) ein adäquates Ergebnis zu erhalten.

Kinder, Patienten mit Platzangst oder Erkrankungen, die kognitive Beeinträchtigungen mit sich bringen, benötigen zum Teil eine leichte bis stärkere Form der **Sedierung**. Dies kann mit Benzodiazepinen, z. B. Lorazepam (Tavor®) oder auch Midazolam, oral sowie i. v. geschehen und muss individuell vom zuständigen Radiologen entschieden werden. Bei einer i. v. Gabe von Sedativa sind der Sauerstoffgehalt im Blut sowie der Puls mittels Pulsoximeter zu überwachen. Eventuell sollte noch zusätzlich Sauerstoff über die Nase zugeführt werden, um gleich 2 Aspekten entgegenzutreten: Erstens kann ein Sauerstoffabfall schneller ausgeglichen werden, zweitens wäre der Patient im Falle einer erforderlichen Notfallnarkose bereits mit Sauerstoff versorgt und präoxygeniert. Sehr wichtig bei der oralen Gabe von Benzodiazepinen wie Tavor® ist auch die Latenzzeit. Es sollte darauf geachtet werden, dass eine ausreichende Reaktionszeit eingehalten wird. Dies hat durch den Arzt vor Ort zu geschehen, da der Patient auch über etwaige Risiken und Nebenwirkungen des Medikaments aufgeklärt werden muss.

Bei neuroradiologischen Untersuchungen ist es nur begrenzt möglich, dass sich der Patient umgekehrt in die Untersuchungsröhre legen kann, d.h. mit den Füßen voran wie bei einer Fuß-, Knie- oder Beckenuntersuchung, was entschieden weniger zu einem Gefühl der Enge führen würde. Oftmals gibt es jedoch die Möglichkeit einen Spiegel an der Kopfspule zu befestigen, so dass der Patient aus der Röhre sehen kann und zumindest visuell das Gefühl der Enge nicht verstärkt wird.

Eine weitere große Hilfe für Kinder oder ängstliche Patienten kann es sein, wenn sie bei der Untersuchung nicht alleine sind, sodass beispielsweise eine Begleitperson wie ein Elternteil an ihrer Seite ist. Die Berührung zeigt dem Patienten, dass er nicht einsam und alleine ist, was oftmals effektiver wirkt als eine Tablette. Wichtig ist natürlich, dass für die Begleitung zu ihrem eigenen Schutz dieselben Vorschriften beachtet werden wie für den Patienten selbst. Das bedeutet, dass auch von diesen Personen kein Metall in den Untersuchungsraum gebracht werden darf; nicht nur, weil dies eventuelle Schäden mit sich bringen könnte, sondern auch weil dadurch eine Magnetfeldinhomogenisierung oder Artefakte entstehen könnten. Entsprechend sollte darauf geachtet werden, dass die Begleitperson einen Gehörschutz trägt.

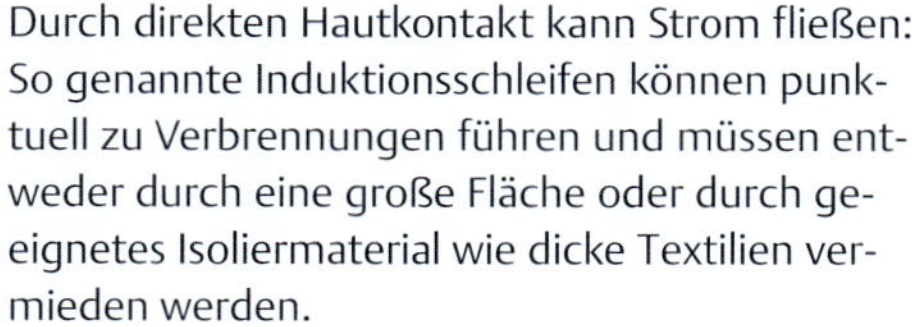

Cave

Durch direkten Hautkontakt kann Strom fließen: So genannte Induktionsschleifen können punktuell zu Verbrennungen führen und müssen entweder durch eine große Fläche oder durch geeignetes Isoliermaterial wie dicke Textilien vermieden werden.

Besonders umsichtig sollte mit den Patienten umgegangen werden, die im Rahmen einer Suche nach Hirnmetastasen vorstellig sind, sowie solchen mit psychiatrischen Fragestellungen oder entsprechenden Tumoren im Gesichtsbereich, die evtl. zu einer Entstellung geführt haben. Sie benötigen häufig besonderes Einfühlungsvermögen. Durch ihre Erkrankung sind die Patienten sehr empfänglich für Bemerkungen jeglicher Art. Sie sehen und hören oftmals nur das, was sie glauben zu hören, weswegen flapsige Bemerkungen oder gar vorschnelle Schlüsse jedweder Art wie auch falsche Hoffnungen vermieden werden sollten und hier im Zweifel auf den Arzt zu verweisen ist.

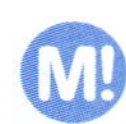

Merke

Zwar ist heute wie überall der Faktor Zeit Mangelware, dennoch sollte der Patient im zentralen Fokus stehen. Je vertrauter sich ein Patient fühlt, umso einfacher ist schlussendlich die Untersuchung. Was vorab vermeintlich mehr Zeit verlangt, wird durch den wünschenswerten stressfreien Ablauf zum Erfolg für beide Parteien. Respekt und Geduld fördern das gemeinsame Miteinander.

Viele Kernspingeräte erlauben es heute auch, dass während der Untersuchung Musik oder Hörspielkassetten über die Kopfhörer gespielt werden können, wodurch die Patienten zusätzlich abgelenkt sind.

1.4.1 Gehörschutz bei Patienten

Es gibt Patienten, die einen Gehörschutz bzw. Kopfhörer ablehnen, da sie das Gefühl haben, dadurch noch mehr eingeengt zu werden, oder sie durch den Druck Ohrenschmerzen bekommen. Dennoch ist es wichtig, ihnen zu erklären, dass ein Gehörschutz jedweder Art wichtig ist, um einen Hörschaden zu verhindern. Die heutige Vielfalt erlaubt es, Gehörprotektoren für jede Situation bereitzuhalten. Ob neonatologische bzw. pädiatrische Fälle (z.B. MiniMuffs®) oder Jugendliche bis Erwachsene (z.B. Ohropax®), es gibt es für jede Situation eine adäquate Handhabe.

2 Neurologische und neurochirurgische Krankheitsbilder

In diesem Kapitel wurde Wert darauf gelegt, die häufigsten Erkrankungen in der Neuroradiologie kurz zu schildern und ihre Symptome aufzuzeigen. Dies hat 2 Gründe: Zum einen bekommt man einen kurzen Überblick zur Erkrankung. Zum anderen sind die wichtigsten Symptome beschrieben, um den Patienten besser verstehen zu können bzw. individueller auf ihn eingehen zu können. Patienten mit eingeschränkter Sehfähigkeit sollten beispielsweise in den Untersuchungsraum geführt werden, um ein Fallen zu vermeiden. Vor allem bei Patienten mit kognitiven Einschränkungen ist ein individuelles Reagieren angebracht (s. Kap. 1.4 Hinweise und Tipps zum Umgang mit Patienten).

2.1 Schädel – nativ

2.1.1 Demenzielle Erkrankungen

Die Demenz ist ein neurologisches Krankheitsbild, das nicht zwangsläufig irreversibel ist. Sie zeigt sich im Verfall kognitiver Fähigkeiten. Davon in Mitleidenschaft gezogen sind häufig die Erinnerung, das logische Denken und vor allem die Bewältigung des Alltags. Mit der Demenz ist nicht immer nur der Morbus Alzheimer gemeint.

Merke

Demenz ist ein Oberbegriff einer Reihe von Erkrankungen, die die oben genannten Fähigkeiten reduziert.

Morbus Alzheimer

Der Morbus Alzheimer ist die häufigste neurodegenerative Demenz im Alter. Es handelt sich um eine schleichende demenzielle Erkrankung, die der Patient – teilweise erfolgreich – recht lange vor sich und den Angehörigen verbergen kann. Anfangs haben die Patienten oft Probleme damit, sich neue Informationen zu merken, sie bekommen zunehmend Schwierigkeiten, sich in ihrer gewohnten Umgebung zu orientieren. In der Regel bleiben bei diesen Patienten die Persönlichkeit und das äußere Erscheinungsbild lange erhalten, so dass die Krankheit anfangs nur wenig auffällt.

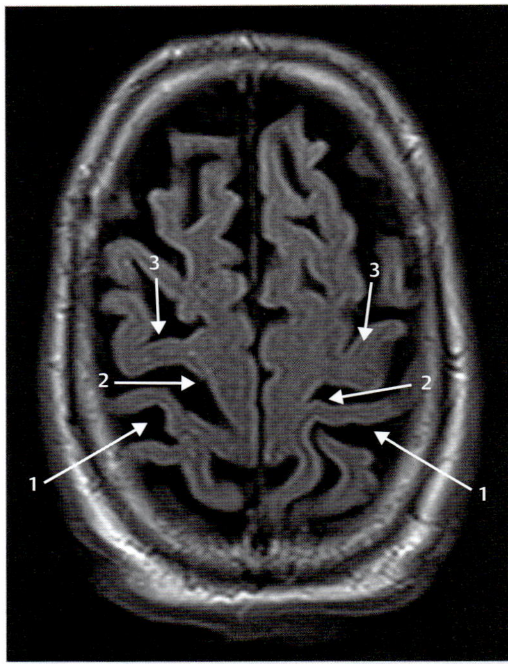

Abb. 2.1 Ausgeprägte Hirnatrophie bei Morbus Alzheimer, besonders im Gyrus postcentralis; auffällig vor allem durch die Verbreiterung der äußeren Liquorräume. Axiale T2w-FLAIR-Sequenz. 1: S. postcentralis; 2: Sulcus centralis; 3: G. praecentralis.

► **MRT-Befund.** Bei der degenerativen Manifestation des Morbus Alzheimer werden die Hirnwindungen (Gyri) schmaler und die Hirnfurchen (Sulci) verbreitern sich (► Abb. 2.1).

Eine weitere Ursache, die zu Morbus Alzheimer führen kann, ist die Amyloidangiopathie (S.77), die bei den Gefäßerkrankungen in Kap. 2.6 näher ausgeführt wird.

Lewy-Body-(Körperchen-)Demenz

In der Abgrenzung zum Morbus Alzheimer erscheinen die Patienten oftmals noch mit visuellen Halluzinationen, schwankender Aufmerksamkeit sowie Parkinson-Symptomen. Lewy-Körperchen sind pathologische Proteineinschlüsse in Nervenzellen wodurch Botenstoffe wie z. B. Dopamin verringert werden.

► **MRT-Befund.** Kann sich bildmorphologisch mit einer Atrophie von Teilen des Limbischen Systems, sowie des Kortex zeigen.

Frontotemporale Demenz

Patienten mit frontotemporaler Demenz zeigen zusätzlich zu den demenziellen Symptomen eine gestörte räumliche Orientierung, typischerweise mit starken Auffälligkeiten im Sozialleben. Distanzlosigkeit und Normüberschreitung gehen mit Persönlichkeitsveränderungen einher.

► **MRT-Befund.** Dabei findet sich eine frontotemporal betonte Atrophie des Kortex.

Zerebrovaskuläre Demenz

Wie bei den anderen Demenzen kommt es auch hier zu Gedächtnisbeeinträchtigungen, Orientierungsproblemen, Verwirrtheitszuständen etc.; für die zerebrovaskuläre Demenz aber typisch sind Gangapraxie und Blasenentleerungsstörungen. Eine langjährige arterielle Hypertonie kann über die Schädigung kleiner und großer Gefäße eine Hirnatrophie auslösen und so zur demenziellen Entwicklung führen. Es zeigt sich eine Beeinträchtigung der Kognition und des Verhaltens. Erst im Verlauf treten demenzielle Symptome in Form von Parkinson-Symptomatik, Gangapraxie und Harninkontinenz auf.

Hypertensive Schäden an den kleinen Gefäßen führen bevorzugt zu einer Atrophie des Marklagers in Form einer **subkortikalen arteriosklerotischen Enzephalopathie (SAE)**. Bei multiplen Infarkten der großen Gefäße kommt es zum Bild der sogenannten **Multi-Infarkt-Demenz**.

► **MRT-Befund.** Bei einer zerebrovaskulären Demenz zeigen sich multiple lakunäre Infarkte, die meist periventrikulär gelegen sind.

Sekundäre Demenz

Demenzen können auch sekundär ausgelöst werden, beispielsweise bei benignen Raumforderungen im Frontalhirnbereich wie dem Meningeom oder bei Raumforderungen im Ventrikelbereich, die einen Hydrozephalus (S. 49) verursachen können und so eine demenzielle Entwicklung vortäuschen. Erwähnt werden soll auch noch der Normaldruck-Hydrozephalus (S. 49), der ebenfalls demenzielle Symptome bedingen kann.

Des Weiteren können Stoffwechselstörungen wie eine Hypothyreose Enzephalopathien (Hashimoto) auslösen. Auch die Noxen bei Medikamentenmissbrauch oder Alkoholismus können zu einer Demenz führen.

Daneben gibt es eine Reihe von Erkrankungen, die im Verlauf oder auch initial Demenzen auslösen können. So kann bei der Chorea Huntington verstärkt die Demenz mit erscheinen. Auch entzündliche Erkrankungen wie die Encephalitis disseminata (MS), erregerbedingte und auch degenerative Erkrankungen können als Folge eine Demenz entwickeln, jedoch meist auch behandelt werden.

2.1.2 Degenerative Erkrankungen

Multisystematrophie

Die Multisystematrophie (MSA) wird in 2 Kategorien eingeteilt, die MSA-C und die MSA-P, wobei C für zerebellär und P für Parkinson steht. Damit wird beschrieben, welches der 2 Hirnareale betont betroffen ist, was vor allem bei der Symptomerfassung eine große Rolle spielt.

Beispielsweise stehen bei der MSA-C zerebellär betonte Symptome wie Gang- und Standunsicherheit, sowie ein Nystagmus (unwillkürliche Augenbewegungen) im Vordergrund. Wohingegen bei der MSA-P-Ausprägung Symptome wie Tremor (Zittern), Rigor (Starre, Muskelstarre) und Akinese (Bewegungsarmut) dominieren.

► **MRT-Befund.** Bei der MSA degenerieren besagte Teilabschnitte aus dem Gehirn bis in die Basalganglien.

Morbus Parkinson, idiopathisches Parkinson-Syndrom (IPS)

Der Morbus Parkinson ist gekennzeichnet durch ein Fehlen des Botenstoffs Dopamin im Körper. Was vor allem auf eine Schädigung der Substantia nigra im Mittelhirn zurückzuführen ist. Das Ungleichgewicht zwischen Dopamin und einem weiteren Botenstoff, dem Cholin, bewirkt eine Störung des extrapyramidalen Systems. Im langsam fortschreitenden Verlauf der Erkrankung treten dann die typischen Symptome wie Tremor, Rigor und Akinese auf.

► **MRT-Befund.** Kernspin und CT dienen dabei zum Ausschluss von anderen etwaigen Ursachen der Symptome. Gelegentlich lassen sich in T2*w-Aufnahmen das physiologische Maß übersteigende Hypointensitäten im Bereich des Ncl. ruber und der Substantia nigra finden.

Hallervorden-Spatz-Syndrom

Das Hallervorden-Spatz-Syndrom ist eine degenerative Erkrankung, die eine vermehrte Eisenablagerung im Globus pallidus und in der Substantia nigra aufweist. Zum großen Teil handelt es sich um eine Erbkrankheit, die gelegentlich auch idiopathisch auftreten kann. Genetisch vererbt tritt sie meist in der Kindheit auf, was einen rascheren Verlauf der Erkrankung zur Folge hat. Bei Erscheinen im späteren Erwachsenenalter ist der Verlauf langsamer. Parkinsonähnliche Symptome bestimmen das Erscheinungsbild. Dabei gehören unter anderem kognitive Einschränkungen sowie Haltungsunsicherheiten und Doppelbilder zum Krankheitsbild.

► **MRT-Befund.** Beim Hallervorden-Spatz-Syndrom können bildmorphologisch Hypointensitäten im Globus pallidus und/oder der Substantia nigra mit einer 2-D-GRE-Sequenz erkannt werden.

Progressive supranukleäre Blickparese

Die progressive supranukleäre Blickparese (PSP) ist eine degenerative Erkrankung, bei der sich vor allem das Mittelhirn, respektive das Tegmentum und die Nervenzellen der Hirnrinde krankhaft zurückbilden.

► **MRT-Befund.** Bildmorphologisch kann man bei der progressiven supranukleären Blickparese typischerweise das **Kolibri-Zeichen** finden (► Abb. 2.2). Dieses beschreibt die Struktur im Mittelhirn zwischen Tegmentum mesencephali und Corpus mamillare. Mit Hilfe des Kolibri-Zeichens lassen sich degenerative Fragestellungen im Mittelhirnbereich konkreter einordnen (► Tab. 2.1).

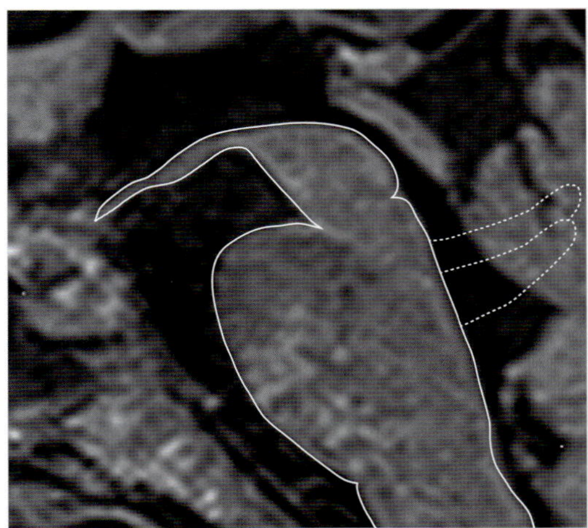

Abb. 2.2 Das Kolibri-Zeichen beschreibt die Struktur im Mittelhirn zwischen Tegmentum mesencephali und Corpus mamillare. Sagittale T2w-FLAIR-Sequenz. Die Kleinhirnstiele bilden gedacht die Flügel.

Tab. 2.1 Einordnung des Kolibri-Zeichens bei Fragestellungen im Mittelhirnbereich.

Ausprägung	Befund
konvexe	Normalbefund
lineare	Vorliegen einer Degeneration
konkave	hochgradige Atrophie

Kleinhirnatrophie

Die Kleinhirnatrophie beschreibt, wie der Name schon sagt, eine degenerative Veränderung des Kleinhirns im Erwachsenenalter. Dabei kann es zu den typischen Ausfallserscheinungen des Kleinhirns kommen, wie z. B. Gang- und Standunsicherheiten, ein Nystagmus oder Sprachprobleme.

► **MRT-Befund.** Volumenabnahme im Kleinhirnwurm, der Kleinhirnstiele sowie den Hemisphären (► Abb. 2.3).

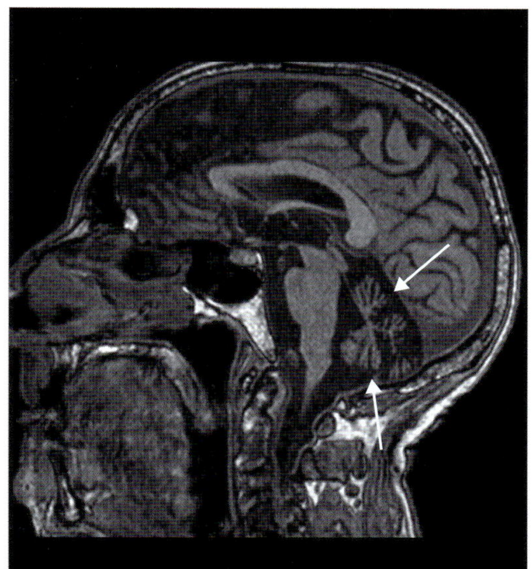

Abb. 2.3 Typische Zeichnung des Kleinhirnwurms (Pfeile) bei Kleinhirnatrophie. Sagittale T1w-Schichtführung.

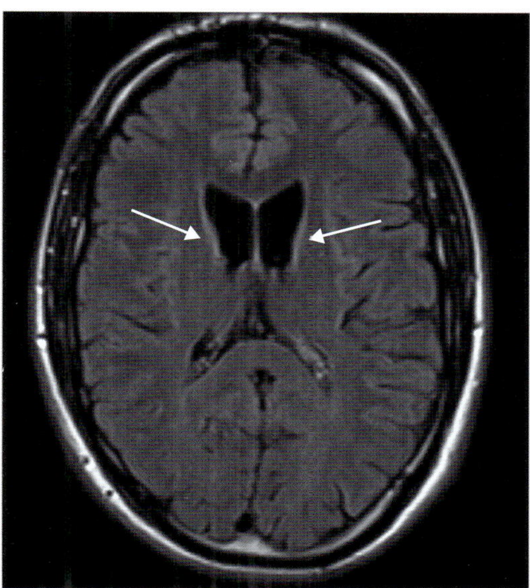

Abb. 2.4 Massive Atrophie des Caput nuclei caudati (Pfeile), was vor allem schwere Auswirkungen auf die Motorik hat. Axiale T2w-FLAIR-Sequenz.

Chorea Huntington

Bei dieser Erkrankung zeigt sich eine besonders starke Art der Degeneration. Vornehmlich betroffen sind das Frontalhirn und die Basalkerne (Ncl. caudatus, Globus pallidus und das Putamen). Damit einher gehen choreatische Bewegungen (gesteigerte Beweglichkeit, v.a. distal), psychische Veränderungen (u.a. Depressionen) und im Verlauf die Entwicklung einer Demenz.

► **MRT-Befund.** Bei Chorea Huntington kann es zu einer massiven Atrophie von Frontalhirn und Basalkernen kommen (► Abb. 2.4).

2.1.3 Stoffwechselerkrankungen

Zentrale pontine Myelinolyse

Zumeist tritt diese Erkrankung bei einem gestörten Natriumhaushalt auf, kann aber auch bei chronischem Alkoholabusus vorkommen. Sie konzentriert sich auf den pontinen Abschnitt des Hirnstamms, was entsprechende Ausfälle bewirkt.

► **MRT-Befund.** Zeigt sich typischerweise in T2w als Hyperintensität in der Pons, sowie hypointens in T1w.

Morbus Wilson

Der Morbus Wilson ist eine Erkrankung der Leber, die sekundär auf das Gehirn übergeht. Die Leber ist nicht mehr fähig, genügend Kupfer auszuscheiden, und es wird anderenorts im Körper gespeichert. Bei Beteiligung des Zentralnervensystems zeigt sich dies durch Ablagerungen in den Stammganglien.

► **MRT-Befund.** Mittels einer 2-D-GRE-Sequenz können Auslöschungen im Bereich der Basalganglien detektiert werden.

2.1.4 Angeborene und erworbene Entwicklungsstörungen

Arachnoidalzysten

Arachnoidalzysten sind gutartige angeborene Hohlräume, die mit Nervenwasser gefüllt sind. Sie können überall im Gehirn sowie im Rückenmark vorkommen.

► **MRT-Befund.** Arachnoidalzysten stellen sich in T2-Wichtung hell (hyperintens) und in T1-Wichtung dunkel (hypointens) dar (► Abb. 2.5).

Dandy-Walker-Syndrom

Beim Dandy-Walker-Syndrom (auch Dandy-Walker-Zyste genannt) handelt es sich um eine angeborene Entwicklungsstörung des Gehirns. Sie ist in der Regel dadurch gekennzeichnet, dass bei Betroffenen eine Fehlbildung des Kleinhirns vorliegt.

► **MRT-Befund.** Die beim gesunden Menschen bestehende Verbindung beider Kleinhirnhälften ist entweder unterentwickelt oder nicht vorhanden. Auch besteht eine Erweiterung des IV. Ventrikels. Die Kammer dehnt sich bis in die hintere Schädelgrube hinein aus. Hier kommt es möglicherweise zu einer Ansammlung von Liquor, die bei Säuglingen und Kleinkindern einen Hydrozephalus (S. 49) hervorrufen kann.

Arnold-Chiari-Syndrom

Beim Arnold-Chiari-Syndrom handelt es sich um eine Fehlbildung der hinteren Schädelgrube, bei der Teile des Kleinhirns, die sogenannten Kleinhirntonsillen über das Foramen magnum aus dem Schädel in den Spinalkanal hinein reichen. Durch diesen Tonsillentiefstand kann es sowohl zur Bildung einer **Syringomyelie** kommen (mit Hirnwasser gefüllte Höhle im Rückenmark), wie auch zu einer Erweiterung des Ventrikelsystems im Gehirn, was einen erhöhten Hirndruck zur Folge hat.

Ein Arnold-Chiari-Syndrom tritt vor allem bei Kindern mit einer **Meningomyelozele** auf. Hierbei befinden sich Meningen (Rückenmarkhäute) und das Rückenmark selbst außerhalb des Wirbelbogens, was als Vorwölbung (Zele) unter der Haut sichtbar ist.

► **MRT-Befund.** Beim Arnold-Chiari-Syndrom kommt es zu einem Absinken der Kleinhirntonsillen bzw. des Kleinhirns ins Foramen magnum (► Abb. 2.6).

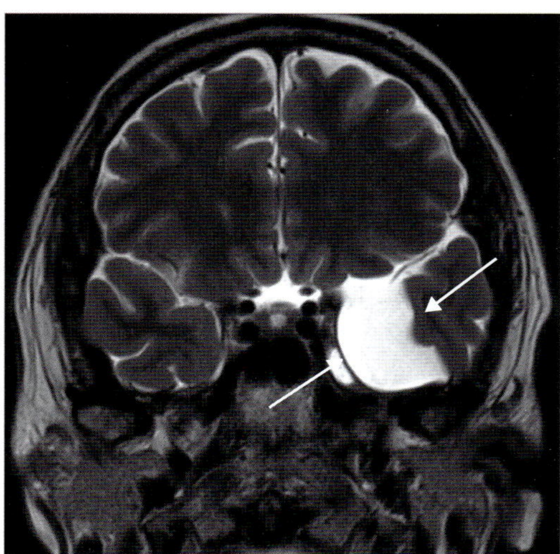

Abb. 2.5 Typischerweise finden sich zystische Ansammlungen in der hinteren bzw. mittleren Schädelgrube, hier in der mittleren Schädelgrube im Bereich des linken Temporallappens (Pfeile). Koronare T2w-Schichtführung.

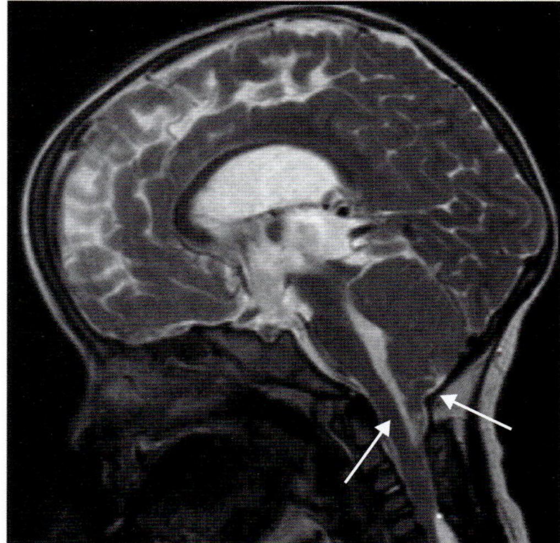

Abb. 2.6 Absinken der Kleinhirntonsillen bzw. des Kleinhirns ins Foramen magnum (Pfeile). Sagittale T2w-Sequenz.

Hydrozephalus

Bei einem Hydrozephalus (auch als **Wasserkopf** bezeichnet) befindet sich eine erhöhte Liquormenge in den Hirnventrikeln. Die **Hirn-Rückenmark-Flüssigkeit (Liquor cerebrospinalis)** wird vor allem in den Ventrikeln (= Hirnkammern) im sogenannten Plexus choroideus gebildet. Im Gehirn gibt es 4 Ventrikel, die miteinander über Foramina (= Löcher) und den Aquädukt (= Kanal) kommunizieren. Bei diesen Ventrikeln handelt es sich um Hohlräume, die mit Liquor gefüllt sind, der vom Gehirn über das Rückenmark ins Blut zirkuliert und bei jedem Menschen ca. alle 8 Stunden ausgetauscht wird. Die Bildung und der Abfluss von Liquor stehen im Gleichgewicht zueinander, wird dieses ausgeglichene Verhältnis gestört, entwickelt sich ein Hydrozephalus. Charakteristisch für das Krankheitsbild des Hydrozephalus sind **vergrößerte Gehirnventrikel**. Wenn der Liquor nicht vollständig abfließen kann, resultiert ein **erhöhter intrakranieller Druck**, welcher sich langsam oder schnell entwickeln kann. Das Hirngewebe steht unter Spannung, wodurch die Durchblutung und die Sauerstoffversorgung des Gehirns beeinträchtigt sein können.

Bei **Säuglingen mit Hydrozephalus** kann sich dies optisch als **vergrößerte und abnorme Schädelform** darstellen. Dies hängt damit zusammen, dass sich die Schädelknochen eines Säuglings noch nicht abschließend verbunden haben und sich der Schädel aufgrund des Hydrozephalus ausdehnt. Weitere Symptome beim Säugling sind eine gespannte und vorgewölbte Fontanelle/Stirn, eine auffällige Augenstellung, schrille Schreiphasen, Trinkschwäche sowie eine Entwicklungsstörung. In einem späteren Alter, wenn die Schädelnähte verschlossen sind, treten sogenannte **Hirndrucksymptome** mit Kopfschmerzen, Erbrechen (oft nüchtern), Bewusstseinsstörungen, Sehstörungen sowie epileptischen Anfällen auf. Infolge der Druckerhöhung im Schädelinneren kommt es zu einer Schädigung des Gehirns und der Sehnerven.

► **MRT-Befund.** Beim Hydrozephalus ist die Schwellung der inneren Liquorräume auffällig, die durch vielfältige Gründe entstehen kann, z. B. durch eine Arnold-Chiari-Malformation (► Abb. 2.7).

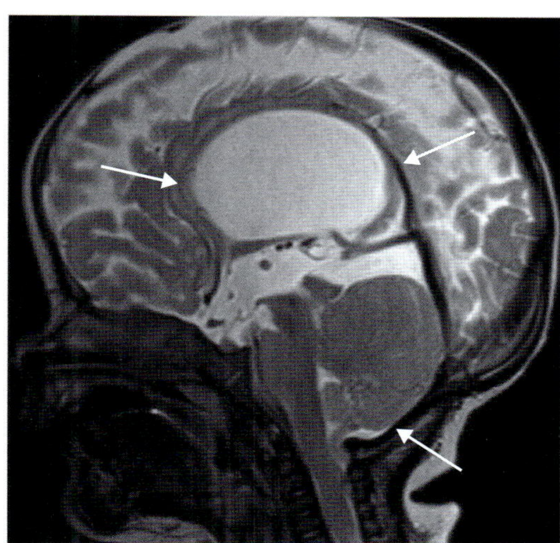

Abb. 2.7 Markant ist bei einem Hydrozephalus die Schwellung der inneren Liquorräume (Pfeile oben), die durch vielfältige Gründe entstehen kann; in diesem Fall ausgelöst durch eine Arnold-Chiari-Malformation, bei der das Kleinhirn bzw. die Kleinhirntonsillen in das Foramen magnum rutschen (Pfeil unten). Sagittale T2w-Sequenz.

Es gibt unterschiedliche Arten, wie ein Hydrozephalus entstehen kann. Dabei wird unterschieden zwischen einem **angeborenen** und einem **erworbenen Hydrozephalus**: Die Ursachen für einen angeborenen Hydrozephalus sind z. B. Entwicklungsstörungen des Gehirns und Gendefekte. Er kann auch durch eine körpereigene Überproduktion der Hirn-Rückenmark-Flüssigkeit (Liquor) entstehen, sowie durch Fehlbildungen von Gehirn oder Schädelknochen. Verursacht werden kann ein Wasserkopf außerdem durch einen Verschluss der Verbindungen, die beim gesunden Menschen zwischen den Liquorräumen bestehen. Verletzungen, Entzündungen, Blutungen oder auch Raumforderungen des Gehirns können erworbene Ursachen für einen Aufstau darstellen.

Zusatzinfo

Aquäduktstenose

Hirnwasser (Liquor cerebrospinalis) wird aktiv vom Plexus choroideus in den inneren Liquorräumen (den Hirnwasserkammern bzw. den I. bis IV. Ventrikeln) produziert. Der größte Teil des Hirnwassers entsteht in den Seitenventrikeln und im III. Ventrikel. Die engste Stelle dieser Einbahnstraße ist der Aquädukt, eine 1 mm schmale, längliche Verbindung vom III. Ventrikel durch das Mittelhirn in den IV. Ventrikel. Der Aquädukt kann durch angeborene oder erworbene Veränderungen (Tumoren, Zysten etc.) verlegt werden.

Die Auswirkungen sind immer individuell je nach Entstehung des Hydrozephalus. Sie reichen von geringer Beeinträchtigung wie Kopfschmerzen oder Übelkeit, Teilleistungsschwächen bis hin zur Epilepsie oder sogar schweren neurologischen Ausfällen wie Bewusstseinsstörungen, schweren Funktionsdefiziten infolge der irreversiblen Nervenzellschädigung oder sogar bis hin zum Koma.

Ein Hydrozephalus kann in verschiedenen Formen vorliegen. Diese unterscheiden sich beispielsweise hinsichtlich der Ventrikel, die von einer Erweiterung betroffen sind:

► **Hydrozephalus internus..** Es sind nur die Ventrikel betroffen. Diese Form des Hydrozephalus kann weiter unterteilt werden in:

- **Hydrozephalus occlusus.** Liquorzirkulation oder Liquorabfluss gestört (z. B. durch einen Tumor, der den Aquäduktus [s. o.] verlegt).
- **Hydrozephalus malresorptivus.** Verhältnis zwischen Liquorproduktion und Liquorresorption gestört (z. B. bei Entzündungen).

► **Hydrozephalus externus..** Bei dieser Form zeigt sich eine Erweiterung der äußeren Liquorräume. Dies kann unter anderem durch eine Subarachnoidalblutung ausgelöst werden.

► **Hydrocephalus internus et externus (Hydrocephalus communicans).** Kombination beider Formen.

► **Obstruktiver Hydrozephalus.** Hier kann das Hirnwasser nicht über seinen normalen Weg ablaufen, es liegt eine sog. Blockade vor, verursacht beispielsweise durch eine Raumforderung wie einen Tumor, eine Zyste oder eine Fehlbildung, oder es kann eine Verengung des Aquädukts (S. 50) vorliegen.

► **Malresorptiver Hydrozephalus.** Dieser entsteht durch eine Verödung der natürlichen Resorptionsstellen des Liquors. Diese Verödung wird häufig durch eine Blutung oder eine Infektion verursacht. Das noch unreife Gehirn des Frühgeborenen ist besonders durch Blutungen des Gehirns gefährdet.

► **Hydrocephalus communicans.** Bei dieser Form liegt eine Resorptionsstörung vor, aber keine Verlegung der Liquorwege.

Normaldruckhydrozephalus (Altershydrozephalus)

Die Bezeichnung Normaldruckhydrozephalus (Normal Pressure Hydrocephalus, NPH) ist irreführend und hat seinen Ursprung in der Tatsache, dass es damals noch nicht möglich war, den Hirndruck über mehrere Tage kontinuierlich aufzuzeichnen. Mittlerweile ist klar, dass es sich, insbesondere nachts, um einen stark schwankenden Hirndruckverlauf in krankhafter Höhe handelt. Der Hirndruck ist wie beim Hydrozephalus erhöht, aber dies ist nicht im direkten Verfahren messbar, so dass der NPH schwieriger zu diagnostizieren ist. Typische Symptome sind Gangstörungen (typisch bei Normaldruckhydrozephalus), Gangunsicherheiten, ein Gefühl von schweren Füßen oder Schwierigkeiten beim Treppensteigen, Fallneigung, Demenz (kognitive Störung) und Harninkontinenz (Blasenstörung) in Form von häufigem Drang zum Wasserlassen oder Verlust der Fähigkeit, das Wasser zu halten.

2.2 Schädel – vor und nach Kontrastmittel

2.2.1 Hirntumoren

Hirntumoren entstehen durch ein abnormes Zellwachstum. Ab einem bestimmten Alter hören die meisten Hirnzellen auf sich zu teilen, die Tumorzellen jedoch teilen sich weiter, da sie in der Lage sind sich in einen zurückentwickelten Zustand zu versetzten und die Zellteilung erneut zu durchlaufen. Durch diese genetische Veränderung ist es erst möglich, dass langsam wachsende Tumoren zu schnell wachsenden werden bzw. entarten können – sie entwickeln sich also von **benignen (gutartigen)** zu **malignen (bösartigen) Neubildungen**.

Gliome

Gliome sind hirneigene Tumoren und entstehen aus Glia-Zellen (Zellen mit einer Stütz-, Nähr- und Haltefunktion). Zu ihnen zählen unter anderem Glioblastome, Astrozytome, Ependymome, Oligodendrogliome, Oligoastrozytome und Oligodendroastrozytome. Sie entstehen aus Unterarten der Glia, den **Astrozyten** oder den **Oligodendrozyten**, zum Teil auch aus einem Gemisch beider Zelltypen. Diese Zellen haben ein entartetes und unkontrollierbares Zellwachstum.

Merke

M!

Gliome werden durch die Klassifikation der WHO (Weltgesundheitsorganisation) in 4 Malignitätsgrade eingeteilt: Es gibt langsam wachsende Gliome, die als niedriggradig (WHO-Grad 1 und 2) bezeichnet werden, oder aber schnell wachsende, die als hochgradig (WHO-Grad 3 und 4) eingestuft werden.

Glioblastome

Das Glioblastom ist die höchstmaligne Form eines glialen Hirntumors. Das **Glioblastoma multiforme** geht von der Glia des Gehirns aus und ist maligne (bösartig); Rezidive (erneutes Wachstum/Wiederkehren der Erkrankung) sind sehr häufig. Das Glioblastom ist aufgrund seines malignen Wachstums nicht heilbar.

► **MRT-Befund.** Das Wachstum des Glioblastoms beginnt häufig im Großhirn, jedoch infiltriert es über den Balken in beide Hirnabschnitte, was als **Schmetterlingsgliom** bezeichnet wird (► Abb. 2.8). Mittels PET-MRT kann eine Streuung des Tumors ermittelt werden.

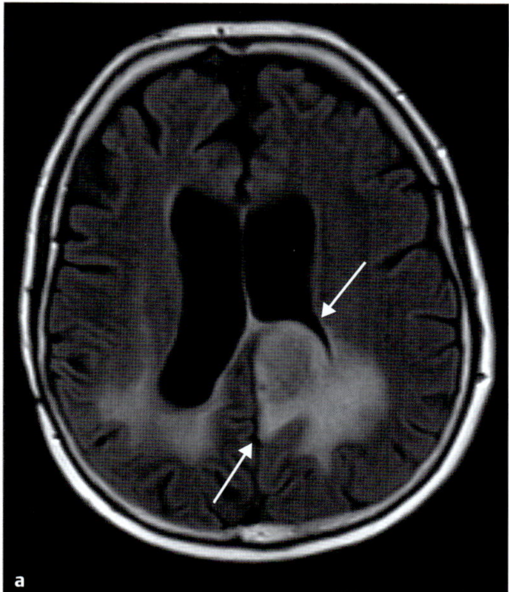

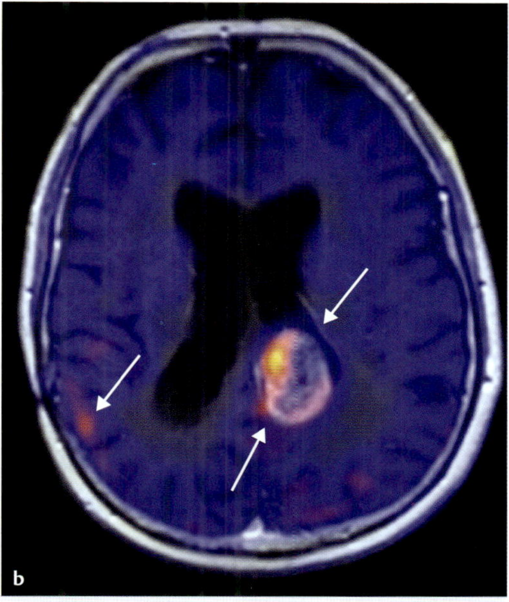

Abb. 2.8 Glioblastom.

a Darstellung eines Glioblastoma multiforme (Pfeile) hinter dem linken Ventrikel mit bereits beginnendem Ödem auf der Gegenseite. Axiale T2w-Schichtführung.

b Mittels PET-MRT konnte eine bereits größere Streuung des Tumors ermittelt werden (Pfeile). MRT-Bild und detektierte Strahlungspeaks wurden übereinandergelegt (fusioniert). Dies zeigt die höheren Stoffwechselprozesse der Tumorzellen.

Astrozytome

Das Astrozytom gehört zur großen Gruppe der Gliome, es entsteht aus dem Gewebe der Astrozyten. Astrozytome können sich von einem benignen (gutartigen) Wachstum zu einem malignen (bösartigen) Wachstum entwickeln.

Ependymome

Das Ependymom gehört ebenfalls zu den Gliomen, sie wachsen im Gehirn, aber auch im Rückenmark. Es entsteht aus den Ependymzellen, eine Schicht, die sowohl das Ventrikelsystem als auch den Zentralkanal im Rückenmark auskleidet.

Oligodendrogliome

Oligodendrogliome gehen von den Oligodendrozyten der Glia aus. Häufig kommen sie im Großhirn vor, dabei bevorzugt frontal, was oftmals eine Wesensveränderung zur Folge hat.

Oligoastrozytome

Oligoastrozytome (auch als **Mischgliome** bezeichnet) entstehen durch bzw. aus unterschiedlichen Zelltypen bzw. einer Mischung aus Astrozyten und oligodendroglialen Tumorzellen. Die Hauptlokalisation eines Mischglioms ist meist der Frontal- und Temporalbereich des Großhirns.

Gangliogliome

Das Gangliogliom ist ein langsam wachsender hirneigener Tumor bestehend aus neoplastischen (neugebildeten) Ganglienzellen. Er wächst bevorzugt im Bereich des Schläfenlappens, wodurch er eine Epilepsie hervorrufen kann.

Medulloblastome

Das Medulloblastom gehört zu den PNETs (primitiven neuroektodermalen Tumoren) und ist ein schnell wachsender bösartiger Tumor, der häufig bei Kindern auftritt. Die hauptsächliche Lokalisation ist das Kleinhirn bzw. der Kleinhirnwurm (► Abb. 2.9), wobei der Tumor oftmals in den IV. Ventrikel wächst und dadurch auf die Medulla oblongata (verlängertes Rückenmark) drückt. Vom Medulloblastom können sich Zellen ablösen, die über den Liquor ins Rückenmark abfließen und dort metastasieren (Tochtergewulste bilden).

► **MRT-Befund.** Das Medulloblastom wächst typischerweise in der hinteren Schädelgrube und reichert deutlich Kontrastmittel an (► Abb. 2.10).

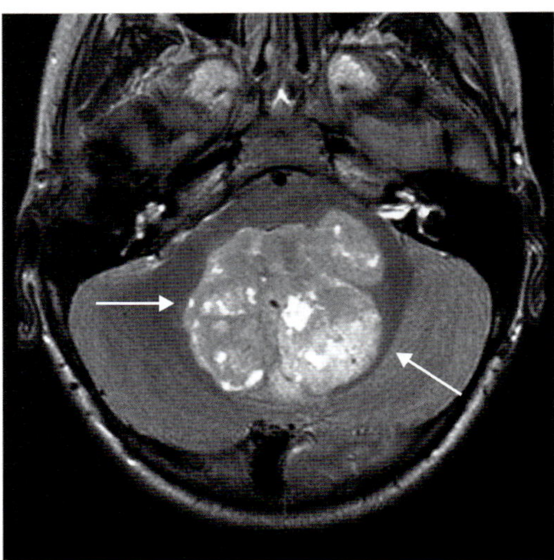

Abb. 2.9 Das Medulloblastom (Pfeile) wächst typischerweise in der hinteren Schädelgrube, wo es oftmals auch starke Auswirkung auf den IV. Ventrikel hat. Axiale T 2w-Sequenz.

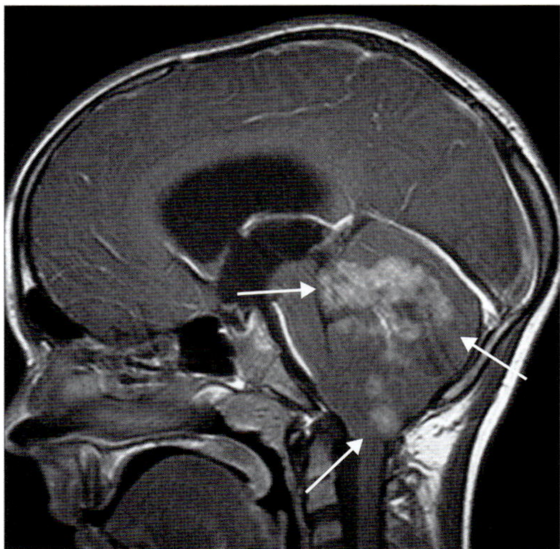

Abb. 2.10 Sagittale T 1-Ansicht eines Medulloblastoms mit deutlicher Kontrastmittelanreicherung (Pfeile). Sagittale-T 1-Sequenz.

Pinealistumoren

Pinealistumoren kommen in der Epiphysenregion vor. Zu ihnen zählen unter anderem das **Pineozytom** und das **Pineoblastom**, sowie Tumoren der Vierhügelplatte. In der Pinealisregion kommen sehr häufig Keimzelltumoren vor. Durch die anatomische Nähe zu den Hirnkammern verursachen Pinealistumoren häufig einen Aufstau des Nervenwassers, was die Bildung eines Hydrozephalus zur Folge hat. Ebenso können Störungen des Hormonhaushalts auftreten.

Epidermoide und Dermoide

Epidermoide und Dermoide sind langsam wachsende, gutartige Tumoren, die innerhalb des Nervengewebes liegen und sich über die basalen Hirnwasserwege in die hintere Schädelgrube, den Kleinhirnbrückenwinkel und im Schädelinneren ausbreiten. Aus den Epidermiszellen (reine Hautzellen) entsteht das angeborene Epidermoid, während das Dermoid aus einer Kombination von Hautzellen, Haaren und Hautanhangsdrüsenzellen entsteht.

► **MRT-Befund.** Dermoide lassen sich gegenüber Epidermoiden gut mittels DWI abgrenzen.

Teratoid- und Rhabdoidtumoren

Teratoid- und Rhabdoidtumoren sind sehr aggressive Tumoren, die hauptsächlich im Säuglings- bzw. Kleinkindalter auftreten. Rhabdoide Tumoren können in unterschiedlichen Geweben und Organen vorkommen. Im Gehirn und im Rückenmark lokalisiert, werden sie oftmals in der hinteren Schädelgrube, aber auch im Großhirn vorgefunden.

Sarkome

Das Sarkom ist ein bösartiger Tumor, der im Weichteilgewebe (z. B. im Bindegewebe wie Muskeln oder Sehen) oder im Knochen auftritt. Zu den Weichteilsarkomen zählen z. B. das Osteosarkom, das Ewing-Sarkom und das Chondrosarkom. Primäre Sarkome des Zentralnervensystems haben ihren Ausgangspunkt meist an Gefäßen oder Hirnhäuten und wachsen infiltrierend.

Hämangioblastome

Das Hämangioblastom ist ein gutartiger, aber sehr gefäßreicher Tumor, der überwiegend im Kleinhirn vorkommt. Er entsteht aus der innersten Hirnhautschicht der Pia mater und entarteten Kapillaren. Er besitzt zystische Anteile und wächst sehr langsam.

Schwannome

Das Schwannom ist ein Tumor der peripheren Nerven, der gutartig ist und langsam wachsend ist. Umgangssprachlich wird er als **Neurinom** oder **Neurofibrom** bezeichnet. Er entsteht aus der Entartung der Schwann-Zellen, welche die peripheren Nerven ummanteln. Erkannt werden diese Tumoren oftmals durch Missempfindungen oder eine Schwellung im Verlauf der Nerven.

Neurofibromatose

Die **Neurofibromatose (NF)** ist eine Erbkrankheit, die zu den Phakomatosen (S. 63) gehört, bei der es zu unkontrolliertem Wachstum von Nerven- und Bindegewebe kommt. Die meist gutartigen Tumoren bezeichnet man als Neurofibrome (Nerventumoren). Man unterscheidet mehrere Formen, die beiden häufigsten sind NF Typ 1 und NF Typ 2.

Bei **NF Typ 1** bzw. beim **Morbus Recklinghausen** entstehen gutartige Tumoren im Bereich der Haut, aber auch des gesamten Körpers bzw. des Zentralnervensystems. Typisch dafür sind die sogenannte **Café-au-Lait-Flecken** (eine harmlose Hautpigmentierung) sowie Tumoren im Bereich des Sehnervs (N. opticus), sogenannte **Optikusgliome** (► Abb. 2.11), und des Hypothalamus.

Bei **NF Typ 2** bilden sich Geschwulste im Nervengewebe an verschiedenen Stellen des Körpers. Häufig kommt es zu beidseitigen **Akustikusneurinomen** (► Abb. 2.12), einer Sehminderung und Hauttumoren.

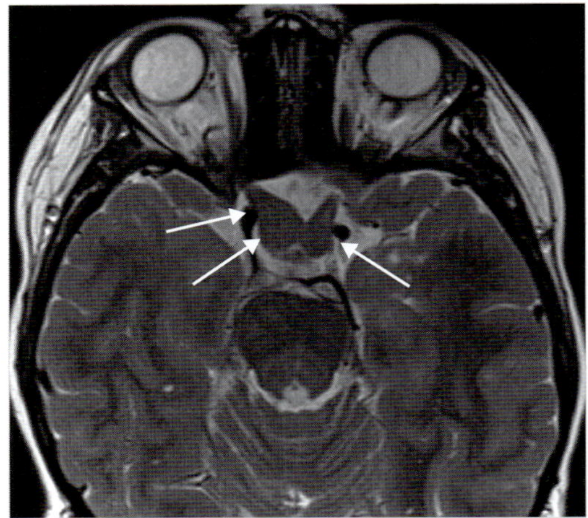

Abb. 2.11 Eine T 2w-Aufnahme eines Optikusglioms am Chiasma opticum (Pfeile) bei einer Neurofibromatose Typ 1.

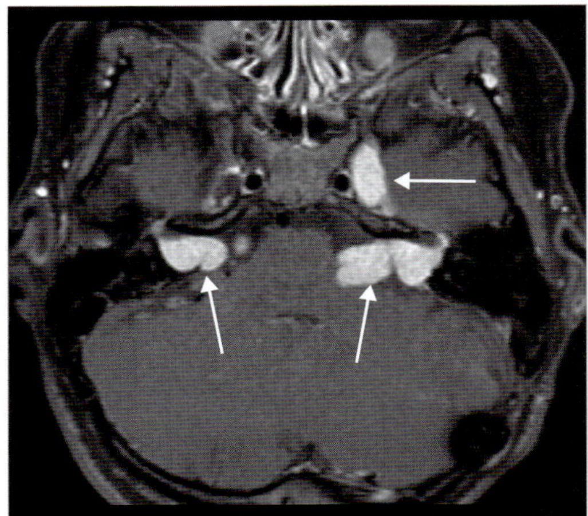

Abb. 2.12 Akustikusneurinom bei Neurofibromatose Typ 2. Enhancement des Meatus acusticus internus sowie des Ganglion trigeminale links (Pfeile). Axiale T 1w-post-KM-Sequenz.

Plexuspapillome und -karzinome

Plexuspapillome sind gutartige Tumoren mit langsamem Wachstum, meist in den Ventrikeln. Papillome des Plexus choroideus sind meist angeborene Tumoren, die oft einen Hirndruck verursachen, da sie aufgrund ihrer Lage den Abfluss von Hirnwasser verstopfen. Sie können aber auch das Gegenteil bewirken und einen Überschuss an Hirnwasser (Liquor) produzieren, was den gleichen Effekt hat.

▸ **MRT-Befund.** Plexuspapillome sind gutartige Raumforderungen im Ventrikelbereich, die verdrängend wachsen, und sich auf beiden Modalitäten, T2w und T1w detektieren lassen (▸ Abb. 2.13).

Das **Plexuskarzinom** ist die bösartige Form des Plexuspapilloms und wächst meist das umliegende Hirngewebe infiltrierend.

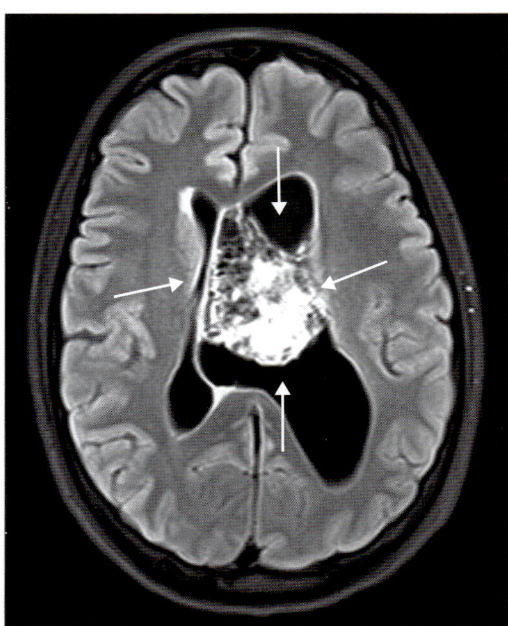

Abb. 2.13 Das Plexuspapillom (Pfeile) unterscheidet sich vom Plexuskarzinom durch sein verdrängendes Wachstum. Axiale T 2w-FLAIR-Sequenz.

Meningeome

Das Meningeom ist ein langsam wachsender Tumor, der durch die Entartung der Hirnhaut (Arachnoidea mater) entsteht. Das Meningeom kann überall im Kopf und Rückenmark verteilt wachsen. Die häufigsten Lokalisationen sind an der Falx (▸ Abb. 2.14, ▸ Abb. 2.15), am Keilbeinflügel, Olfaktorius und Tentorium. Diese Tumoren lassen sich relativ gut von gesundem Gewebe unterschei-

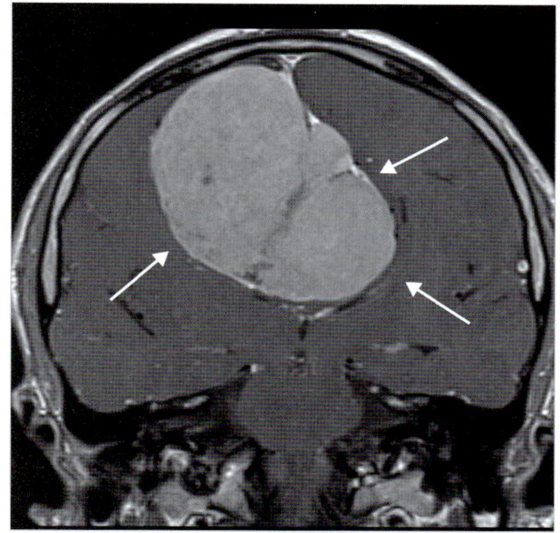

Abb. 2.14 Typische Lage eines Falxmeningeoms sowie eine meist homogene Kontrastmittelaufnahme (Pfeile). Koronare T 1w-Sequenz.

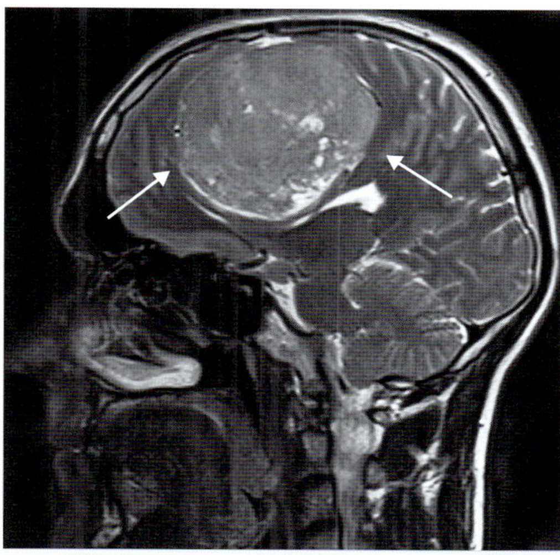

Abb. 2.15 T 2w-sagittale Aufnahme eines Meningeoms. Der Patient suchte die Klinik aufgrund von Sehstörungen auf.

den und oftmals auch operativ gut entfernen. Durch ihr langsames Wachstum treten sie meist erst sehr spät in Erscheinung und fallen je nach Lage z. B. durch Kopfschmerzen mit Hirndruckzeichen oder einen Krampfanfall bzw. Sehstörungen auf.

Die verschiedenen Meningeome werden nochmals nach ihrer Lage beschrieben, z. B. das **Optikusscheidenmeningeom**(▶ Abb. 2.16), das um den N. opticus (II. Hirnnerv) herum wächst. Es fällt meist durch ein hervorstehendes Auge (Exophthalmus) oder eine Sehverschlechterung auf. An der Frontobasis können sich Keilbeinflügelmeningeome (S.68) oder auch **Olfaktoriusmeningeome** wiederfinden. Entsprechend der Lokalisation können die Patienten neurologisch auffällig werden.

▶ **MRT-Befund.** Mögliche Lokalisationen von Menigeomen sind an der Falx, am Keilbeinflügel, an der Frontobasis, am Tentorium und an der Optikusscheide. Nach Kontrastmittelgabe kommen sie meist gut zur Darstellung, wobei die typischen Meningiome homogen anreichern. (▶ Abb. 2.14, ▶ Abb. 2.16).

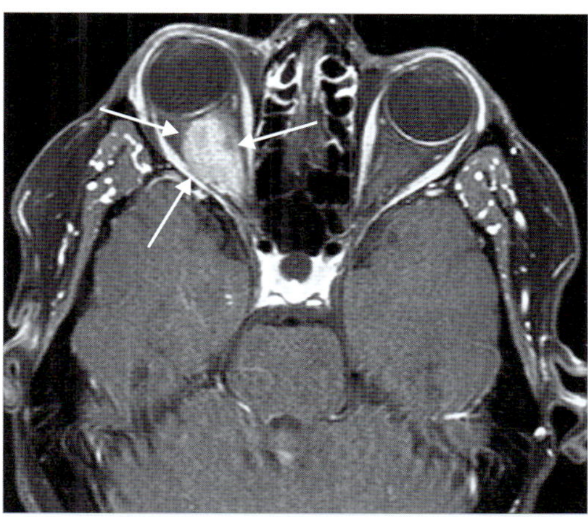

Abb. 2.16 Optikusscheidenmeningeom. Nach Kontrastmittelgabe lassen sich Meningeome in der Regel sehr gut darstellen (Pfeile). Axiale T 1w-fettgesättigte-Sequenz.

Metastasen bzw. Filiae

Der Begriff Metastase oder Filia beschreibt die Tochtergeschwulst eines Tumors. Über die Lymphe (lymphatisch) bzw. das Blut (hämatogen) können Metastasen im Körper zirkulieren und in andere Organe gelangen.

► **MRT-Befund.** Bildmorphologisch lassen sich Metastasen zumeist sehr gut mittels T1w-post-KM-Sequenzen sichtbar machen (► Abb. 2.17).

Meningeosis neoplastica

Die Meningeosis neoplastica ist eine Besiedlung der Pia mater (weiche Hirnhaut) mit metastasierenden Krebszellen. Sie tritt sehr häufig im Spätstadium der Tumorerkrankung auf. Je nach der histologischen Art des Primärtumors spricht man von

- Meningeosis carcinomatosa (Karzinom),
- Meningeosis sarcomatosa (Sarkom),
- Meningeosis gliomatosa (Gliom),
- Meningeosis leukaemica (Leukämie) oder
- Meningeosis lymphomatosa (Lymphom).

Die Zellen setzen sich vom Primärtumor ab und an den Meningen fest, wo sie weiter wachsen.

► **MRT-Befund.** Vor Kontrastmittel lassen sich gelegentlich Sekundärzeichen wie Ödeme finden. Nach Kontrastmittelgabe zeigen sich oftmals typische Anreicherungen an den Hirnhäuten (► Abb. 2.18).

Lymphome

Das Lymphom stammt aus Zellen, die nicht zu den eigentlichen Hirnzellen gehören. Lymphome stammen von den Zellen des Immunsystems ab, den Lymphozyten (Abwehrzellen); meist spricht man von einer Vergrößerung der Lymphknoten. Sie können gutartig (benigne) oder bösartig (maligne) sein. Die Tumorerkrankung des lymphatischen Systems (wozu das Knochenmark, die Tonsillen und die Thymusdrüse zählen) tritt oftmals bei älteren Menschen auf, da deren Immunsystem weniger stabil ist.

Gutartige Lymphome bleiben im Ursprungsgewebe, während bösartige Veränderungen unkontrolliert auf umliegendes Gewebe und sogar umliegende Organe übergreifen können. Bösartige Lymphome sind ebenfalls in der Lage Tochtergeschwulste (Metastasen) an anderen Organsystemen bzw. Körpergebieten zu bilden. Zu ihnen zählen das **Hodgkin-Lymphom (Morbus Hodgkin)** und das **Non-Hodgkin-Lymphom** (NHL).

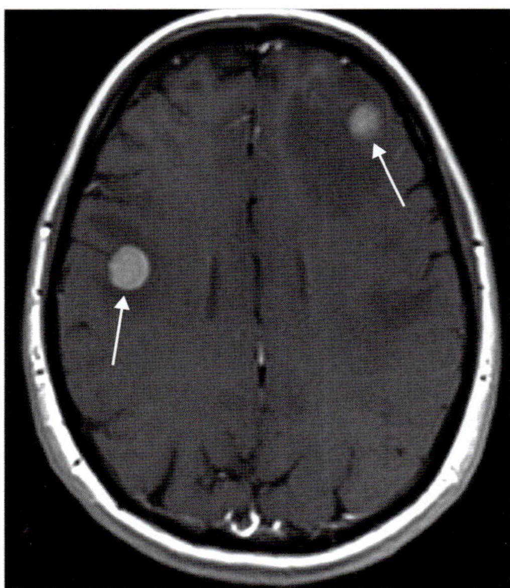

Abb. 2.17 Beispielhaftes Auftreten mehrerer zerebraler Metastasen (Pfeile). Axiale T1w-post-KM-Sequenz.

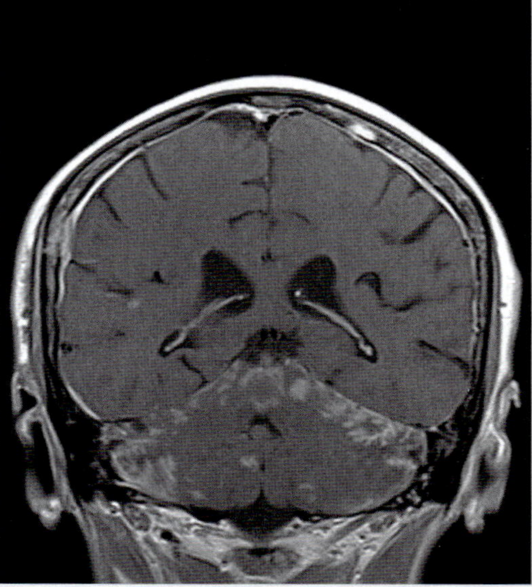

Abb. 2.18 Piale Kontrastmittelaufnahme des Kleinhirns sowie der Meningen bei Meningeosis neoplastica. Koronare T1w-post-KM-Sequenz.

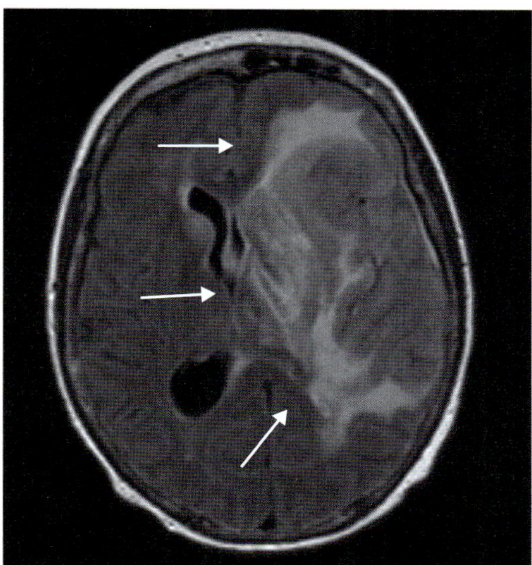

Abb. 2.19 Lymphom (Pfeile). Axiale T 2w-FLAIR-Sequenz.

▸ **MRT-Befund** (▸ **Abb. 2.19**). In der FLAIR-Sequenz zeigt sich das Lymphom meist hyperintens, wohingegen es in der nativen T1w zumeist iso- bzw. hypointens erscheinen kann.

Leukämie

Im Knochenmark findet die Stammzellproduktion statt. Dabei entwickeln sich aus unreifen Vorläuferzellen reife Zellen:

- weiße Blutzellen (Leukozyten), die zur Infektionsbekämpfung dienen,
- rote Blutzellen, die den Sauerstoff im Körper transportieren,
- Blutplättchen, die für die Blutgerinnung mit verantwortlich sind.

Es gibt verschiedene Formen der Leukämie.

Bei **lymphatischen Leukämien** werden zu viele abnorme Leukozyten im Knochenmark gebildet, was zur Folge hat, dass zu wenig gesunde weiße und rote Blutzellen sowie Blutplättchen gebildet bzw. produziert werden. Durch diese Minderproduktion kommt es zu Problemen bei der Infektionsabwehr von Krankheitserregern, da die abnormen Zellen nicht in der Lage sind solche Erreger zu bekämpfen. Die abnormen Lymphozyten können sich über die Blutbahn in allen lymphatischen Organen ansiedeln und dort die gesunden Stammzellen, die zur Blutbildung wichtig sind, verdrängen.

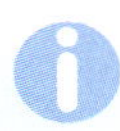

Zusatzinfo

- Die **akute lymphatische Leukämie (ALL)** ist eine sehr aggressive und bösartige Variante der Leukämie, bei der das Wort „akut" bedeutet, dass sich die Zellen sehr rasch und unkontrolliert teilen und im Körper verbreiten, wodurch die gesunden Zellen verdrängt werden. Diese Form ist eine der häufigsten Krebserkrankungen im Kleinkindalter. Die Symptome sind andauerndes Fieber, geschwollene Lymphknoten, Müdigkeit, Blutungen sowie die Tendenz zur Bildung von blauen Flecken.
- Die **chronische lymphatische Leukämie (CLL)** ist die zweithäufigste Form der Leukämie. Sie betrifft nur sehr selten Kinder, sondern tritt meist erst in der 2. Lebenshälfte auf. Das Wort „chronisch" bedeutet in dieser Form, dass sich die Krebszellen sehr langsam teilen und im Körper vermehren. Die Symptome dieser Erkrankungsform sind immer wiederkehrende Infektionen, Müdigkeit, Blutarmut sowie die Affinität zur Bildung blauer Flecken.

Bei den **myeloischen Leukämien** geht es um myeloische Zellen, die Myeloblasten (bestimmte Stammzellen der weißen Blutkörperchen).

- Bei der **akuten myeloischen Leukämie (AML)** werden keine reifen und gesunden Myeloblasten entwickelt, sondern nur abnorme und unreife Zellen, wobei ähnlich wie bei den anderen Formen der Leukämie bei starker Vermehrung bzw. Teilung dieser Zellen ebenfalls weniger gesunde Blutzellen produziert bzw. durch die abnormen Zellen verdrängt werden.
- Die **chronische myeloische Leukämie (CML)** besitzt eine langsame Zellteilung und ist eine Krebsform der weißen Blutzellen (v. a. Granulozyten) und ihrer Vorläufer im Blut und Knochenmark. Bei einer starken Vermehrung bzw. Teilung dieser Zellarten werden weniger gesunde Blutzellen produziert bzw. durch die abnormen Zellen verdrängt. Die Leukämiezellen setzen sich auch in der Milz und Leber ab, was eine Vergrößerung zur Folge hat. Die Symptome sind Blutarmut, Gewichtsverlust und ebenfalls eine Tendenz zur Bildung von blauen Flecken.

Pseudotumor cerebri

Beim Pseudotumor cerebri kommt es zu einer unklaren intrakraniellen Hirndrucksteigerung, bei der weder ein Hydrozephalus noch eine intrakranielle Raumforderung oder aber strukturelle oder vaskuläre zerebrale Läsionen diagnostiziert werden, d. h., es wird keine hirnorganische Ursache gefunden. Ein Pseudotumor cerebri ist oftmals nur durch Ausschlussverfahren bzw. Kriterien anderer Erkrankungen zu diagnostizieren. Bei Betroffenen treten immer wiederkehrende Kopfschmerzen und Sehstörungen auf, sie klagen dabei über Doppelbilder und ein herabhängendes Augenlid sowie über Gesichtsfeldeinschränkungen. Oftmals wird die Erkrankung durch eine augenärztliche Untersuchung, meist mit dem Ergebnis einer Stauungspapille oder einer Abduzensparese (Lähmung des N. abducens) festgestellt.

2.2.2 Entzündliche Erkrankungen

Wernicke-Enzephalopathie, Korsakow-Syndrom

Die Wernicke-Enzephalopathie wird meist durch einen Vitamin-B_1-Mangel ausgelöst. Dies kann z. B. aus gastrointestinalen Beschwerden bzw. schwerer Magersucht resultieren. Die Patienten präsentieren sich mit Doppelbildern, Gangstörungen und kognitiven Ausfallerscheinungen.

Dem Korsakow-Syndrom liegt ebenfalls ein Vitamin-B_1-Mangel zugrunde, allerdings wird dieser vornehmlich durch einen chronischen Alkoholabusus ausgelöst. Wichtiges klinisches Merkmal ist die Amnesie (Gedächtnisstörung). Tritt das Korsakow-Syndrom während oder nach einer Wernicke-Enzephalopathie auf, spricht man vom Wernicke-Korsakow-Syndrom.

▸ **MRT-Befund.** Bildmorphologisch zeigen sich Auffälligkeiten in der T2-Wichtung im Thalamus sowie nach Kontrastmittgabe Anreicherungen im Thalamus bzw. in den Corpora mamillaria.

Multiple Sklerose/Encephalitis disseminata

Die Multiple Sklerose (MS) bzw. Encephalitis disseminata (ED) ist eine Erkrankung, bei der im chronischen Verlauf die weiße Substanz entzündlich demyelinisiert. Als radiologisches Hilfestellung zur Diagnosefindung dient die Beurteilung der Läsionen im MRT. Hierzu wird eine zeitliche von einer räumlichen Dissemination (Streuung) der Herde unterschieden. Die räumliche Dissemination beschreibt dabei den Nachweis von mindestens einer T2-Läsion in bestimmten ZNS-Regionen. Unter zeitlicher Dissemination versteht man eine KM-anreichernde Läsion im MRT, die mindestens 3 Monate nach dem ersten klinischen Ereignis auftritt. Die MS kann sich in sehr unterschiedlichen Symptomen manifestieren. Oftmals ist ein Begleitsymptom eine Einschränkung im Sehen, wobei die Patienten ihre Umwelt wie durch ein Milchglas betrachten. Diese Erkrankung nennt sich **Neuritis nervi optici** (NNO), bei der der Sehnerv entzündet ist.

▸ **MRT-Befund.** Mittels Kernspinaufnahmen lassen sich räumlich und zeitlich disseminierte Herde erfassen. Die Herde (oder auch Plaques) treten im Bereich des Großhirns (supratentoriell) oder Kleinhirns (infratentoriell), zusammenfassend (intrakraniell) oder im Rückenmark (Myelon) auf. Frisch entzündliche Herde zeigen sich in der T2w als hyperintense Läsionen, meist peri- und paraventrikulär. Diese lassen sich zumeist als „Dawson-Finger" (▸ Abb. 2.20) in einer sagittalen T2w benennen. Eine KM-Anreicherung in der T1w-post-KM-Sequenz kann ein Zeichen für eine frische Aktivität sein. Ältere Herde zeigen sich vor allem in der nativen T1w als schwarze Löcher, sogenannte „Black Holes". Durch den chronischen Verlauf der Erkrankung kann es sekundär zu einer allgemeinen Hirnatrophie kommen.

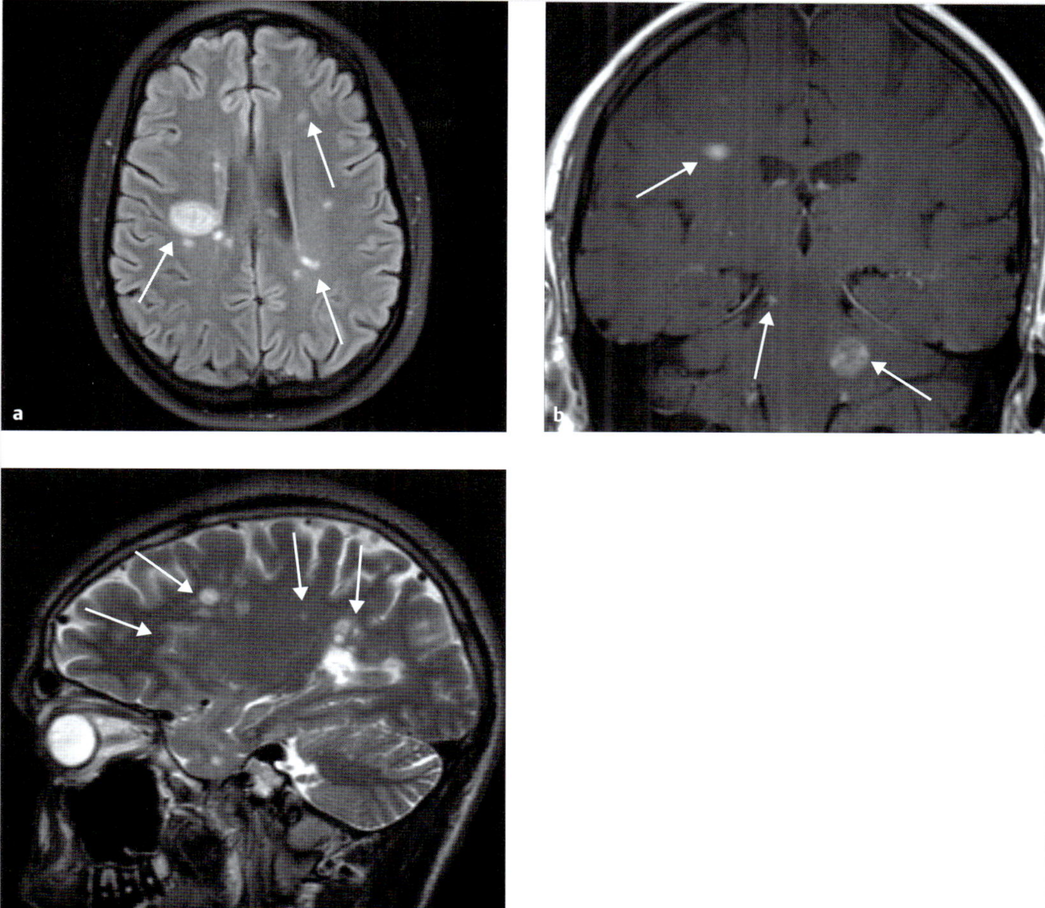

Abb. 2.20 Multiple Sklerose (MS).

a Typische Präsentation von MS-Herden (Pfeile). Axiale T 2w-FLAIR-Sequenz. Peri- und paraventrikuläre Herde (Pfeile) in axialer Schichtführung.

b Darstellung der entzündlichen Prozesse nach Kontrastmittel. Koronare T 1w-post-KM-Sequenz.

c Darstellung des sog. Dawson-Fingers. Paraventrikulär angeschnittene Herde (Pfeile) mittels sagittaler T 2w-Sequenz.

Akute demyelinisierende Enzephalomyelitis

Die akute demyelinisierende Enzephalomyelitis (ADEM) zeigt sich meist in unspezifischen Symptomen wie Fieber, Kopfschmerz und Nackensteifigkeit. Sie verläuft aber dann recht rasch, wobei der Patient Hirnnervenausfälle, epileptische Anfälle oder ähnliche neurologische Symptome aufweisen kann.

► **MRT-Befund.** Im Kernspin können einzelne, große Herde auftreten, zum Teil zeigen sich aber auch MS-ähnliche Läsionen (► Abb. 2.21).

Sarkoidose, Neurosarkoidose

Die Sarkoidose (Synonyme: Morbus Boeck, Morbus Schaumann-Besnier) ist eine systemische Erkrankung, bei der verschiedene Organe befallen werden können. Unter anderem kann das ZNS davon betroffen sein, was sich typischerweise mit dem Befall der Meningen präsentiert (► Abb. 2.22), über die sich die Sarkoidose in das Hirnparenchym ausbreiten kann.

► **MRT-Befund.** Bildmorphologisch zeigen sich bei einer Sarkoidose meist knotige Veränderungen entlang der Meningen.

Tuberkulose, Neuro-TBC

Die Tuberkulose des zentralen Nervensystems ist keine isolierte, eigenständige Infektionskrankheit, sondern die spezifische Organmanifestation einer systemischen Erkrankung. Der Infektionsweg ist praktisch immer hämatogen, von einem Streuherd (Lunge, Intestinum) ausgehend. Zusätzlich zur Liquordiagnostik einer Neurotuberkulose müssen deshalb immer die bekannten Untersuchungen zum Nachweis bzw. Ausschluss einer systemischen Tuberkulose mit herangezogen werden.

Toxoplasmose

Die Toxoplasmose ist eine Infektion des zentralen Nervensystems, die über Katzenfäkalien übertragen werden kann. Ortsentsprechend kommt es zu neurologischen Ausfällen.

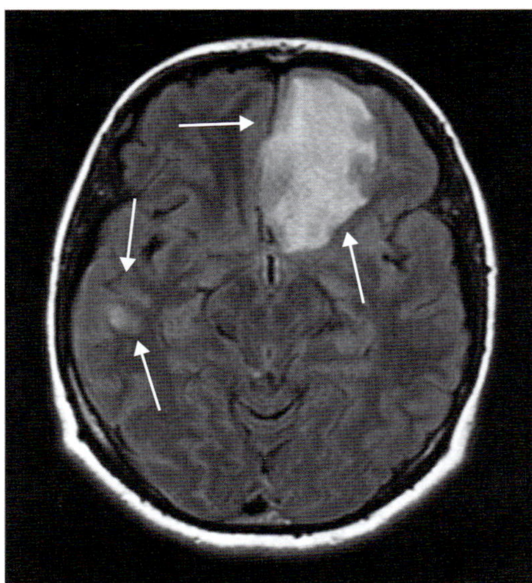

Abb. 2.21 Akute disseminierte Enzephalomyelitis (ADEM). Axiale T2w-FLAIR-Sequenz mit hyperintenser Signalalteration, vor allem links frontal und rechts temporal, die sich im Verlauf nach parietal ausbreiteten. Eine Biopsie bestätigte die ADEM.

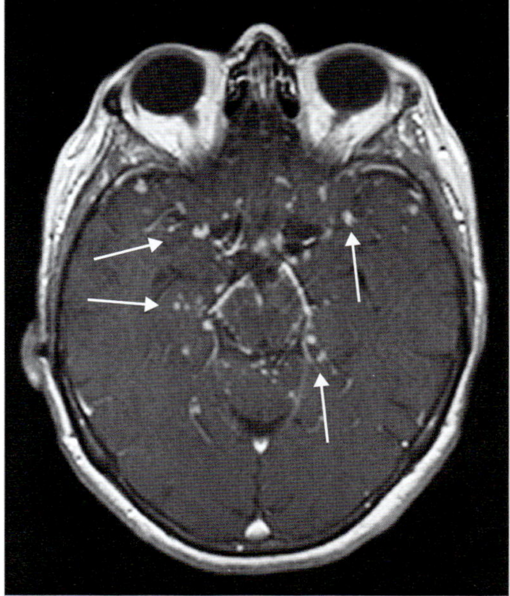

Abb. 2.22 Sarkoidose mit knotigen Veränderungen entlang der Meningen (Pfeile). Axiale T1w-post-KM-Sequenz.

► **MRT-Befund.** Im MRT ergibt sich ein ähnliches Bild wie bei Abszessen oder Metastasen.

Enzephalitis

Die Enzephalitis ist eine Entzündung des Hirngewebes, die häufig direkt über ein Virus oder auch als Zweiterkrankung nach dem Befall eines anderen Organs entstehen kann. Als Folge einer Hirnhautentzündung (Meningitis) kann sich das Hirnparenchym mit entzünden (**Meningoenzephalitis**). Die am häufigsten auftretenden Enzephalitiden sind die **Herpesenzephalitis** (► Abb. 2.23) und die **Frühsommer-Meningoenzephalitis (FSME)** im süddeutschen Raum.

► **MRT-Befund.** Die Enzephalitiden zeigen sich meist durch eine Schwellung der Gyri und deutliche Signalanhebungen in der T2-Wichtung am Temporallappen und im Bereich des limbischen Systems (► Abb. 2.23).

Meningitis (Hirnhautentzündung)

Die Meningitis ist eine Entzündung der Hülle bzw. der Häute des zentralen Nervensystems. Die Patienten haben zumeist Fieber, Kopfschmerzen und, typisch für die Meningitis, einen sogenannten **Meningismus**. Dieser beschreibt eine Nackensteifigkeit, auf die bei den Patienten geachtet werden muss.

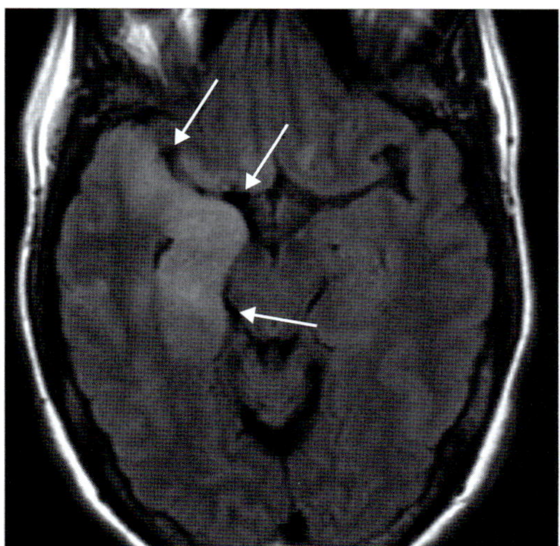

Abb. 2.23 Die Herpesenzephalitis zeigt sich oftmals durch eine Schwellung des Hippokampus bzw. des limbischen Systems (Pfeile). Axiale T2w-FLAIR-Sequenz.

► **MRT-Befund.** Bildmorphologisch zeigt sich die Meningitis meist in einem Enhancement der Meningen.

Creutzfeldt-Jakob-Krankheit

Übertragen wird Creutzfeldt-Jakob-Krankheit (CJK) durch Eiweiße, genauer gesagt **Prionen**. Man vermutet, dass man sie über das Fleisch von Rindern mit BSE (boviner spongiformer Enzephalopathie) aufnehmen kann. Sie führt beim Menschen zu einer fortschreitenden Hirnatrophie, die mit schweren Beeinträchtigungen (zentrale Parese, Demenz) einhergeht und rasch zum Tode führt.

Neurolues (Neurosyphilis)

Neurolues ist eine sexuell übertragbare Erkrankung, die sich im Laufe von Jahren bis Jahrzehnten entwickeln kann. Patienten können zum Teil Verwirrtheitszustände, aber auch eine demenzielle Entwicklung oder Persönlichkeitsstörungen aufweisen.

► **MRT-Befund.** Bildmorphologisch kann sich die Erkrankung durch ein Kontrastmittelenhancement der Meningen oder auch der basalen Gefäße, als **Meningovaskulitis**, zeigen.

Borreliose (Neuroborreliose, Lyme-Borreliose)

Die Borreliose ist eine systemische Erkrankung, die über einen Zeckenbiss übertragen wird und bei der das zentrale Nervensystem in Mitleidenschaft gezogen werden kann. Die Patienten können mit sehr starken Schmerzen (Nervenschmerzen), beispielsweise einer Polyradikulitis mit Hirnnervenbeteiligung, einer Fazialisparese oder Verwirrtheitszuständen erscheinen.

► **MRT-Befund.** Bildmorphologisch kann man im frühen Stadium eine Meningitis mit Beteiligung der Hirnnerven erkennen, welche im späten Stadium mit einer Beteiligung des Hirnparenchyms einhergehen kann.

Hirnabszess

Ein Abszess im Gehirn bildet eine Höhle mit Eiteransammlung. Zu Hirnabszessen kann es kommen nach iatrogenem Einwirken wie bei neurochirurgischen Eingriffen, durch entzündliche Verschleppungen aus dem HNO-Bereich (z. B. Mastoiditis oder Otitis media) oder auch durch hämatogene Streuung von anderen Orten im Körper.

► **MRT-Befund.** Bildmorphologisch zeigen sich in der MRT meist einzelne bis mehrere scharf begrenzte Rundherde (► Abb. 2.24), die nach Kontrastmittelgabe Metastasen ähneln können. Sehr wichtig ist dabei die Diffusionssequenz, die Einschränkungen aufweist.

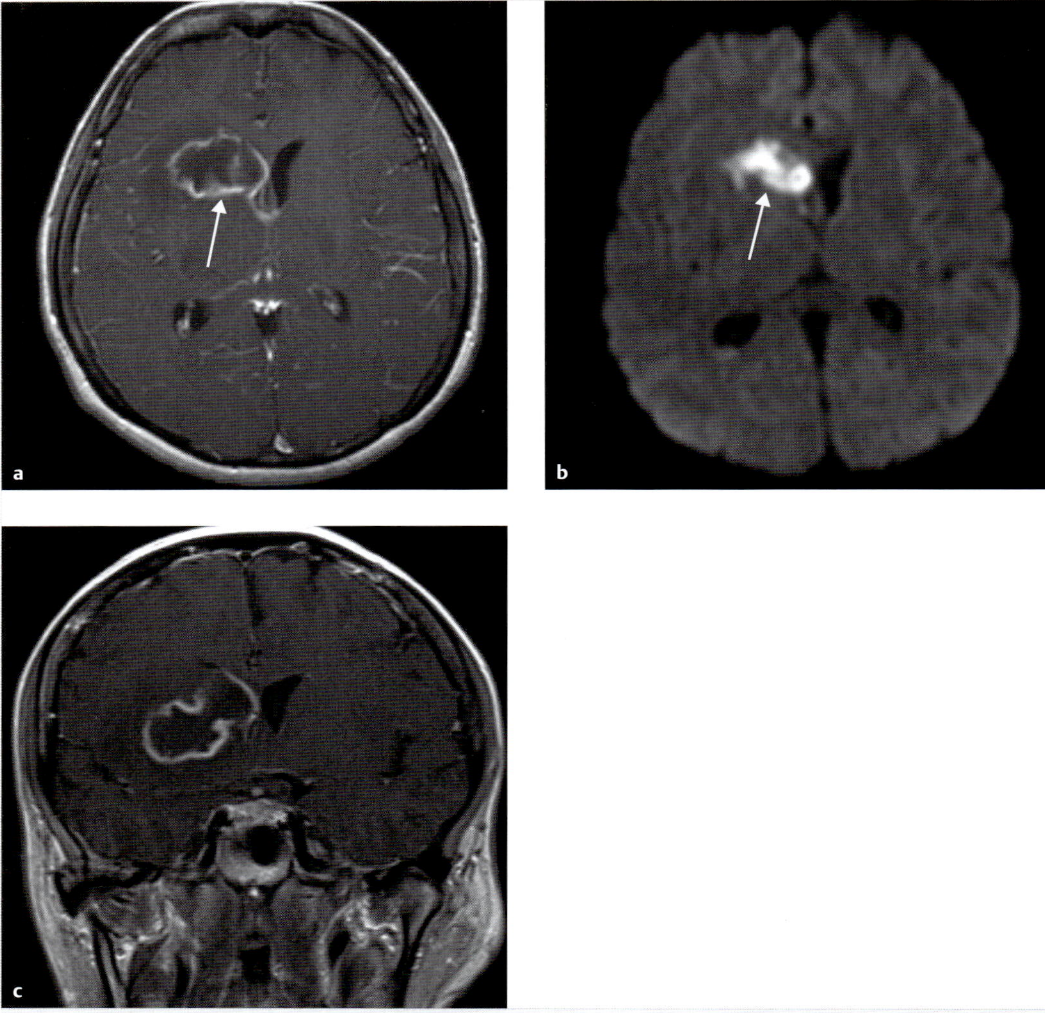

Abb. 2.24 Hirnabszess. Axiale T 1w-post-KM-Sequenz.
a Darstellung eines Abszesses nach Kontrastmittel (Pfeil). Nur mit Kontrastmittel alleine ist ein Abszess schwer abzugrenzen.
b Darstellung eines Abszesses (Pfeil) mittels diffusionsgewichteter Bildgebung (DWI).
c Darstellung des gleichen Abszesses in koronarer T 1w nach Kontrastmittel.

Pilzinfektionen

Sich im Körper befindliche Pilzinfektionskrankheiten (Mykosen), beispielsweise eine **Aspergillose** der Lunge, kann auf hämatogenem Weg zerebral streuen. Oder auch immunsupprimierte Patienten können im Zuge eines zerebralen Pilzbefalls neurologisch auffällig werden.

► **MRT-Befund.** Die bildmorphologische Erscheinung kann individuell verschieden sein.

2.2.3 Phakomatosen

Phakomatosen sind genetische Erkrankungen, bei denen es zu Fehlbildungen des Nervensystems kommt und auch die Haut sowie die Augen mit betroffen sein können. Zu ihnen zählen auch die Neurofibromatosen Typ 1 und 2 (S. 53).

Sturge-Weber-Krabbe-Syndrom

Bei dieser Phakomatose erscheinen die Patienten meist mit dem im Gesicht typischen Stigma der „Portweinflecken". Diese äußern sich in schwach bis stark rot verfärbten Hautarealen im Kopf-Hals-Bereich.

► **MRT-Befund.** Bildmorphologisch zeigen sich oft Volumenminderungen der betroffenen Hirnseite sowie Verkalkungen der Rinde.

Morbus Hippel-Lindau (Von-Hippel-Lindau-Syndrom, VHL)

Der Morbus Hippel-Lindau erscheint im Gegensatz zu Neurofibromatose, tuberöser Sklerose oder Sturge-Weber-Krabbe-Syndrom ohne typische Hautveränderungen.

► **MRT-Befund.** Der Morbus Hippel-Lindau zeigt sich bildmorphologisch durch zerebelläre Zysten, die mit kleinen Tumorknoten gefüllt sind und stark Kontrastmittel anreichern.

Louis-Bar-Syndrom

Das Louis-Bar-Syndrom präsentiert sich oft mit Teleangiektasien der Bindehaut am Auge und einer Kleinhirnatrophie.

► **MRT-Befund.** Atrophie des Kleinhirns.

Tuberöse Sklerose

Bei der tuberösen Sklerose entstehen subependymale Knoten, die teilweise verkalkt sein können und so epileptische Anfälle auslösen.

► **MRT-Befund.** Bei fraglichen Kalzifizierungen eignet sich eine CT besser zum Nachweis

2.2.4 Degenerative Erkrankungen

Adrenoleukodystrophie (ALD)

Die ALD ist eine genetische demyelinisierende Erkrankung, die in 2 Lebensabschnitten auftreten kann. Häufig kommt sie im Kindesalter vor, wobei zumeist Jungen erkranken und die Erkrankung nach nur ein paar Jahren zum Tod führt. Tritt die Erkrankung im Erwachsenenalter auf, ist der demyelinisierende Verlauf meist langsamer.

► **MRT-Befund.** Bildmorphologisch zeigen sich typischerweise ein okzipitaler Beginn und eine Entmarkung der Seh- bzw. Hörbahn.

Metachromatische Leukodystrophie (MLD)

Die MLD ist wie die ALD eine vererbte Erkrankung, die ebenfalls in 2 Lebensabschnitten beginnen kann: im Kindes- oder im Erwachsenenalter. Wie die ALD ist die MLD eine demyelinisierende Erkrankung, bei der die Oligodendrozyten untergehen. Tritt sie im Kindesalter auf, endet sie zumeist tödlich. Im erwachsenen Alter geht sie meist in eine demenzielle Entwicklung mit spastischen Paresen einher. Der Unterschied zwischen beiden ist, dass bei der MLD ein Mangel eines Enzyms vorliegt und bei der ALD ein anderes Enzym gänzlich fehlt.

► **MRT-Befund.** Bildmorphologisch zeigen sich flächige T2-Signal-Anhebungen im Marklager (► Abb. 2.25).

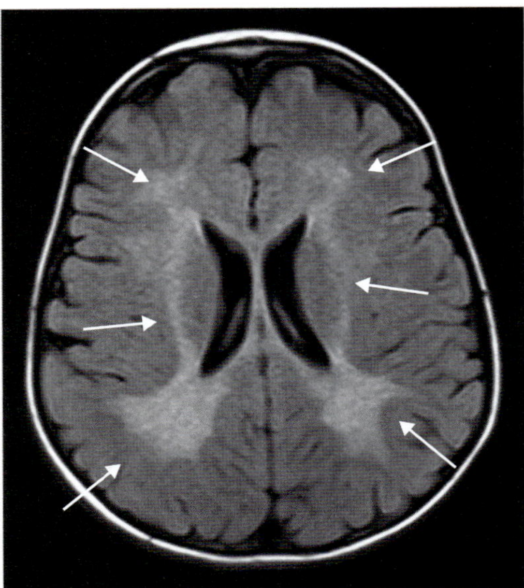

Abb. 2.25 Metachromatische Leukodystrophie (MLD). Bildmorphologisch zeigen sich flächige T 2-Signalanhebungen im Marklager (Pfeile).

Amyotrophe Lateralsklerose

Die amyotrophe Lateralsklerose (ALS) ist eine degenerative Erkrankung, die einen sehr raschen Verlauf hat und meist nach wenigen Jahren zum Tod führt. Typischerweise stellen sich die Patienten mit einer Atrophie und Parese der distalen Extremitäten vor sowie mit einer Atrophie der Zunge.

► **MRT-Befund.** Die ALS kann sich bildmorphologisch in Form einer Atrophie des G. prä- und postcentralis zeigen, meist in Kombination von betonten Hyperintensitäten auf T2w-koronaren-Schichten entlang der Pyramidenbahn.

Progressive multifokale Leukenzephalopathie

Die progressive multifokale Leukenzephalopathie (PML) tritt in der Regel bei Patienten mit geschwächtem Immunsystem auf (z. B. nach Transplantationen, bei HIV-Infektion) und wird von einem Virus verursacht. Die Patienten erscheinen mit einer demenziellen Entwicklung und neurologischen Ausfallerscheinungen.

► **MRT-Befund.** Im fortschreitendem Verlauf zeigen sich flächige hyperintense Signalanhebungen bevorzugt die Weiße Substanz betreffend, die oftmals kaum Kontrastmittel aufnehmen.

2.2.5 Epilepsie

Epilepsien sind Anfallsleiden, die durch eine plötzliche, unkontrollierte Entladung von Neuronen im Gehirn entstehen. Jedoch muss man unterscheiden zwischen Epilepsie und Krampfanfällen anderer Genese. Ein einmaliger Krampfanfall kann auch ausgelöst werden durch Fieber (Fieberkrampf) oder eine metabolische Intoxikation bei übermäßigem Alkohol- oder Drogenkonsum. Demgegenüber steht die Epilepsie, die nach 3 Arten der Entstehung kategorisiert werden kann:

- **Symptomatische Epilepsie:** Hier liegt eine Ursache vor, die bildmorphologisch erfasst werden kann. Diese kann eine Schädigung oder ein Fehler in der Hirnentwicklung bzw. im Hirnaufbau sein, z. B. durch Tumoren, Blutungen, Noxen oder Ähnliches mit organischer Manifestation.
- **Kryptogene Epilepsie:** Eine Ursache wird vermutet, die aber nicht nachweisbar ist.
- **Idiopathische Epilepsie:** Die Epilepsie entsteht „einfach so“ und besitzt keinerlei greifbare Ursache nach dem heutigem Wissensstand.

Epilepsien können sich durch eine sogenannte **Aura** ankündigen. Dies sind subjektive Empfindungen des Patienten, die sich durch Kribbeln, Missempfindungen, Taubheitsgefühle oder auch visuelle, auditive, olfaktorische und gustatorische Halluzinationen reflektieren können.

Um die schwierig zu fassenden Epilepsien weiter zu kategorisieren, werden diese nach ihrem Auftreten weiter unterteilt: in fokale Epilepsien und den primär generalisierten Krampfanfall.

Fokale Epilepsien sind auf eine bestimmte Region des Gehirns beschränkt und werden unterteilt in:

1. Die einfach fokale Epilepsie, bei der das Bewusstsein erhalten ist.
2. Die komplex fokale Epilepsie, bei der es zur Bewußtseinseintrübung kommt.
3. Die fokale Epilepsie, die sich sekundär zu einem generalisierten **Krampfanfall** ausbreitet. Primär generalisierte Krampfanfälle beziehen sich im Gegensatz zu fokalen Anfällen nicht nur auf eine spezielle Region des Gehirns sondern entstehen durch die unkontrollierte Entladung der

Neurone beider Großhirnhemisphären. Sie werden unterteilt in:

- **Absence** („Abwesenheit“). Es kommt zu einer kurzen Bewusstseinspause in der die Patienten innehalten, einen starren Blick aufweisen und nicht auf Ansprache reagieren.
- **myoklonischer Anfall.** Die Patienten zeigen Zuckungen einzelner Muskelgruppen.
- **klonischer Anfall.** Der ganze Körper verfällt in rhythmische Zuckungen.
- **tonischer Anfall.** Äußert sich in einer Verkrampfung des Körpers.
- **tonisch-klonischer Anfall** („Grand mal“). Es kommt zu einem Bewusstseinsverlust mit Sturz. In der tonischen Phase verkrampft sich der Patient. Die anschließende klonische Phase zeichnet sich durch rhythmische Zuckungen aus, bis der Patient erschlafft. In der postiktalen Phase (nach dem Anfall) sind die Patienten desorientiert und verfallen in einen sog. Terminalschlaf. Die Patienten haben an die gesamte Zeit des Anfalls keine Erinnerung.

4. Problematisch ist es, wenn ein Patient mit einem Krampfanfall in einen sogenannten **Status epilepticus** übergeht. Dabei hört das Krampfleiden nicht auf.

Cave

An einem Status epilepticus können die Patienten sterben, da sie entweder das Bewusstsein nicht wieder erlangen oder aber auch ersticken können. Notfall!

▶ **MRT-Befund.** Bildmorphologisch kann man je nach Fragestellung unterscheiden zwischen Blutungen, Tumoren, die durch ihre raumfordernde Wirkung Epilepsien auslösen, arteriosklerotischen Enzephalopathien oder Entwicklungsstörungen, bei denen es zu **kortikalen Dysplasien** (▶ Abb. 2.26) kommen kann. Bei solchen Fragestellungen wäre ein T1-3D-Datensatz zu empfehlen. Eine weitere typische Fragestellung ist z. B. diejenige nach einer **Hippokampussklerose**, die sich in einem koronaren T2w-Bild als hyperintense Läsion im Hippokampus darstellen würde.

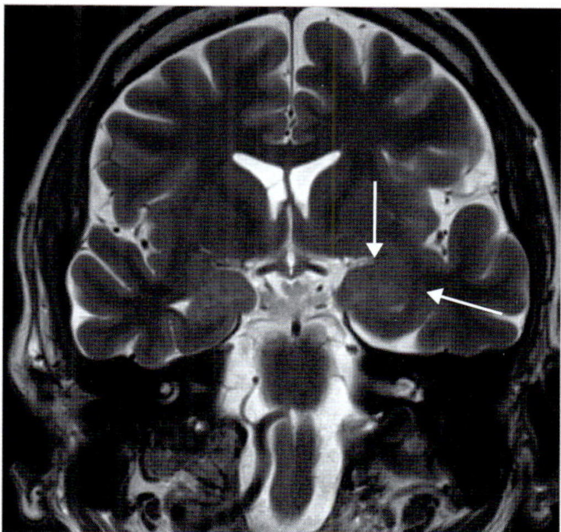

Abb. 2.26 Links mesiotemporal zeigt sich eine kortikale Dysplasie (Pfeile), was sich bei diesem Patienten in Form von generalisierten Krampfanfällen bemerkbar machte.

2.3 Hypophyse

2.3.1 Tumoren

Hypophysenadenome

Hypophysenadenome sind gutartige Tumoren des Drüsengewebes bzw. der Zellen des Hypophysenvorderlappens. Sie werden unterteilt in hormonaktive und hormoninaktive Hypophysenadenome, je nachdem, ob sie selbst Hormone freisetzen oder nicht. Hormonaktive Adenome können einen Morbus Cushing (S. 66) oder eine Akromegalie (S. 66) hervorrufen.

▶ **MRT-Befund.** Man definiert **Mikroadenome** mit einer Größe unter 1 cm und **Makroadenome** mit mehr als 1 cm Größe (▶ Abb. 2.27).

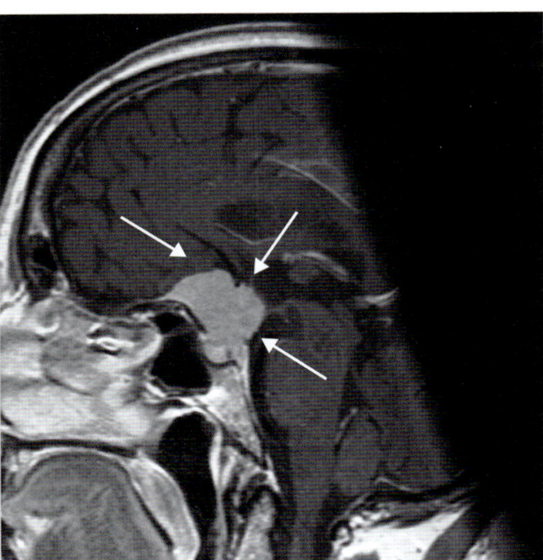

Abb. 2.27 Makroadenome können nach Kontrastmittelgabe meist gut ausgemacht werden (Pfeile), wohingegen Mikroadenome mit speziellen Dynamik-Sequenzen schwerer detektierbar sind.

Prolaktinom

Das Prolaktinom ist ein aus prolaktinbildenen Drüsenzellen bestehender endokriner Tumor des Hypophysenvorderlappens, der gutartig ist. Es kommt zu einer Hyperprolaktinämie.

► **MRT-Befund.** Es wird unterschieden zwischen einem Mikro- und einem Makroprolaktinom.

Kraniopharyngeom

Das Kraniopharyngeom ist eine mit Flüssigkeit gefüllte Geschwulst, die umhüllt ist von einer festen Kapsel, in der sich auch Kalkablagerungen finden lassen. Sie verursacht durch ihre Lage hormonelle Regulationsstörungen wie ein gestörtes Wachstum oder vermehrtes Durstgefühl; durch den Hormonmangel kann eine Bewusstlosigkeit eintreten. Der Tumor kann auch durch evtl. Kompressionen den Sehnerv bzw. die Sehbahnkreuzung behindern.

Germinom

Das Germinom besitzt sehr oft ein invasives Wachstum und zählt zu den malignen Tumoren. Ihre Lokalisationen sind häufig in der Zirbeldrüse (Epiphyse) und dem III. Ventikel, wo der Tumor eine Hirnabflussstörung verursachen kann.

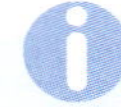

Zusatzinfo

Störungen der Hypophysenhormone

Morbus Cushing

Ein Morbus Cushing entsteht durch erhöhte Freisetzung eines Hormons (ACTH, **adrenokortikotropes Hormon**), was durch ein Adenom des Hypophysenvorderlappens hervorgerufen wird. Es entsteht eine Überproduktion an Kortisol, was als **Cushing-Syndrom** bezeichnet wird. Das Hormon wird in die Blutbahn abgegeben und ist dafür verantwortlich, dass die Nebennierenrinde zuviel Kortisol produziert und ausschüttet. Die Patienten haben oft ein gerötetes, rundes, aufgequollenes Gesicht (Vollmondgesicht), Fettansammlungen im Nackenbereich (Stiernacken) und am Unterkörper eine ausgeprägte Fettsucht. Die Überproduktion von Kortisol kann zu einer Vielzahl an Nebenwirkungen führen und das Immunsystem schwächen.

Wachstumshormonmangel

Die Reifung der menschlichen Knochen sowie das Wachstum werden von verschiedenen Hormonen geregelt. Hauptsächlich werden Hormone während der Schlafenszeit, in den Blutkreislauf abgegeben. Das Wachstumshormon regt in der Leber die Produktion eines Wachstumsfaktors an, der dafür zuständig ist. Liegt bei einem Kind ein Wachstumshormonmangel vor, kann dies seine gesamte körperliche und seelische Entwicklung behindern.

Akromegalie

Akromegalie ist eine endokrinologische Erkrankung, die durch eine Überproduktion des Wachstumshormons Somatotropin im Hypophysenvorderlappen entsteht. Die Ursache hierfür kann ein Hypophysenadenom sein. Häufiges Merkmal dieser Erkrankung ist ein hormonell bedingter Riesenwuchs, bei dem die Körperproportionen weitgehend erhalten bleiben.

Hyperprolaktinämie

Eine Überproduktion des Hormons Prolaktin führt zu einer Hyperprolaktinämie (zu hoher Prolaktinspiegel im Blut). Ursache kann ein Prolaktinom sein. Wichtig ist Prolaktin als Wachstumshormon sowie in der Stillperiode einer Frau, da es die Milchsekretion anregt.

2.4 Schädelbasis

2.4.1 Tumoren

Akustikusneurinom

Das Akustikusneurinom (AKN) – auch als Vestibularisschwannom oder Kleinhirnbrückenwinkeltumor bezeichnet – ist ein sehr langsam wachsender gutartiger Tumor. Er stammt von unkontrolliert wachsenden Schwann-Zellen, die die Nervenhülle des VIII. Hirnnervs (N. vestibulochochlearis) bilden. Er hat seinen Ursprung im inneren Gehörgang. Liegt der Tumor vollständig im knöchernen Gehörgang, spricht man von einer intrameatalen Lokalisation. liegt er außerhalb, von einer extrameatalen Position (▸ Abb. 2.28). Die Patienten haben meist eine einseitige Hörminderung, Tinnitus (Ohrgeräusche) und Gleichgewichtsstörungen bis hin zu Schwindelanfällen.

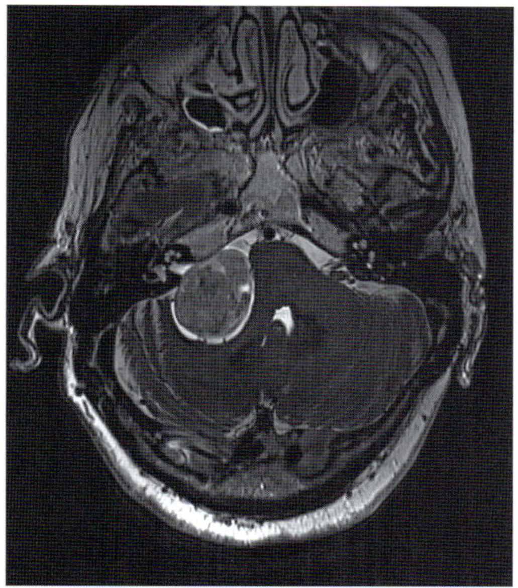

Abb. 2.28 Akustikusneurinome können intrameatal, d. h. im Gehörgang liegend vorkommen, oder auch extrameatal, wie in diesem Fall.

Ästhesioneuroblastom

Das Ästhesioneuroblastom (auch Olfaktoriusneuroblastom genannt) ist ein bösartiger, langsam wachsender Tumor aus entarteten Riechzellen, der meist in der Nasenhöhle lokalisiert ist. Er wird oftmals erst im fortgeschrittenen Stadium diagnostiziert, wodurch er eine hohe Metastasierungsrate hat. Die Erkrankung fällt meist durch eine Verstopfung der Nasenwege auf bzw. durch Probleme bei der Atmung durch die Nase, durch schleimigen evtl. sogar eitrigen Ausfluss oder häufiges Nasenbluten.

Glomustumoren

Glomustumoren sind langsam wachsende, gefäßreiche Neubildungen, deren Ursprung an verschiedenen Stellen lokalisiert sein kann (▸ Tab. 2.2). Symptome sind zum Teil pulssynchrone Ohrgeräusche, Hörminderungen sowie Gleichgewichtsstörungen bzw. Schwindel bis hin zum Ausfall verschiedener unterer Hirnnerven je nach Lage und Größe des Tumors.

Parotistumoren

Parotistumoren sind Geschwulste der Ohrspeicheldrüse (Glandula parotis), die sowohl gutartig als auch bösartig auftreten können. Das **maligne Parotiskarzinom** zählt zu den bösartigen Tumoren der Ohrspeicheldrüse, es besitzt oftmals ein schnelles Wachstum und infiltriert rasch in das umliegende Gewebe. Das Hauptmerkmal des Tumors ist die Schwächung oder Lähmung des Gesichtsnervs (Fazialisparese).

Tab. 2.2 Lokalisation verschiedener Glomustumoren.

Art	Lage
Glomus caroticum	an der Karotisgabel
Glomus jugulare	an/in der Fossa jugularis
Glomus tympanicum	im Mittelohr bzw. am N. tympanicus

Keilbeinflügelmeningeom

Das Keilbeinflügelmeningeom ist oftmals ein gutartiger Tumor, der seinen Ursprung – wie der Name schon sagt – am Keilbeinflügel nimmt. Man unterscheidet zwischen medialen und lateralen Keilbeinflügelmeningeomen. Sie entstehen aus entarteten Zellen der Arachnoidea mater (mittlere Hirnhaut); die medial wachsenden können auf den Sehnerv drücken. Reicht das Meningeom bis an das Chiasma, kann dies zu einer **bitemporalen Hemianopsie** (einer beidseitigen seitlichen Gesichtsfeldstörung) führen. Charakteristisch für Meningeome ist ihr langsames und verdrängendes Wachstum.

► **MRT-Befund.** Keilbeinflügelmeningeome setzen sich in der Regel gut vom angrenzenden Hirngewebe ab. Die Tumoren breiten sich flächenförmig auf der Dura bzw. der mittleren Schädelgrube aus.

Schwannom

Ein Schwannom ist ein Tumor der peripheren Nerven, der oftmals gutartig und langsam wachsend ist. Umgangssprachlich wird er als **Neurinom** oder **Neurofibrom** bezeichnet. Er entsteht aus der Entartung der Schwann-Zellen der Nervenscheide, die den VIII. Hirnnerv bilden. Diese Zellen haben die Aufgabe die Nervenfasern zu umhüllen. Erkannt werden diese Tumoren oftmals durch Missempfindungen oder Schwellungen im Verlauf der Nerven, die bis hin zu einer Lähmung führen können.

Hämangioblastom

Ein Hämangioblastom ist ein gutartiger, aber sehr gefäßreicher Tumor, der überwiegend im Kleinhirn vorkommt. Er entsteht aus der innersten Hirnhautschicht der Pia mater und entarteten Kapillaren. Er besitzt zystische Anteile und wächst sehr langsam.

2.4.2 Nervenlähmungen

Die einzelnen Funktionen der Hirnnerven sind in Kap. Hirnnerven beschrieben.

Okulomotoriusparese

Eine Okulomotoriusparese wird durch eine Läsion des N. oculomotorius (III. Hirnnerv) oder seine Kerne verursacht. Dieser Nerv innerviert 4 von 6 Augenmuskeln motorisch. Je nachdem, welcher Anteil lädiert ist, unterscheidet man eine innere von einer äußeren Okulomotoriusparese. Bei einem Totalausfall des Okulomotorius sieht man auf dem betroffenen Auge nichts mehr. Dies rührt daher, dass das Augenlid nicht mehr angehoben werden kann (Lidheberparese).

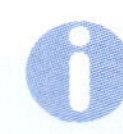

Zusatzinfo

Lidheberparese

Bei der Lidheberparese funktioniert der Lidschluss nicht mehr. Bedrohlich ist dies für die Kornea (Hornhaut), da sie nicht über Gefäße versorgt wird, sondern durch Tränenflüssigkeit. Ein nicht mehr ausreichendes Befeuchten der Kornea durch regelmäßiges Lidheben und -senken, kann zur Korneatrübung und einer Sehverschlechterung führen. Die Versorgung mit einem „Uhrglasverband" ist notwendig, um ein Austrocknen zu verhindern.

Trochlearis- und Abduzensparese

Die Parese des N. trochlearis (IV. Hirnnerv) ist wie diejenige des N. abducens (VI. Hirnnerv) eine Lähmung, die durch eine Schädigung des entsprechenden Nervs, sei es durch Durchblutungsstörungen oder Entzündungen, oder seines Kerns auftreten kann. Durch diese Schädigung kommt es zu Doppelbildern.

Fazialisparese

Unter einer Fazialisparese (Gesichtslähmung) versteht man eine Funktionsstörung des N. facialis (VII. Hirnnerv) mit Lähmung vor allem der mimischen Gesichtsmuskulatur sowie der anderen von diesem Nerv versorgten Muskeln und Drüsen. Nicht betroffen von der Lähmung ist die Kaumuskulatur, da sie vom N. trigeminus versorgt wird. Eine Fazialisparese tritt meist einseitig auf.

Trigeminusneuralgie

Eine Trigeminusneuralgie ist eine Form des Gesichtsschmerzes. Es handelt sich um einen äußerst schmerzhaften Reizzustand, bei dem es zu einschießenden Schmerzen kommt. Man unterscheidet eine klassische oder idiopathische von einer symptomatischen Trigeminusneuralgie:

- Bei der **idiopathischen Trigeminusneuralgie** kann als Ursache ein Gefäß-Nerven-Kontakt vorliegen, bei dem das Gefäß den Nerv bei der Reizweiterleitung irritiert.
- Die **symptomatische Trigeminusneuralgie** hingegen lässt eine Läsion oder eine Veränderung in den Trigeminuskernen bzw. den Ästen erkennen. Symptomatisch können Patienten beispielsweise bei einer multiplen Sklerose werden, wobei die Läsion im entsprechenden Areal liegt.

2.4.3 Ohrenerkrankungen

Otitis media

Bei einer Erkältung schwillt zunächst der Nasopharynxbereich an, so dass es zu einer Verlegung der Tuba auditiva kommt. Damit ist der Druckausgleich erschwert und die Hörwahrnehmung vermindert. Bakterien können sich leichter im Mittelohr bzw. in der Paukenhöhle ausbreiten. Wobei es zu einer Entzündung des Mittelohrs kommt, die je nach Auftreten und Lage noch weiter klassifiziert werden kann. Dadurch, dass das Gehirn dem Felsenbein, welches an dieser stelle sehr dünn ist, aufliegt, besteht die Möglichkeit der Weiterleitung einer Entzündung über den Knochen ins Gehirn. Dabei kann es zu einer Hirnhautentzündung (Meningitis) oder einem intrakraniellen Abszess kommen.

Morbus Menière

Der Morbus Menière ist eine Innenohrerkrankung, deren Ursache unklar ist. Beim Morbus Menière findet sich eine vermehrte Flüssigkeitsansammlung im dünnhäutigen Labyrinth des Innenohrs, was zu einer krankhaften Innenohrdruckerhöhung führen kann. Diese Druckerhöhung führt zu den typischen Krankheitszeichen wie Schwerhörigkeit bis hin zum plötzlichen Hörverlust, akuter Schwindel bzw. Drehschwindel, einseitige Ohrgeräusche.

2.5 Orbitae

Die anatomischen Strukturen des Auges sind in Kap. Auge beschrieben. Bei Läsionen, wie Entzündungen oder Tumoren, die auf Anteile der Sehbahn drücken, treten Gesichtsfelddefekte bis hin zur Hemianopsie auf. ► Abb. 2.29 und ► Abb. 2.30 charakterisieren das Sehen. Es soll verdeutlicht werden, wie es Patienten mit einer Hemianopsie geht. Dabei fällt jeweils eine Hälfte eines Auges bzw. ein ganzes Auge aus.

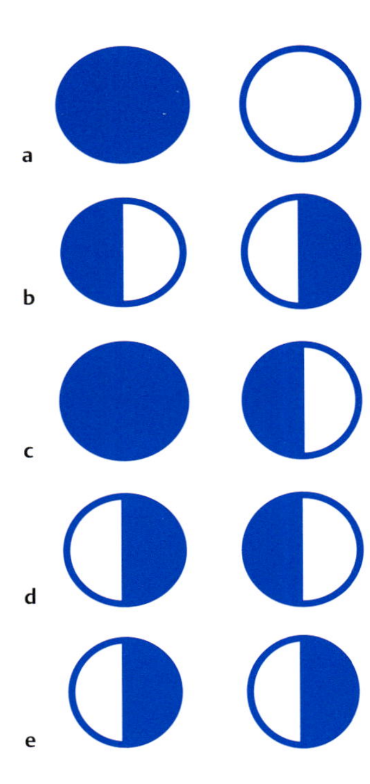

Abb. 2.29 In der Grafik werden die unterschiedlichen Gesichtsfeldausfälle in blauer Farbe dargestellt.

- **a** Läsion des Sehnervs mit einseitiger völliger Blindheit.
- **b** Chiasmasyndrom mit halbseitigem Gesichtsfeldausfall.
- **c** Chiasmaläsion mit Übergreifen auf den linken Sehnerv führt zu einer linksseitigen Blindheit und einem rechtsseitigen halben Gesichtsfeldausfall.
- **d** Gleichseitige Halbseitenblindheit bei Raumforderung.
- **e** Verletzung oder Entzündung des linken Tractus opticus führt zum Ausfall der rechten Gesichtsfeldhälfte auf beiden Augen.

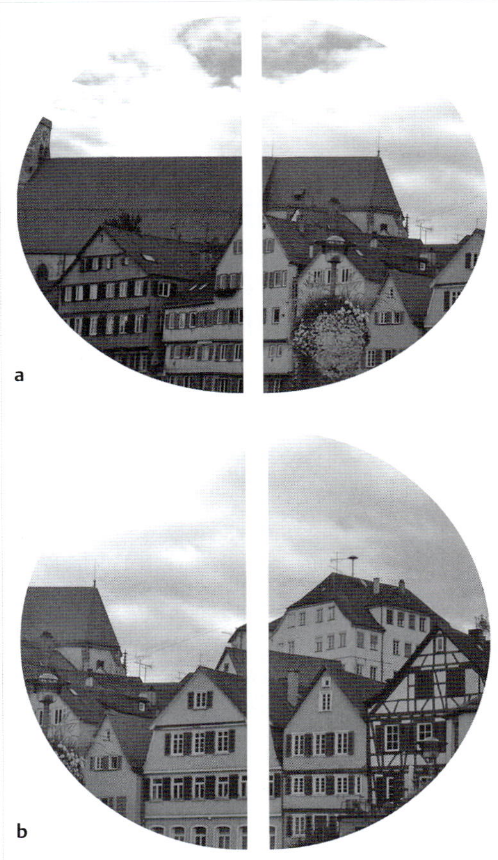

Abb. 2.30 Normales Gesichtsfeld des linken und rechten Auges; dient als Übungsvorlage, die in ▶ Abb. 2.29 dargestellten Gesichtsfeldausfälle nachzuspielen

- **a** Tübingen bei Tag; linkes Auge.
- **b** Tübingen bei Tag; rechtes Auge.

2.5.1 Tumoren

Optikusgliom

Das Optikusgliom ist ein Tumor des Sehnervs (N. opticus, II. Hirnnerv) und zählt zu den Astrozytomen. Symptome können sein: unscharfes Sehen, Verlust der Sehkraft, Stauungspapillen und das Hervortreten des Augapfels (Exophthalmus).

► **MRT-Befund.** Je nach Malignitätsgrad können Optikusgliome Kontrastmittel aufnehmen (► Abb. 2.31).

Retinoblastom

Das Retinoblastom (► Abb. 2.32) ist ein vererblicher bösartiger Tumor des Auges, genauer der Netzhaut (Retina). Typische Anzeichen des Retinoblastoms ist die Leukokorie. Das einfallende Licht wird dabei nicht wie normalerweise reflektiert. Die typischerweise schwarz erscheinende Linse sieht nun weißlich aus, wie in ► Abb. 2.32a sichtbar.

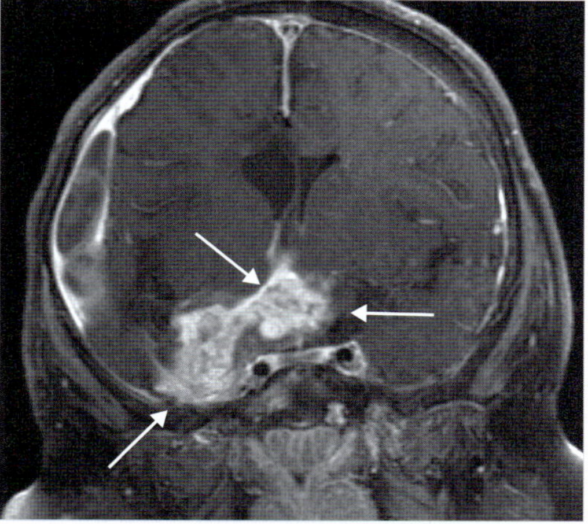

Abb. 2.31 Bei diesem Patienten hat sich das Optikusgliom im Zuge einer Neurofibromatose Typ I weiter auf den Temporallappen ausgebreitet. Neu aufgetreten ist die Kontrastmittelaufnahme der Meningen, die sich als Meningitis bestätigte. Koronare T1w-fettgesättigte-post-KM-Sequenz.

Aderhautmelanom

Das Aderhautmelanom ist ein Tumor, der direkt vom Auge, speziell von der Aderhaut, ausgeht und anfangs flach wächst. Er entsteht aus den pigmentierten Zellen in der Aderhaut (Melanozyten). Mit zunehmendem Wachstum wölbt er sich und hebt die über ihm liegende Netzhaut ab, häufig am hinteren Augenpol.

Je nachdem an welcher Stelle an der Aderhaut die Raumforderung wächst, können Symptome sehr unterschiedlich bis gar nicht vorhanden an. Diese werden dann zum Teil zufällig bei Routineuntersuchungen festgestellt. Es können aber auch Netzhautablösungen und Visuseinschränkungen entstehen.

2.5.2 Entzündliche Erkrankungen

Die NNO (Neuritis nervi optici) ist eine entzündliche Erkrankung des Zentralnervensystems, die beispielsweise oft bei einer Multiplen Sklerose auftritt. Sie ist eine Erkrankung, die zu einer Schädigung des N. opticus (II. Hirnnerv) und dadurch zu einer akut auftretenden, meist einseitigen Visusminderung führt. Die NNO wird je nach Lage des entzündeten Sehnervanteils unterteilt:

- **Neuropapillitis:** Entzündung der Sehnervpapille, befindet sich noch innerhalb des Augapfels
- **Retrobulbärneuritis:** Entzündung liegt hinter dem Augapfel, aber noch in der Augenhöhle
- **Neuroretinitis:** Entzündung mit Beteiligung der Netzhaut in der Umgebung der Papille
- **Neuropathie:** Entzündung befindet sich in einem Abschnitt, der in Richtung Gehirn läuft, oder umfasst alle Abschnitte des Nervs

Eine Sehnerventzündung kann im Rahmen von Autoimmun- und Systemerkrankungen, Infektionen oder Vergiftungen auftreten.

► **MRT-Befund.** Entzündungen des Sehnervs können an verschiedenen Stellen entlang des Sehnervs vorkommen. Beispielsweise in Form einer Papillitis oder einer Retrobulbärneuritis. Bildmorphologisch kann man dann eine Kontrastmittelaufnahme des Sehnerv erkennen (► Abb. 2.33).

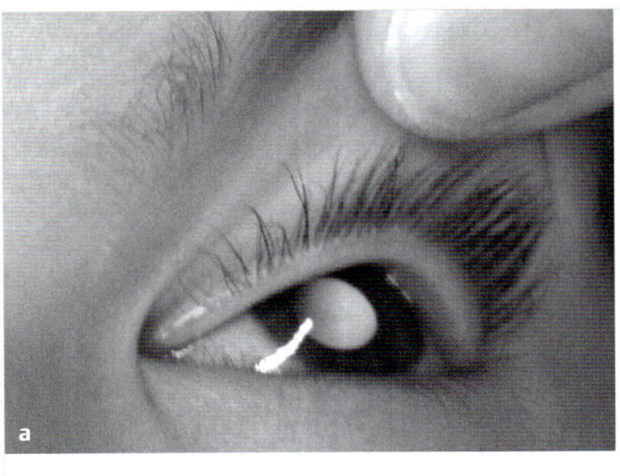
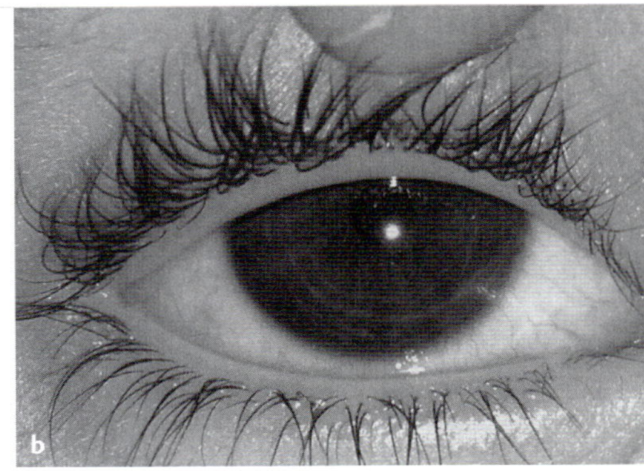
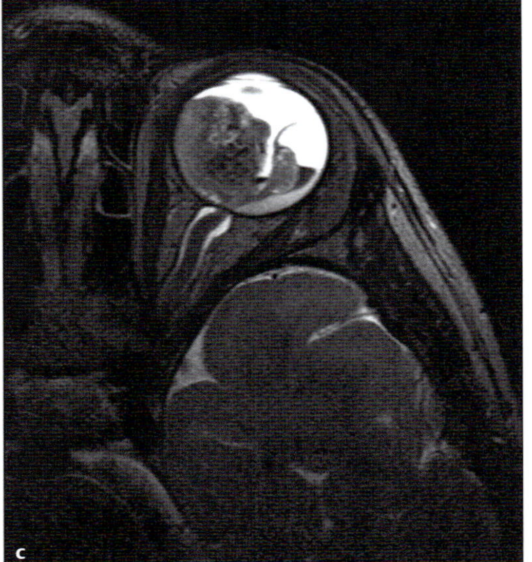
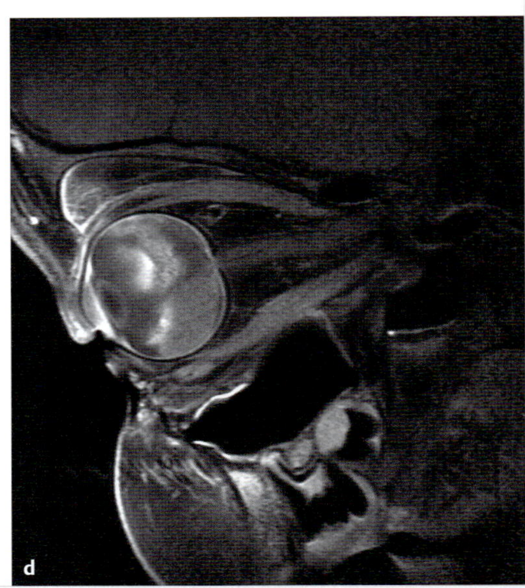

Abb. 2.32 Retinoblastom.

a Das betroffene Auge, in dem der Tumor bereits mit bloßem Auge sichtbar ist.
b Im Unterschied dazu das gesunde Auge.
c Infiltration des Tumors im Auge in der axialen Ebene.
d Infiltration des Tumors im Auge in der sagittalen Ebene.

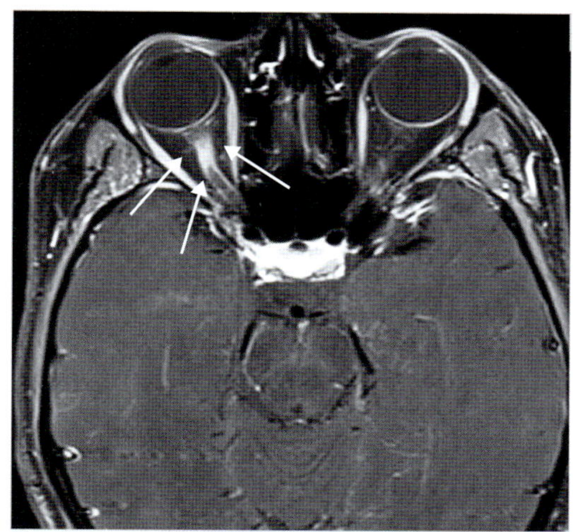

Abb. 2.33 Sehnerventzündung (Neuritis nervi optici, NNO). Bildmorphologisch erkennt man eine starke Kontrastmittelaufnahme des rechten N. opticus. Durch eine weitere augenärztliche Abklärung bestätigte sich der Befund einer NNO. T1w-fettgesättigte-post-KM-Sequenz.

Tolosa-Hunt-Syndrom (Orbitaspitzensyndrom)

Das Tolosa-Hunt-Syndrom, auch als Orbitaspitzensyndrom oder **schmerzhafte Ophthalmoplegie** bezeichnet, ist eine chronische, sehr schmerzhafte, nicht infektionsbedingte Entzündung der Orbitaspitze (hinterer Abschluss der Augenhöhle) und des daneben liegenden Sinus cavernosus (Netz aus venösen Blutgefäßen). Bei dieser Erkrankung liegt eine Entzündung des Sinus cavernosus vor, die fast nur Erwachsene betrifft. Das Tolosa-Hunt-Syndrom wird desahlb auch als **Sinus-cavernosus-Syndrom** bezeichnet.

Es bildet sich knötchenartiges Gewebe um die Augennerven herum oder in der Augenhöhle. Die Erkrankung tritt mit starken Kopfschmerzen sowie einer Schwächung oder auch Lähmung der Augenmuskeln auf.

Endokrine Orbitopathie (Morbus Basedow)

Die endokrine Orbitopathie ist eine entzündliche Erkrankung der Augenhöhle, die oftmals mit einer Schilddrüsenüberfunktion auftritt. Diese Erkrankung wird auch Morbus Basedow genannt. Die beiden Erkrankungen treten oft zugleich innerhalb von 6 Monaten auf, wobei die Augenerkrankung auch erst Jahre später auftreten kann.

Die Entzündung befällt das Bindegewebe der Augenhöhle und die Augenmuskeln. Ein erhöhtes Druckgefühl hinter dem Augapfel sowie starke Schmerzen bei der Augenbewegung, ein Hervortreten der Augäpfel durch entzündliche Schwellung der Augenmuskeln können die Folgen sein. Ebenfalls eine Austrocknung der Hornhaut durch den inkompletten Lidschluss während der Nacht sowie Fremdkörpergefühl, Verschwommensehen und Doppelbilder.

Orbitaphlegmone, Augenhöhlenvereiterung

Eine Orbitaphlegmone bzw. eine Augenhöhlenvereiterung ist eine bakterielle Entzündung der Weichteilgewebe, die sich auch in der Augenhöhle befinden. Eine Vereiterung geht hier meistens von einer entsprechenden Entzündung in der Nachbarschaft aus, z. B. von einer Nebenhöhlenvereiterung oder einer entzündeten Tränendrüse, einem Gesichtsfurunkel (eitrige Haarbalgentzündung) oder einer Infektion im Oberkiefer.

Der ganze Bereich um das Auge ist massiv gerötet und geschwollen, einschließlich der Lider. Außerdem tritt das Auge hervor, ist schlechter beweglich und schmerzt beim Bewegen.

Skleritis, Episkleritis

Die Skleritis ist eine Entzündung der äußeren festen Hülle des Augapfels, auch als Lederhaut (Episklera und Sklera) bezeichnet. Die Episkleritis ist eine Entzündung an der Oberfläche zwischen Leder- und Bindehaut. Die Episkleritis ist einer Bindehautentzündung die allerdings nicht so schmerzhaft ist wie die Skleritis. Eine Episkleritis geht nur selten in eine Skleritis über.

Die Skleritis ist eine schmerzhafte und langwierige Entzündung im tieferliegenden Gewebe der Lederhaut, die häufig chronisch (sich langsam entwickelnd) verläuft. Bei einer Skleritis werden drückende oder bohrende Schmerzen im Auge und in seiner Umgebung empfunden.

Uveitis

Eine Uveitis ist eine Entzündung der Uvea, der mittleren Augenhaut. Oftmals wird sie als Überbegriff für eine Anzahl verschiedener entzündlicher Krankheiten im Augeninneren bezeichnet. Die Uveitis tritt in verschiedenen Bereichen der Uvea auf, z. B. im vorderen (anterioren), mittleren (intermediären) oder hinteren (posterioren) Bereich. Die Uveitis kann schubweise auftreten als Folge einer rheumatischen Erkrankung, sie kann aber auch durch Infektionserreger wie Bakterien, Viren oder Parasiten verursacht sein oder im Rahmen einer Immunerkrankung ausbrechen.

Die Erkrankung fällt oftmals durch eine Rötung des Auges, aber auch durch eine Beeinträchtigung der Sehschärfe auf. Sie geht einher mit Schmerzen, Lichtempfindlichkeit, Tränenfluss und einem Fremdkörpergefühl.

Pseudotumor der Orbita

Der Pseudotumor der Orbita ist ein diffuser entzündlicher Prozess des Auges, dessen Herkunft unbekannt ist und der histologisch in 3 Gruppen unterteilt wird: granulomatöse (Knötchenbildung aus entzündeten Zellen), lymphoide und sklerosierende Pseudotumoren (Verhärtung von Geweben).

2.5.3 Optikusatrophie

Eine Optikusatrophie ist ein Gewebeschwund, bei dem die Nervenzellen abnehmen, d. h. die Zellen werden weniger oder auch kleiner. Eine Atrophie kann unterschiedliche Ursachen haben, sie kann traumatisch bedingt sein, durch einen Unfall, aber auch tumorös bedingt sein. Es besteht ebenfalls die Möglichkeit einer vorausgegangenen Erkrankung wie eines **Glaukoms** (Grüner Star), der eine Erhöhung des Augeninnendrucks verursacht und eine Schwellung des Sehnervenaustritts zur Folge hat. Eine Atrophie kann die Folge eines entzündlichen Geschehens sein wie einer **Papillitis** (Entzündung der Sehnervenscheibe), einer **Retrobulbärneuritis** (einer hinter dem Auge gelegenen Entzündung des Sehnervs) oder durch eine **Stauungspapille** (entsteht bei erhöhtem Hirndruck) bedingt sein. In seltenen Fällen kann eine Optikusatrophie auch vererbt sein.

Die Beschwerden können unterschiedlichen Ausmaßes sein; sie reichen von kleinen, zentralen bis hin zu großflächigen Gesichtsfeldausfällen, je nach Ursache der Sehnervschädigung.

2.6 Gefäße

2.6.1 Arterien

Definition

Mikro- und Makroangiopathien

Bei einer Mikro- bzw. Makroangiopathie handelt es sich um eine Erkrankung, die sich als Folge zumeist einer arteriellen Hypertonie (Bluthochdruck) bei arteriosklerotischen Gegebenheiten entwickelt. Von einer **Mikroangiopathie** spricht man, wenn nur die subkortikal gelegenen kleineren Gefäßabschnitte betroffen sind, zumeist in den Stammganglien. **Makroangiopathien** beziehen sich auf die Folge von pathologischen Veränderungen großer Gefäße.

Apoplex (Insult, Schlaganfall oder Ischämie)

Der Apoplex ist dadurch gekennzeichnet, dass er irreversible neurologische Schädigungen hervorruft. Charakteristisch dafür ist, dass Hirnanteile nicht mehr ausreichend perfundiert (mit Blut versorgt) werden. Dies kann durch Embolien (Fettpfropfen, Luftblasen) entstehen, aber auch durch Thromben (Blutgerinnsel) oder Stenosen (Verengung) bedingt sein. Je nachdem, wo diese Hindernisse entstehen, ob große bzw. kleine Gefäßabschnitte, sind dahinter liegende Areale betroffen.

▶ **MRT-Befund.** Bildmorphologisch lässt sich eine Ischämie mit Hilfe der diffusionsgewichteten Bildgebung (DWI) nachweisen (▶ Abb. 2.34).

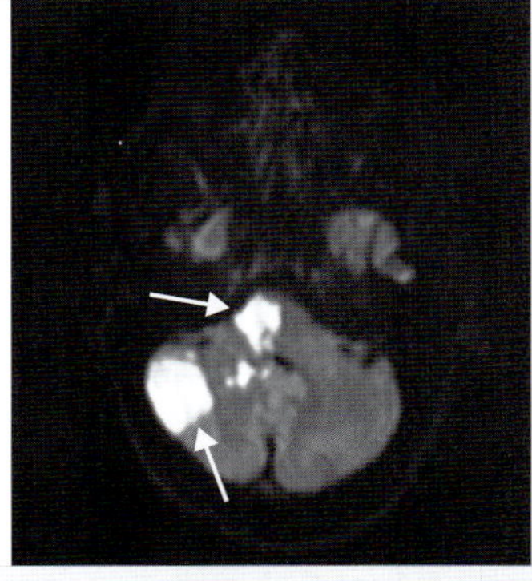

Abb. 2.34 Eine Ischämie kann kurze Zeit nach dem Ereignis mit Hilfe der DWI ermittelt werden. Bei Arealen, die bei $b = 1000\ s/mm^2$ hyperintens sind, handelt es sich um zytotoxische Ödeme.

Zusatzinfo

Amaurosis fugax

Die Amaurosis fugax (dt. blind, dunkel; flüchtig) ist eine Erkrankung, bei der die A. ophthalmica zeitweise nicht mehr richtig perfundiert (durchblutet) wird. Durch diese Minderperfusion kommt es zu einem zeitweisen Sehverlust. Diese Symptome können einem größeren Schlaganfall vorausgehen.

Transiente ischämische Attacke (TIA)

Die Symptome der transienten (vorübergehenden) ischämischen Attacke gleichen denjenigen eines Schlaganfalls, bilden sich jedoch nach Stunden wieder zurück.

Prolongiert reversibles ischämisches neurologisches Defizit (PRIND)

Das prolongierte (aufgeschobene) reversible ischämische neurologische Defizit bildet sich über Tage bis Wochen wieder zurück.

Transiente globale Amnesie

Die transiente globale Amnesie (TGA) resultiert aus einer Ischämie des Hippokampus bzw. des Corpus amygdaloideum. Bildmorphologisch lässt sich die Ischämie gut darstellen durch DWI-Dünnschichtaufnahmen mit Kippung auf die Sylvi-Fissur.

Dissektion

Eine Dissektion ist gekennzeichnet durch einen Einriss der Intima (innerste arterielle Gefäßwand), der meist spontan durch mangelhaftes Bindegewebe, aber auch traumatisch (z. B. nach einem Autounfall) entsteht. Dabei kommt es zu einem teils langstreckigen falschen Lumen, wobei das Blut nicht mehr ungehindert fließen kann und so eine Stenose entsteht.

Dissektionen können mit einer sogenannten Horner-Trias bzw. -Symptomatik einhergehen. Diese besteht aus Miosis (Pupillenverengung), Ptosis (hängendes Oberlied), Enophtalmus (Einsinken des Augapfels in die Orbitahöhle).

► **MRT-Befund.** Bildmorphologisch lässt sich eine Dissektion direkt nach dem Ereignis mittels T2w-PD-Fettsättigungen (fs) darstellen, oder aber 48 Stunden nach dem Ereignis mit einer T1w-fs vor Kontrastmittel (► Abb. 2.35).

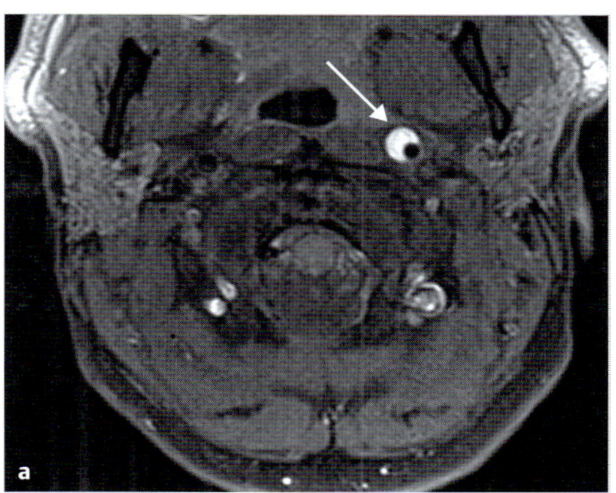

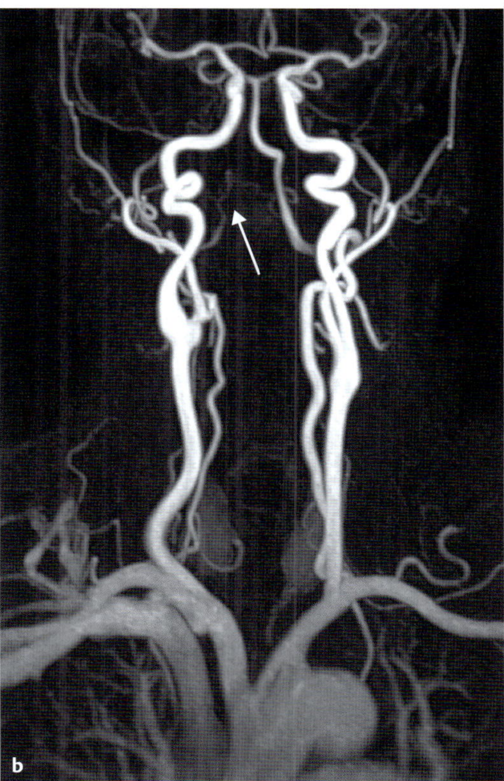

Abb. 2.35 Bildmorphologisch lässt sich eine Dissektion direkt nach dem Ereignis mittels T2w-PD-Fettsättigungen (fs) darstellen, oder aber 48 Stunden nach dem Ereignis mit einer T1w-fs vor Kontrastmittel.

a Zeigt im nativen T1w-FS-Bild ein falsches Lumen (Dissektion) in der linken ACI.

b Zeigt eine CE-Angiografie. Die rechte A. vertebralis ist aufgrund einer Dissektion nicht kontrastiert (siehe Pfeil).

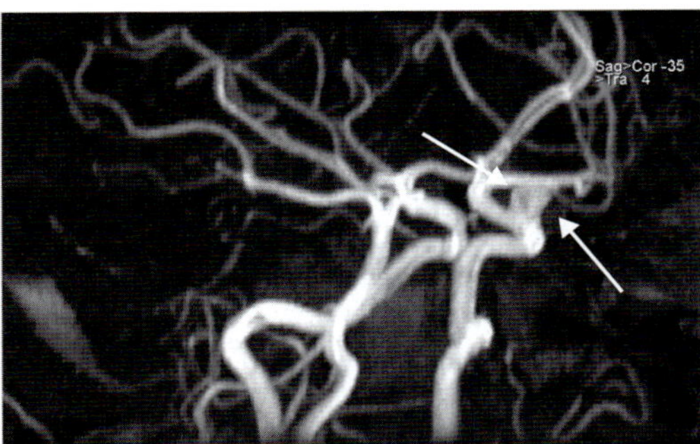

Abb. 2.36 Bildmorphologisch kann man Aneurysmen auf T2w-Dünnschichtaufnahmen bzw. TOF-Aufnahmen gut erkennen, da man den Gefäßverlauf verfolgen kann und sieht, ob es sich um ein Artefakt oder ein reales Aneurysma (Pfeil) handelt.

Aneurysma

Ein Aneurysma ist eine arterielle Erweiterung mit 2 Unterformen, dem sakkulären (sackförmigen) und dem fusiformen (spindelförmigen) Aneurysma. Aneurysmen können im Laufe des Lebens erworben oder auch genetisch bedingt sein. Die Gefahr eines Aneurysmas kann darin bestehen, dass es aufgrund seiner fragilen Wand platzt und dass Blut in den Subarachnoidalraum fließt, es damit also zu einer Subarachnoidalblutung (SAB) kommt.

► **MRT-Befund.** Bildmorphologisch kann man Aneurysmen auf T2w-Dünnschicht- bzw. TOF-Sequenzen gut erkennen, um den Gefäßverlauf verfolgen. Daran lässt sich erkennen, ob es lediglich ein Artefakt ist oder ein echter Befund (► Abb. 2.36).

Zusatzinfo

Subarachnoidalblutung
Bei einer Subarachnoidalblutung (SAB) gelangt Blut, zumeist durch ein geplatztes Aneurysma, in den Liquor. Aus einer SAB können je nach Blutungsstärke zum Teil schwere Folgeerkrankungen resultieren. Beispielsweise können als Folge Gefäßspasmen oder auch ein Hydrozephalus entstehen.

Epidurales Hämatom
Das epidurale Hämatom zeigt sich als arterielle Einblutung zwischen der Dura mater und dem Knochen. Da die Dura mater mit den Suturen verwachsen ist, kommt es im Fall einer Blutung zur konvexen Ausbeulung, die auch bildmorphologisch wieder zu finden ist.

Subdurales Hämatom
Ein subdurales Hämatom (► Abb. 2.37) ist eine konkav an der Schädelkalotte anliegende Blutablagerung, die durch Traumen oder spontan auftreten kann. Im Gegensatz zum epiduralen Hämatom überschreitet es die Suturen.

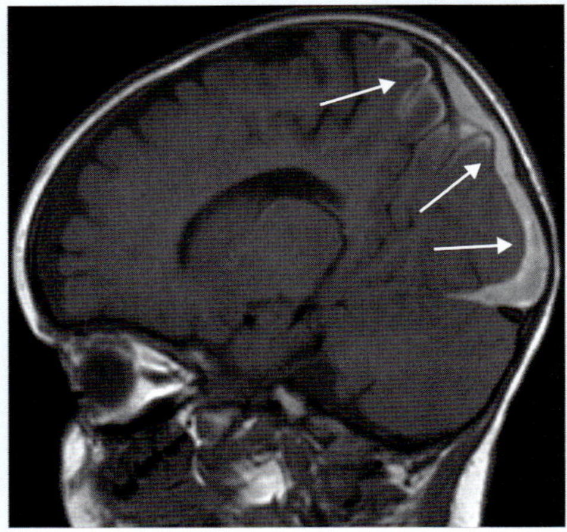

Abb. 2.37 Subdurales Hämatom (Pfeil).

Kavernome

Kavernome bilden im Gegensatz zur AVM einen Hohlraum, wodurch sie klar abgrenzbar sind. Es kann sich um ein einziges Kavernom handeln, es können aber auch mehrere vorliegen. Die Patienten fallen meist durch einen Krampfanfall auf.

► **MRT-Befund.** Bildmorphologisch zeigen sich maulbeerartige Strukturen in dem Kavernom, welche auf T2-Aufnahmen hypointens erscheinen und zumeist einen hypointensen Randsaum bilden (► Abb. 2.38).

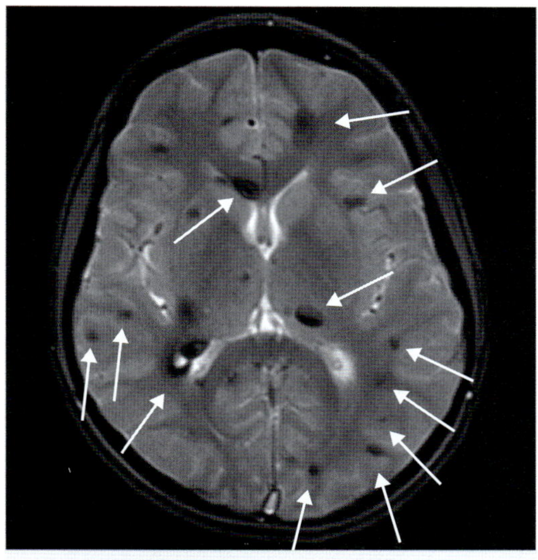

Abb. 2.38 Kavernom. Bildmorphologisch zeigen sich maulbeerartige Strukturen in dem Kavernom, welche auf T2-Aufnahmen hypointens erscheinen und zumeist einen hypointensen Randsaum bilden (Pfeile). 2-D-GRE/T2*

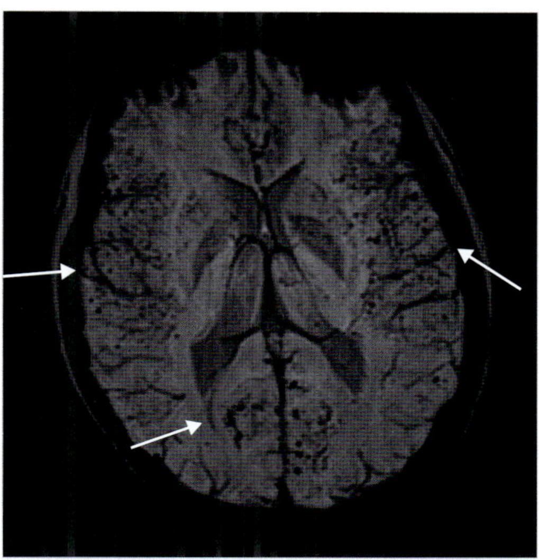

Abb. 2.39 Amyloidangiopathie. Bildmorphologisch kann man die Mikroblutungen in den 2-D-GRE- bzw. SWI-Sequenzen gut durch hypointense Läsionen (Pfeile) erkennen.

Amyloidangiopathie

Die Amyloidangiopathie (zerebrale Amyloidangiopathie) ist eine vaskuläre Erkrankung, bei der es zu fehlerhaften Wandablagerungen kommt. Durch diese Ablagerungen können multiple Mikroblutungen, Hirnblutungen bzw. Ischämien resultieren.

▸ **MRT-Befund.** Bildmorphologisch kann man die Mikroblutungen in den 2-D-GRE- bzw. SWI-Sequenzen (SWI = suszeptabilitätsgewichtete Bildgebung) gut durch hypointense Läsionen erkennen (▸ Abb. 2.39).

Vaskulitis

Als Vaskulitis werden Entzündungen der Gefäße bezeichnet. Sie können primär zerebral oder sekundär infolge einer systemischen Erkrankung auftreten. Durch die Entzündung entstehende Einengung des Gefäßlumens können Ischämien entstehen. Zum Ausschluss einer zerebralen Vaskulitis gehören auch der systemischer Lupus erythematodes (SLE), die Arteriitis temporalis und der Morbus Wegener.

▸ **MRT-Befund.** Bildmorphologisch sollten eine TOF-Angiografie sowie eine T1w-fs-Sequenz nach Kontrastmittelgabe erfolgen, um so die basalen Gefäßabschnitte nach fraglichen Wandenhancements absuchen zu können.

Mitochondriale Enzephalomyelopathie, Laktatazidose und schlaganfallähnliche Episoden (MELAS)

Die MELAS ist eine Erkrankung, bei der die Muskelwand der Arteriolen defekte Mitochondrien aufweisen und die Wand damit fragil machen.

Symptomatisch werden die Patienten meist durch Sehstörungen, Erbrechen und epileptische Anfälle.

▸ **MRT-Befund.** Bildmorphologisch zeigen sich eine Hirnatrophie sowie Infarkte, zumeist in der okzipitalen Region, die sich zurückbilden können, aber nicht müssen (▸ Abb. 2.40).

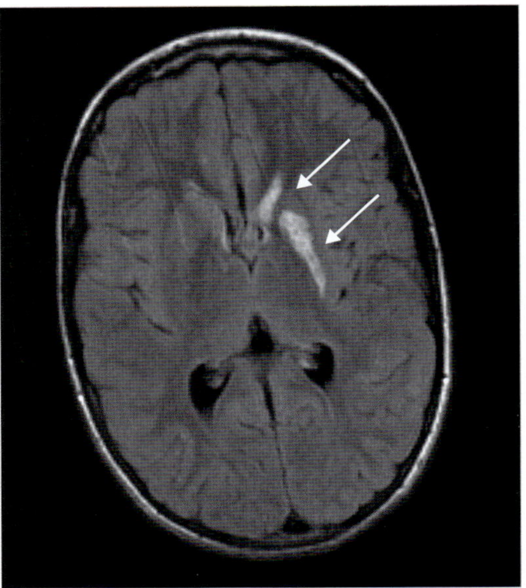

Abb. 2.40 Mitochondriale Enzephalomyelopathie, Laktatazidose und schlaganfallähnliche Episoden (MELAS). Bildmorphologisch zeigen sich eine Hirnatrophie sowie Infarkte, zumeist in der okzipitalen Region, die sich zurückbilden können, aber nicht müssen.

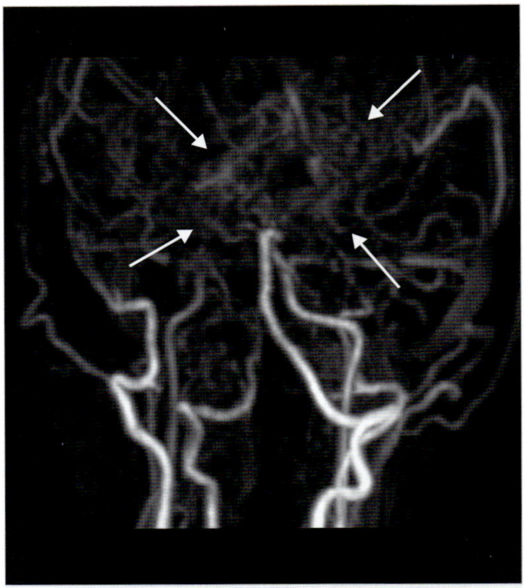

Abb. 2.41 Die Pfeile deuten auf die Verbindungskreisläufe der Arterien untereinander, die vor allem mit Hilfe einer digitalen Subtraktionsangiografie (DSA) genau zur Darstellung kommen.

Moya Moya

Moya Moya ist eine Erkrankung, die zuerst in Japan beschrieben wurde. Sie bedeutet im Deutschen „Nebel", welcher sich als typisches Bild in der digitalen Subtraktionsangiografie (DSA) zeigt. Der „Nebel" entsteht durch die sich neu ausbildenden Verbindungskreisläufe aufgrund der untergegangenen Arterien. Dabei kommt es zu Stenosen der zerebralen Gefäße, die in der Folge einen Schlaganfall auslösen können.

► **MRT-Befund.** Bildmorphologisch zeigen sich Ischämien in der DWI, Stenosen in der TOF und in T2w-Dünnschichtaufnahmen hyointense Signalalterationen der Verbindungskreisläufe (► Abb. 2.41).

Subkortikale arteriosklerotische Enzephalopathie

Die subkortikale arteriosklerotische Enzephalopathie (SAE) ist eine Erkrankung, bei der die Endäste der arteriellen Gefäße durch sklerotische Veränderungen ein verengtes Lumen aufweisen. Bei bestehender arterieller Hypertonie (Bluthochdruck) kommt es dann zu mikroangiopathischen Läsionen.

► **MRT-Befund.** Bildmorphologisch zeigen sich in T2w-Aufnahmen periventrikuläre hyperintense Läsionen.

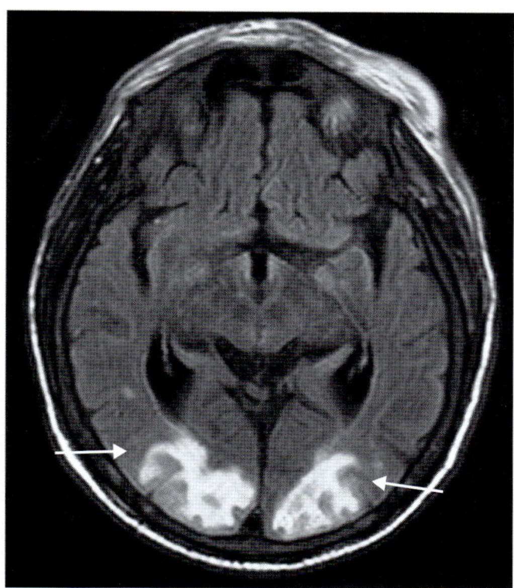

Abb. 2.42 Posteriores reversibles Enzephalopathie-Syndrom (PRES). Bildmorphologisch lassen sich T2w hyperintense girlandenförmige Läsionen okzipital erkennen.

Posteriores reversibles Enzephalopathie-Syndrom

Vom posterioren reversiblen Enzephalopathie-Syndrom (PRES) können typischerweise Kinder oder schwangere Frauen betroffen sein. Sie fallen auf durch Sehstörungen, Kopfschmerzen und/oder Erbrechen.

▸ **MRT-Befund.** Bildmorphologisch lassen sich T2w hyperintense girlandenförmige Läsionen okzipital erkennen (▸ Abb. 2.42).

2.6.2 Venen

Sinusvenen-/Hirnvenenthrombose

Die Sinusvenenthrombose (SVT) oder Hirnvenenthrombose ist eine venöse Abflussstörung verursacht durch eine Stenose (Einengung des Lumens). Das venöse Blut kann nicht mehr abfließen, und es kann zu einer Reihe recht unterschiedlicher Symptome kommen.

▸ **MRT-Befund.** Bildmorphologisch kann sich eine Sinusvenenthrombose als bilaterale (auf beiden Hemisphären) hyperintense Signalalterationen zeigen, weshalb hier entweder eine Phlebo-TOF oder eine kontrastmittelangehobene Phlebografie bzw. KM-CT wichtig sind.

Venöse Dysplasie

Die venöse Dysplasie ist eine angeborene Veränderung die oftmals nur als Zufallsbefund auftritt.

▸ **MRT-Befund.** Die venöse Dysplasie wird erst nach Kontrastmittel sichtbar und stellt sich meist wie ein geöffneter Regenschirm dar.

Arteriovenöse Malformation

Die arteriovenöse Malformation (AVM; Angiom) ist eine anlagebedingte Gefäßvariante, wobei die Arterien und Venen nicht ihren gewohnten Gang über die Kapillaren nehmen, sondern Arterien und Venen direkt miteinander verbunden sind.

Die große Gefahr besteht dabei in einer Blutung. Im Gegensatz zu Venen stehen Arterien unter einem Druck, auf den sie mit ihren Gefäßwänden ausgelegt sind. Fließt das Blut nun rasch von Arterien in Venen, besteht die Gefahr einer Zerreißung und damit einer Blutung.

▸ **MRT-Befund.** Bildmorphologisch kann man den Nidus (Kern) mit einer T2w-Aufnahme gut ausmachen (▸ Abb. 2.43). Zusätzlich sollte eine Gefäßdarstellung mittels Time-of-Flight-Angiografie (TOF-Angiografie) erfolgen, oder alternativ eine Kontrastmittel-angehobene TWIST.

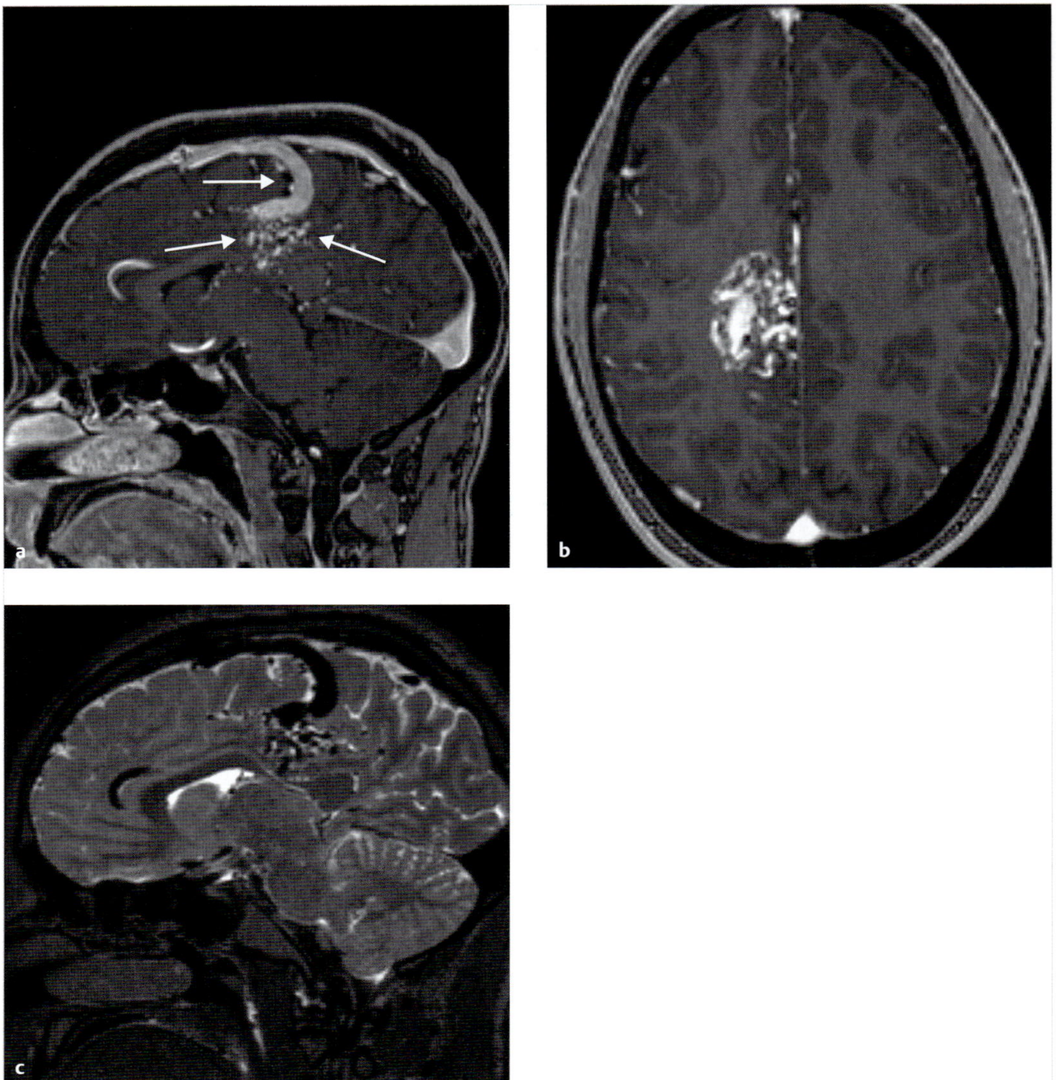

Abb. 2.43 Arteriovenöse Malformation. T 2w-parasagittale Aufnahme sowie T 1w parasagittal und axial post KM.
a Die Pfeile zeigen den Shunt, der aus dem Sinus sagittalis superior zieht.
b Axiale T 1w-Aufnahme nach Kontrastmittel. Deutliche sichtbar, die AVM im rechten Centrum semiovale.
c Parallel zu Abb. a T 2w.

2.7 Wirbelsäule

2.7.1 Vaskuläre Erkrankung

Arteriovenöse Fisteln (AV-Fisteln)

Eine AV-Fistel (lat. fistula: Pfeife, Röhre) stellt einen nicht physiologischen Verbindungsgang zwischen Venen und Arterien dar und kann beispielsweise als **durale AV-Fistel** oder auch als **Sinus-cavernosus-Fistel** im Zerebrum auftreten. Symptomatisch sind die Patienten meist durch pulssynchrone Ohrgeräusche bzw. ein pulsierendes Auge.

Spinale durale AV-Fisteln sind arteriovenöse Kurzschlüsse zwischen duraversorgenden Arterien und den das Blut aus dem Rückenmark abtransportierenden Oberflächenvenen. Die Fehlverbindung ist dort lokalisiert, wo die radikuläre Vene die Dura mater durchbohrt, also in enger Nachbarschaft zur Nervenwurzel. Die das Rückenmark versorgenden Arterien sind hierbei nicht beteiligt.

▶ **MRT-Befund.** Spinale Fisteln können sich sehr verschieden darstellen, z. B. könnte der Eindruck einer Myelopathie entstehen (▶ Abb. 2.44).

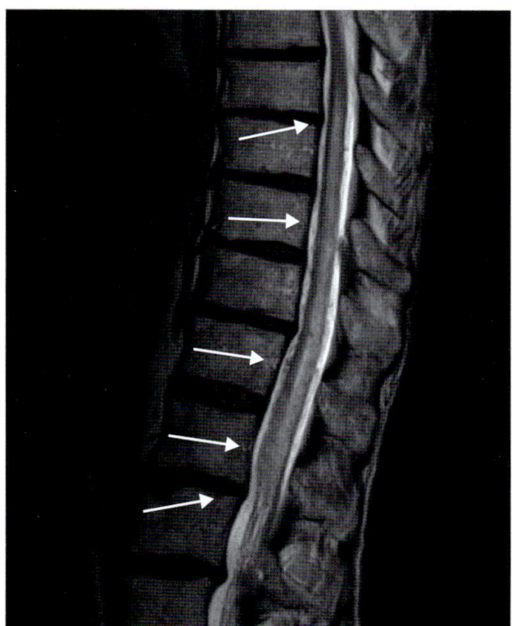

Abb. 2.44 Spinale Fisteln können sich sehr verschieden darstellen. In diesem Beispiel könnte der Eindruck einer Myelopathie entstehen.

2.7.2 Tumoren

Im Wirbelsäulenbereich wird zwischen Tumoren der Knochenstrukturen (d. h. der Wirbelkörper) und den spinalen Tumoren unterschieden, die zu einer Funktionsstörung der Nervenstrukturen im Rückenmark und der Nervenwurzeln führen.

Man unterscheidet bei der Eingliederung von Tumoren entsprechend der Lokalisation in Bezug auf die **Dura mater** (harte Rückenmarkhaut):

- **extradurale Tumoren** (zwischen Dura mater und Knochen im Wirbelkanal liegend)
- **intradurale Tumoren** (innerhalb der Dura mater liegend)

Intradurale Tumoren werden nochmals untergliedert in:

- **extramedullär** (außerhalb des Markes) wachsend; kann also sowohl das Rückenmark als auch das Knochenmark betreffen; häufigste extramedullär wachsende Tumoren: Neurinom/Neurofibrom (S. 82)
- **intramedullär** (innerhalb des Markes) wachsend; häufigste intramedullär wachsende Tumoren: Ependymom, Astrozytom, Hämangioblastom, Kavernom, Metastasen

Hämangiom

Ein Hämangiom ist gutartiger Tumor, der in den ersten Lebenswochen entsteht und sich normalerweise selbständig zurückbildet. Es handelt sich um einen Blutschwamm, der sich aus wuchernden Blutgefäßen bildet. Dieser kann überall entstehen, wo Blutgefäße vorkommen.

In der Regel sind Hämangiome symptomlos und verschwinden wieder von selbst.

Intraspinales Lipom

Ein intraspinales Lipom ist ein gutartiger Tumor des Fettgewebes. Lipome kommen häufig im subkutanen Gewebe vor, d. h. im unter der Haut liegenden Binde- und Fettgewebe, aber auch im Wirbelkanal. Spinale Lipome befinden sich in der Regel außerhalb des Rückenmarks und unterhalb der Dura mater (Hirnhaut). Nur sehr selten liegen sie innerhalb des Rückenmarks.

Abhängig von der Lokalisation verursachen spinale Lipome, unter anderem durch Druck auf die Nervenwurzeln sowie auf das Rückenmark, ausstrahlende Schmerzen in Arme oder Beine, Lähmungserscheinungen und Sensibilitätsstörungen,

Gangunsicherheit oder Störungen von Blasen- und Mastdarmfunktion.

▸ **MRT-Befund.** Mittels Kernspin können Lipome in einer T 1w-Sequenz gut sichtbar gemacht werden.

Meningeom

Meningeome wachsen sowohl extradural, als auch intradural an den Rückenmarkhäuten. Sie sind meist intradural gelegen. Während die intraduralen Meningeome gutartige, abgekapselte Tumoren sind, wachsen die intra- und extraduralen oft breitbasig und in das Nachbargewebe infiltrierend. Meningeome haben meist ein sehr langsames Wachstum, bei dem sie das benachbarte Gewebe verdrängen, was lange symptomlos bleiben kann

▸ **MRT-Befund.** Nach Kontrastmittel zeigen sich Meningiome am Besten in einer T 1w-Sequenz. In der Regel reichern Meningiome sehr homogen an. Es gibt jedoch auch atypische Meningiome, bei denen dies nicht so ist (▸ Abb. 2.45).

Neurinom, Neurofibrom

Neurinome bzw. Neurofibrome (▸ Abb. 2.46) sind Nervengeschwulste der spinalen Nervenwurzeln, die sowohl extradural als auch intradural wachsen können. Sie sind jedoch auch in der Lage, durch einen Zwischenwirbelkanal nach außen zu wachsen. Sie treten häufig im Rahmen einer Neurofibromatose (S. 53) auf, wobei sie dann durch ein invasiveres Wachstum, multiple Lokalisationen und gehäufte maligne Entartung gekennzeichnet sind.

Neurofibrome können gerade bei Phakomatosen beachtliche Auswirkungen erlangen, so dass sie so auch unter der Haut gut tastbar sind. Foraminale Nervenhüllentumoren führen ab einer gewissen Größe zur Aufweitung des Foramen intervertebrale.

▸ **MRT-Befund.** Neurinome oder Neurofibrome stellen sich im Kernspin vor allem nach Kontrastmittel und einer fettgesättigten T 1w-Sequenz gut dar, da sie homogen Kontrastmittel anreichern.

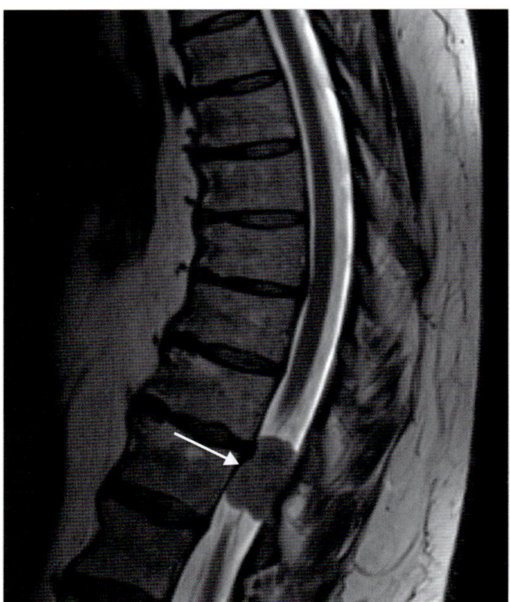

Abb. 2.45 Intraspinales Meningeom auf Höhe LWK1–2. T 2w-sagittale Sequenz.

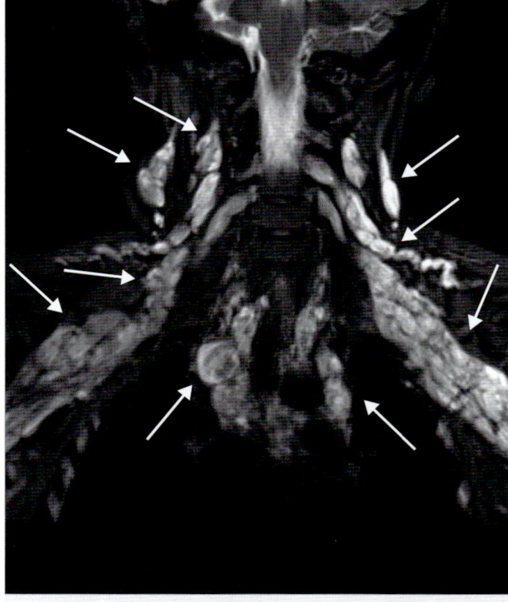

Abb. 2.46 36-jähriger Patient mit einer ausgeprägten und gesicherten Neurofibromatose Typ II. Koronare T 2w-STIR-Sequenz.

Gliome

Gliome wachsen aus Binde- und Stützgewebe des Zentralnervensystems. Eine Untergruppe der Gliome sind die Astrozytome (S. 52), die sowohl extradural, als auch intradural wachsen, und die Ependymome (S. 52), die aber häufig intradural anzutreffen sind. Zu den Gliomen siehe auch Kap. Gliome.

Knochenmetastasen

Knöcherne Tumoren der Wirbelsäule sind in der Regel sekundär ausgelöst. Das heißt, dass sie als Metastase von einem primären Tumor ausgehen, jedoch selten auch als Erstmanifestation auftreten.

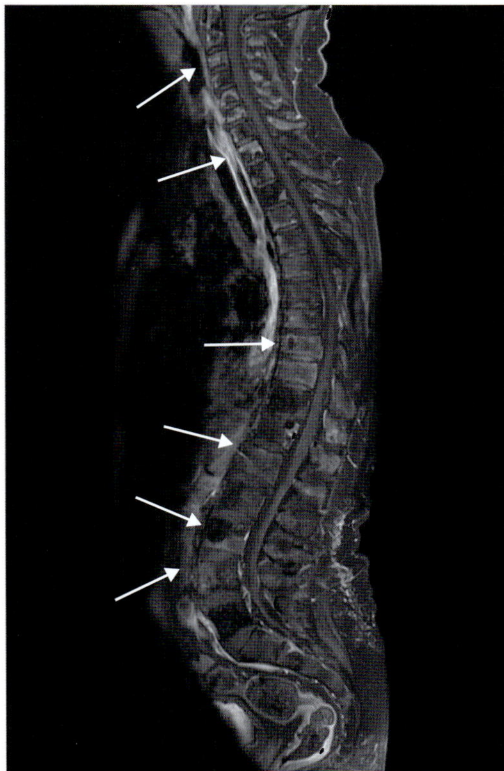

Abb. 2.47 Knochenmetastasen. Nach Kontrastmittelgabe stellt sich die Wirbelsäule sehr fleckig und inhomogen dar, wobei die tumorösen Anteile Kontrastmittel aufnehmen (Pfeile). Durch eine Fettsättigung lassen sich die tumorösen Gebiete noch genauer lokalisieren. Sagittale T1w-fettgesättigte-Sequenz post KM.

▸ **MRT-Befund.** Nach Kontrastmittelgabe stellt sich die Wirbelsäule sehr fleckig und inhomogen dar, wobei die tumorösen Anteil Kontrastmittel aufnehmen (▸ Abb. 2.47). Durch eine Fettsättigung lassen sich die tumorösen Gebiete noch genauer lokalisieren.

2.7.3 Aneurysmatische Knochenzyste

Die aneurysmatische Knochenzyste zählt zu den häufigsten tumorähnlichen Läsionen des Knochens; sie ist eine gutartige, sich aber aggressiv ausbreitende Zyste, die vorwiegend in der Metaphyse auftritt. Sie setzt sich aus blutgefüllten Hohlräumen zusammen.

2.7.4 Angeborene Erkrankungen

Scheuermann-Krankheit (Morbus Scheuermann)

Die Scheuermann-Krankheit ist die häufigste Wirbelsäulenerkrankung im Wachstumsalter. Morbus Scheuermann entsteht aufgrund einer Wachstumsstörung an den Grund- und Deckplatten der Wirbelkörper, die vor allem an der Brustwirbelsäule vorkommt. Hierbei kommt es zu einer Verschmälerung der Bandscheiben und zur Bildung von keilförmigen Wirbeln, d. h., die Wirbel entwickeln statt einer würfelförmigen eine keilförmige Form. Das liegt vor allem daran, dass die Wirbelkörper vorne langsamer wachsen als hinten. Deshalb bilden sich sogenannte **Keilwirbel** aus, bei dem sich der Abstand zwischen den einzelnen Wirbeln verkürzt.

Typisch für die Erkrankung ist ein deutlicher Rundrücken mit Hohlkreuz. Der Krankheitsprozess stoppt mit Ende des Wachstums; wenn die Krankheit jedoch schon gravierende Haltungsfehler ausgelöst hat, wird die Beweglichkeit des Oberkörpers auch künftig beeinträchtigt sein, und es tritt oftmals frühzeitig ein Verschleiß der Wirbelsäule auf. Die Folgen machen sich erst im fortgeschrittenen Alter bemerkbar, z. B. durch starke Schmerzen oder auch Brüche an der Grund- und Deckplatte der Wirbelkörper. Die Belastbarkeit und Beweglichkeit der Wirbelsäule wird zusätzlich geschwächt, wodurch ebenfalls oft starke Schmerzen auftreten können.

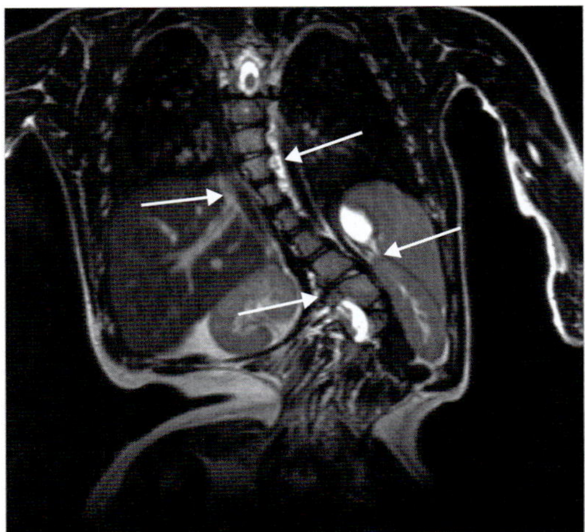

Abb. 2.48 Skoliose (Pfeile). Koronare T 2w-Sequenz.

Skoliose

Eine Skoliose (► Abb. 2.48) ist in den meisten Fällen eine Fehlbildung der Wirbelsäule, d. h. während des Wachstums kommt es zu einer krankhaften Verkrümmung der Wirbelsäule. Es entsteht eine Seitenausbildung bzw. Verbiegung eines oder auch mehrere Abschnitte der Wirbelsäule (d. h. zervikal, thorakal oder auch lumbal). Diese Abweichung erkennt man, wenn man den Rücken betrachtet. Die Verformung lässt sich nicht durch eine bestimmte Körperhaltung ausgleichen, sondern besteht dauerhaft (chronisch). Ohne Behandlung nimmt sie im weiteren Wachstum oftmals zu.

► **MRT-Befund.** Je nachdem, um wie viel Grad die Wirbelsäule verschoben ist, bieten solche Untersuchungen einen hohen Anspruch an den Untersucher, da zumeist die komplette Wirbelsäule schwer erfasst werden kann. In der Praxis haben sich daher 3-D-Sequenzen bewährt, sobald die Wirbelsäule zu krumm ist.

Lumbalisation und Sakralisation

Eine Lumbalisation bzw. Sakralisation bedeutet verknöchertes Zusammenwachsen von Übergängen.

- **Sakralisation:** Der 5. Lendenwirbelkörper ist mit dem 1. Kreuzbeinwirbel (Os sacrum) verwachsen.
- **Lumbalisation:** Trennung des 1. Kreuzbeinwirbels vom Os sacrum und dadurch Verbindung mit dem 5. Lendenwirbel, d. h., es wird ein 6. Lendenwirbel ausgebildet.

Meningozele

Bei einer Meningozele wölben sich lediglich die Rückenmarkhäute (Meningen) durch die nach hinten offenen Wirbelbogen bzw. durch den Wirbelbogenspalt unter der Haut vor. Das Rückenmark befindet sich jedoch in seiner normalen Lage im Wirbelkanal. Bei einer Meningozele kann man an der Wirbelsäule eine kleine bedeckte Vorwölbung tasten, die leicht beweglich ist.

Im Verlauf des Wachstumsprozesses kann es vorkommen, dass die Rückenmarkhäute und Nervenfasern mit dem Wirbelkörper verkleben. Eine regelmäßige Kontrolle, z. B. mittels einer MRT ist dabei sehr wichtig. Erste Zeichen einer Rückenmarkschädigung sind ein sogenannter Zehenspitzengang und eine Schwäche der Fußhebermuskulatur.

Meningomyelozele

Bei einer Meningomyelozele treten nicht nur die Rückenmarkhäute (Meningen), sondern auch das Rückenmark durch den offenen Wirbelbogenspalt nach außen, was als kleine Vorwölbung (Zele) bzw. Schwellung unter der Haut sowohl sichtbar als auch tastbar ist. Es gibt hierbei die Variante der **geschlossenen Myelomeningozele** (mit Haut bedeckt), aber auch diejenige der **offenen Myelomeningozele**, bei der eine höchste Infektionsgefahr für das Nervensystem besteht. Eine Meningomyelozele ist meist angeboren.

Spina bifida

Die Spina bifida, auch als offener Rücken bezeichnet, ist eine Fehlbildung im Bereich der Wirbelsäule und des Rückenmarks, die eine unterschiedliche Ausprägung haben kann und sich entsprechend unterschiedlich schwer auswirkt. Eine Spina bifida entsteht, wenn der Bogenschluss eines oder mehrerer Wirbelbögen ausbleibt und ein Spalt entsteht. Diese Fehlbildung kann dazu führen, dass sich die Rückenmarkanteile und Nerven durch den Spalt sackförmig vorwölben (Zele). Ein offener Rücken bildet sich häufiger im Bereich der Lendenwirbelsäule und des Kreuzbeins.

Tethered Cord (fest gewachsenes/gefesseltes Rückenmark)

Beim Tethered Cord wird das Rückenmark daran gehindert, in der Wachstumsphase im Rückenmarkkanal nach oben zu wandern (Konustiefstand). Bei Spina-bifida-Patienten liegt es nahezu regelmäßig durch Vernarbung als Folge der operativen Erstversorgung nach der Geburt vor. Durch eine Zugbelastung des im Wirbelkanal nicht mehr frei beweglichen Rückenmarks entstehen zusätzliche Schäden am Nervengewebe.

▸ **MRT-Befund.** (▸ Abb. 2.49).

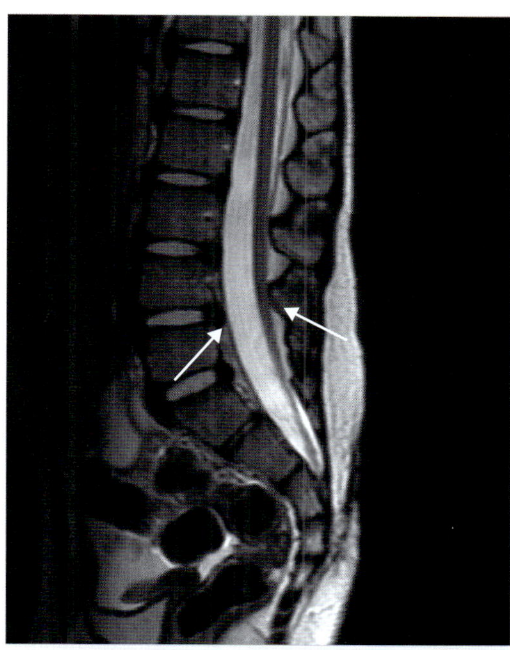

Abb. 2.49 Tethered Cord (Pfeile). T2w-sagittale Schichtführung.

2.7.5 Degenerative Erkrankungen

Bandscheibenvorfall (Nucleus-pulposus-Prolaps)

Bandscheibenvorfälle zählen zu den häufigsten Untersuchungsbefunden in der Neuroradiologie.

Ein Bandscheibenvorfall (▸ Abb. 2.50) ist eine degenerative, verschleißbedingte Erkrankung der Bandscheiben, bevorzugt im Lenden- und Halswirbelsäulenbereich, was zur Folge hat, dass Bandscheibenmaterial durch vorhandene Risse in den Spinalkanal hineinreicht und auch zu einem

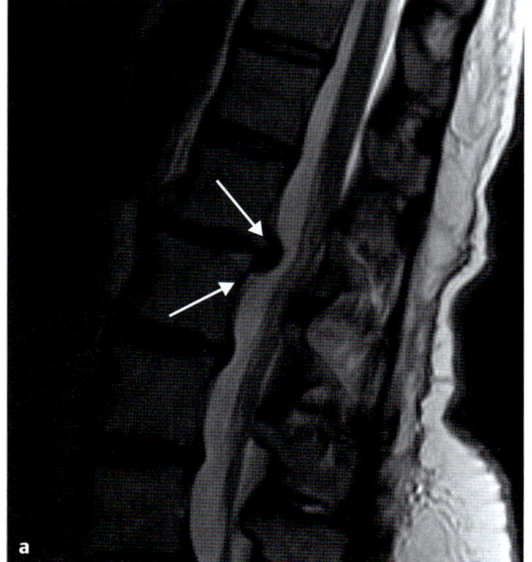

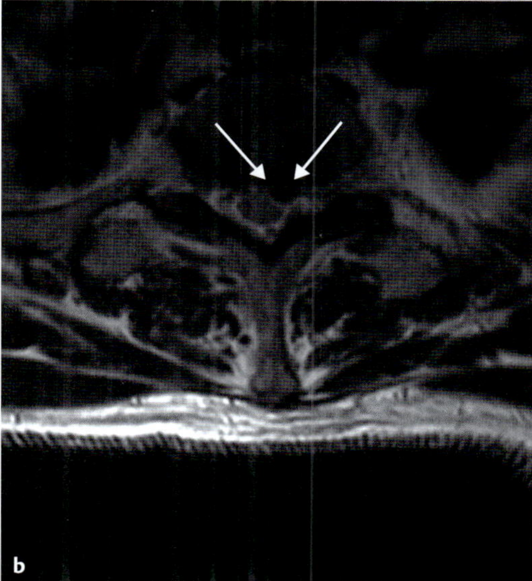

Abb. 2.50 Bandscheibenherniation links paramedian.
a T2w-sagittale Schichtführung.
b T2w-axiale Schichtführung.

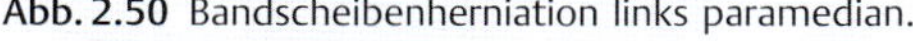

Durchbruch des anliegenden Längsbandes führen kann. Dabei wird die gallertartige Konsistenz der Bandscheibe zerstört und die Funktion als Stoßdämpfer bzw. Puffer zwischen den Knochen stark verringert. Durch diese Vorwölbung können sowohl das Rückenmark als auch die Spinalnerven mehr oder weniger stark eingeengt werden, was zu starken Schmerzen oder Gefühlsstörungen führen kann.

Der Bandscheibenvorfall unterscheidet sich von der Bandscheibenprotrusion dadurch, dass bei dem Vorfall der Faserring der Bandscheibe stärker zerstört ist und der gallertartige Kern aus dem Faserring austritt und in den Spinalkanal, in dem das Rückenmark liegt, eindringt. Hält der Faserring dem Druck stand und bleibt intakt, spricht man von einer **Bandscheibenvorwölbung (Protusion)**, reißt der Faserring allerdings und die gallertartige Masse dringt heraus, wird dies als Bandscheibenvorfall (Prolaps) bezeichnet.

Bei Vorfällen im Lendenwirbelsäulenbereich kommt es zu starken und stechenden Schmerzen im Rücken, die auch in die unteren Extremitäten (Ober-, Unterschenkel, Wade, Füße, Zehen) ausstrahlen können, während bei Vorfällen im Halswirbelsäulenbereich besonders die Schultern, Arme und Hände betroffen sind. Zu den Schmerzen fühlen Patienten oft Gefühlsstörungen wie Taubheit oder Kribbeln bis hin zu Lähmungserscheinungen. Seltener kommt es auch zu Problemen im Genital- und Afterbereich.

▸ **MRT-Befund.** Sichtbar, typischerweise durch Höhenreduktion der Wirbelkörper entsprechend der Segmentbeteiligung, sowie hypointense T2w-Signalalternation des Bandscheibenfaches. Je nach Ausprägung der Degeneration wölbt sich der Bandscheibenkern weiter in den Spinalkanal hinein.

Bandscheibensequester

Die Knorpelmasse dringt aus dem Faserring in den Wirbelkanal ein, das heißt, der prolabierte Teil des Gallertkerns ist nicht mehr mit dem inneren Bereich verbunden. Den ausgetretenen und abgekapselten Teil, der aus dem Gallertkern kommt, nennt man **Sequester**, während die Abkapselung der Knorpelmasse als **Sequestration** bezeichnet wird.

▸ **MRT-Befund.** Ähnliche Bildgebung wie bei einem Bandscheibenvorfall, jedoch kann sich der gelöste Kern im Spinalkanal bewegen.

Spondylarthrose

Die Spondylarthrose ist eine Arthroseform an der Wirbelsäule; sie wird auch als **Facettensyndrom** oder **Wirbelgelenkarthrose** bezeichnet. Es handelt sich um eine chronisch-degenerative Erkrankung der Wirbelgelenke, bei der vor allem die Zwischenwirbelgelenke bzw. Facettengelenke, welche die kleinen Wirbelkörper stützen und Druck auf Nerven ausüben, betroffen sind. Durch die Spondylarthrose können die Nervenaustrittstellen an den Wirbelkörpern verengt werden, was zu den Beschwerden führen kann. In der Regel tritt die Spondylarthrose im Bereich der Lendenwirbelsäule auf, sie kann aber auch Hals- oder Brustwirbelsäule betreffen.

Eine häufige Ursache einer Spondylarthrose ist eine Überlastung, beispielsweise durch Sport, Alltagsbelastungen oder auch durch Übergewicht. Auch chronische Wirbelsäulenveränderungen etwa durch eine Skoliose, rheumatische Erkrankungen oder einen Bandscheibenvorfall können eine Spondylarthrose begünstigen.

Die Betroffenen leiden dabei unter Instabilitäten der Wirbelsäule und nicht lokalisierbaren Schmerzen sowie Rückenschmerzen, die in das Gesäß und die Beine ausstrahlen und dort oftmals ein unangenehmes Kribbeln verursachen, jedoch in Ruhe wieder vollständig abklingen können.

Osteochondrose, Spondylose

Die Osteochondrose ist eine degenerative knöcherne Veränderung des Knorpelrings. Es kommt hierbei zu degenerativen Veränderungen der Bandscheiben sowie der Deck- und Grundplatten der unmittelbar benachbarten Wirbelkörper. Durch die Flüssigkeitsabnahme der Bandscheibe im Alter wird der Abstand zwischen den Wirbeln geringer und die Elastizität nimmt ab. Die Knochen der einzelnen Wirbelkörper werden durch die stärkere Belastung zunehmend instabil und reagieren mit einer vermehrten Knorpelproduktion an den Randleisten des Wirbels bzw. durch knöcherne Seitenanbauten (Spondylophyten), die den erhöhten Druck abfangen sollen. Dieser Prozess wird als **Spondylose** bezeichnet. Ziel ist es, den entstehenden höheren Druck durch das Nichtfunktionieren

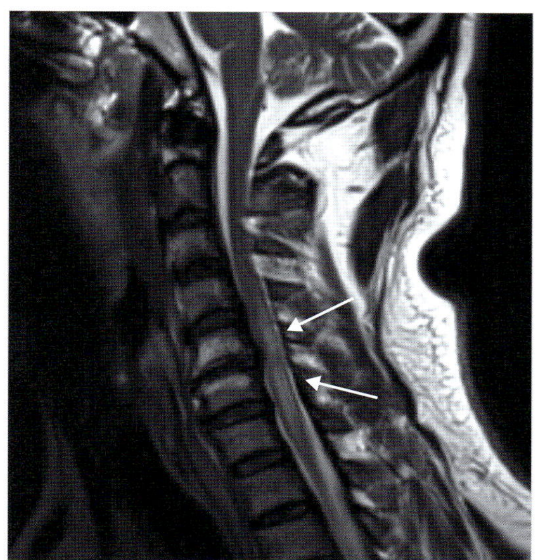

Abb. 2.51 Durch die Osteochondrose haben sich Spangen um die Wirbelkörper gebildet (Osteophyten), die das Myelon weiter einengen und so zu einer Myelopathie führen (Pfeile).

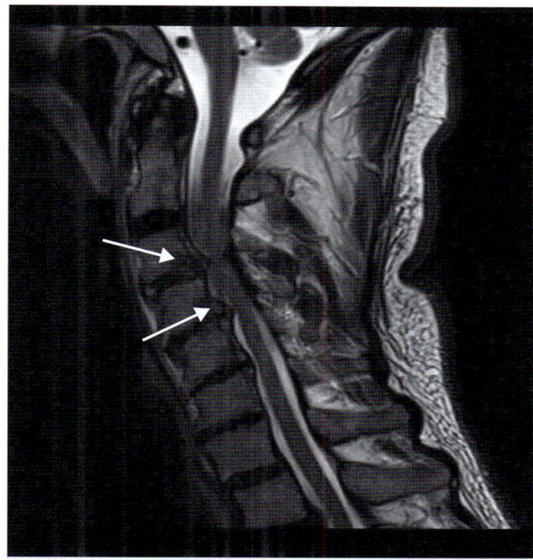

Abb. 2.52 Ausgeprägte Spinalkanalstenose der Höhen C 3–4 und C 4–5 (Pfeile). Sagittale T 2w-Schichtführung.

der Bandscheiben auf eine größere Fläche zu verteilen. Die Osteochondrose entsteht meist durch eine andauernde und chronische Fehlbelastung.

► **MRT-Befund.** Mittels STIR-Sequenz kann das Knochenödem gut sichtbar gemacht werden (► Abb. 2.51).

Spinalkanalstenose

Bei der Spinalkanalstenose verengt sich der Wirbelkanal, z. B. durch Ablagerung oder knöcherne Anbauten der Wirbelkörper. Eine Spinalkanalstenose entsteht sehr oft durch langjährigen Verschleiß und dauerhafte einseitige Belastung oder auch als Folge von Bandscheibenvorfällen.

Je nachdem, wie ausgeprägt die Einengung ist, besteht die Gefahr einer Kompression der Nerven, die durch den Spinalkanal verlaufen. Gewöhnlich treten dadurch beim Gehen Schmerzen auf, die oft bis ins Bein ausstrahlen. Eine solche Kompression kann aber auch zu Taubheitsgefühlen bis hin zu Lähmungserscheinungen führen, je nach Höhe der Enge entweder zervikal, thorakal oder auch lumbal, was am häufigsten vorkommt. Durch Vorbeugen oder Hinsetzen verschwinden die Beschwerden oftmals kurzzeitig, da sich der Wirbelkanal durch diese Haltung erweitert und kurzzeitig den Druck von den Nerven nimmt (► Abb. 2.52).

2.7.6 Entzündliche Erkrankungen

Transverse Myelitis

Die transverse Myelitis (TM) ist ein neurologisches Syndrom, das durch eine Entzündung des Rückenmarks verursacht wird. „Myelitis" ist ein unspezifischer Begriff für alle Arten von Rückenmarkentzündungen. „Transvers" weist dabei auf die Beteiligung eines bestimmten Rückenmarksegments hin. Erwachsene wie Kinder können betroffen sein. „Myelopathie" ist ein allgemeinerer Begriff und steht für Rückenmarkschädigungen aller Art.

► **MRT-Befund.** Grundsätzlich können Entzündungen nach Kontrastmittel mit einer T 1w-Sequenz, eventuell fettgesättigt gut dargestellt werden (► Abb. 2.53).

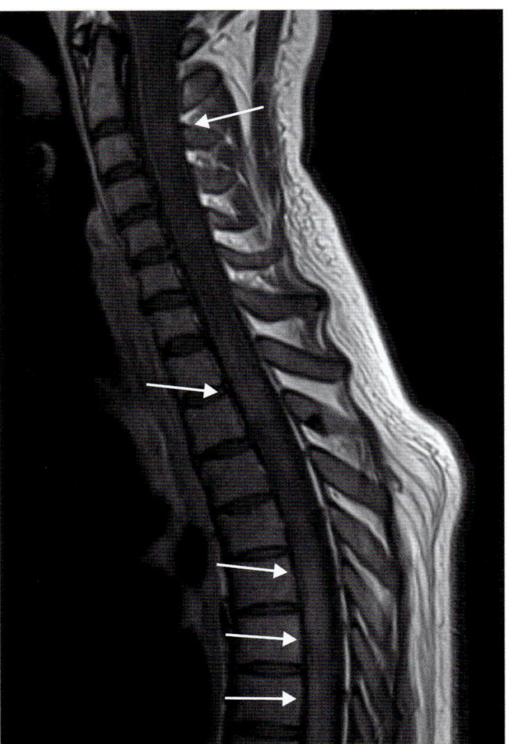

Abb. 2.53 Dieser Patient hatte eine sehr stark ausgeprägte transverse Myelitis, die sich über mehrere Höhen erstreckt (Pfeile). T 1w-sagittale Schichtführung post KM.

Arthritis

Eine Arthritis ist eine Gelenkentzündung, die zahlreiche Ursachen haben kann. Sie kann z. B. durch eine Infektion mit Bakterien ausgelöst werden oder durch eine Stoffwechselerkrankung bzw. eine Störung der körpereigenen Abwehr, also eine Autoimmunerkrankung, z. B. bei der rheumatoiden Arthritis, dem Morbus Bechterew (ankylosierende Spondylitis) oder ähnlichen chronisch-entzündlichen rheumatischen Erkrankungen. Dabei werden die betroffenen Gelenke geschädigt.

Rheumatoide Arthritis

Die rheumatoide Arthritis ist die häufigste chronisch verlaufende Form einer Gelenkentzündung. Sie ist eine entzündliche Systemerkrankung des Bindegewebes, die vorwiegend die Gelenke betrifft und in der Regel zur Gelenkzerstörung bzw. zu Deformitäten an den Extremitäten und an der Wirbelsäule führen kann. Auch eine Instabilität, vor allem im Bereich der Halswirbelsäule, ist eine häufige Folgeerscheinung. Patienten mit rheumatoiden Instabilitäten klagen häufig über Nacken- und Kopfschmerzen mit Instabilitätsgefühlen, schmerzhaften Krepitationen („Knirschen"), Blockierungen, aber auch Missempfindungen bis hin zu kompletten neurologischen Ausfällen in Armen und Beinen als Zeichen einer zervikalen Myelopathie (Druck auf das Rückenmark). Instabilitätsbedingte Minderdurchblutungen der Vertebral- oder Basilararterien können zu Schwindel, Übelkeit, Gangstörungen sowie plötzlichen Bewusstseinsverlusten führen.

Spondylarthritis

Eine Spondylarthritis ist eine Entzündung der kleinen Wirbelgelenke der Wirbelsäule. Der Begriff Spondylarthritis setzt sich aus „Spondyl-„ für Wirbelkörper, „arthr-„ für Gelenke und „-itis" für Entzündung zusammen. Sie ist eine spezielle Rheumaform, bei der vor allem die Wirbelgelenke betroffen sind. Die bekannteste Variante ist der Morbus Bechterew.

Morbus Bechterew (Spondylitis ankylosans)

Der Morbus Bechterew ist eine chronisch-entzündliche rheumatische Erkrankung, die hauptsächlich die Gelenke betrifft, vor allem die der Wirbelsäule, und auch zu einer Versteifung der Wirbelsäule führen kann (daher auch die Bezeichnung Spondylitis ankylosans = versteifend). Rückenschmerzen und Gelenkschmerzen sind mögliche Symptome. Als Folge der Entzündung in der Wirbelsäule bildet sich zwischen den betroffenen Wirbeln und den Kreuz-Darmbein-Gelenken ein Knochengewebe, wodurch sie unbeweglich werden und versteifen.

Spondylodiszitis

Eine Spondylodiszitis ist eine Entzündung der Grund- und Deckplatten der Wirbel, sowie der zugehörigen Bandscheiben und häufig von einer **Spondylitis** (Entzündung des Wirbelkörpers) begleitet. Ausgangspunkt der Entzündung sind die Gefäßgeflechte der Grund- und Deckplatte: Von hier breitet sich die Entzündung in die Bandscheibe aus. Es kann sich eine Eiteransammlung bilden.

Meist geht eine Spondylodiszitis mit schwerwiegenderen neurologischen Komplikationen, z. B. sensomotorischen Ausfällen (Paraplegie, Lähmungen) einher. Patienten mit einer Spondylodiszitis

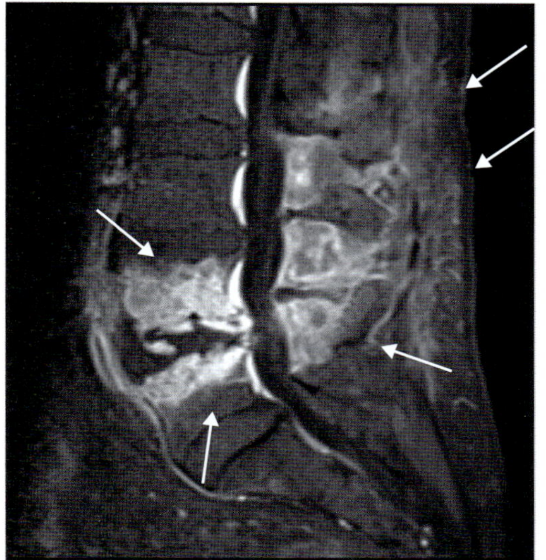

Abb. 2.54 Spondylodiszitis (Pfeile). Sagittale T 1w-fettgesättigte-post-KM-Sequenz.

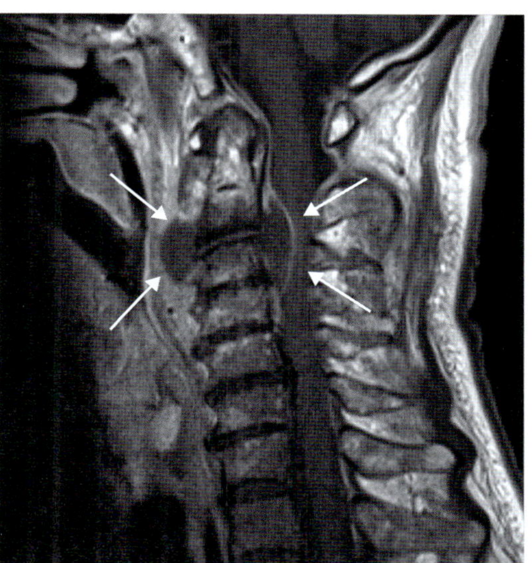

Abb. 2.55 Dieser retropharyngeale Abszess hat sich weiter nach dorsal ausgebreitet, so dass er bereits in das Foramen vertebrale hineinragt (Pfeile). T 1w-sagittale Schichtführung post KM.

beklagen oft klopfende, pulsierende sowie bewegungs- und belastungsabhängige, sehr starke Rückenbeschwerden mit Druck- und Stauchungsschmerzen im betroffenen entzündlichen Bereich der Wirbelsäule. Eine Spondylodiszitis geht in der Regel mit einem längeren Heilungsverlauf einher.

► **MRT-Befund.** Nach Kontrastmittelapplikation sollte eine fettgesättigte T 1w-Sequenz erfolgen, um etwaige Kontrastmittelaufnahmen im Zwischenwirbelfach darstellen (► Abb. 2.54).

Epiduralabszess

Ein Epiduralabszess (► Abb. 2.55) ist eine Ansammlung von Eiter und findet sich zwischen dem äußeren Blatt der Dura mater und dem Knochen.

Multiple Sklerose

Die Multiple Sklerose (MS) (S. 58) kann sich vom Gehirn in das Rückenmark ausbreiten, wo sie auch dort zu einer Entmarkung der weißen Substanz führt. Die Symptome können ähnlich wie diejenigen im Gehirn sein.

► **MRT-Befund.** Die Herde bei einer Multiplen Sklerose können das komplette zentrale Nervensystem befallen. Wie im Gehirn zeigen sie sich in der Akutphase als kontrastmittelaufnehmende Läsionen (► Abb. 2.56).

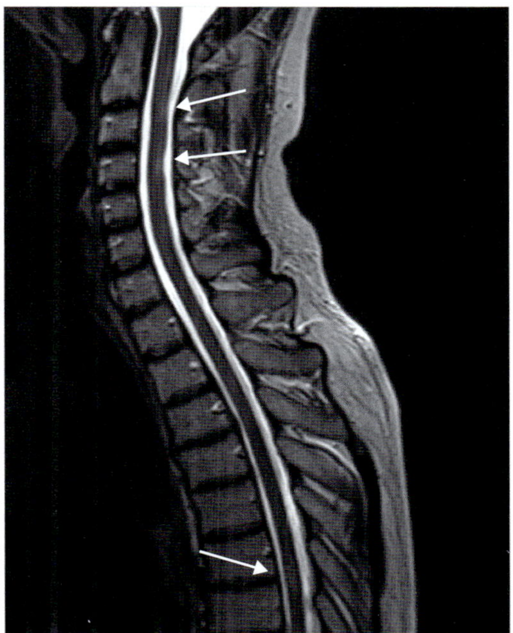

Abb. 2.56 Die Herde bei einer Multiplen Sklerose können das komplette zentrale Nervensystem befallen. Wie im Gehirn auch zeigen sie sich in der Akutphase als kontrastmittelaufnehmende Läsionen. Sagittale T 2w-Sequenz.

2.7.7 Traumatische Schädigung

Durch Traumen wie Motorradunfälle oder andere schwere Gewalteinwirkungen auf die Wirbelsäule können immense Schäden entstehen. Bei Verletzungen mit Beteiligung des zervikalen Myelons sind die Schäden am größten. Eine Schädigung durch beispielsweise eine **Contusio spinalis** (zumeist irreversible Schädigung des Myelons durch Quetschung oder Prellung) auf Höhe C2–C3 hat eine Querschnittslähmung zur Folge, bei der weder Arme noch Beine bewegt werden können. Schädigungen auf anderen Rückenmarkhöhen führen zu entsprechenden neurologischen Defiziten. Anhand einer Dermatomkarte können neurologische Defizite entsprechend ihrer Klinik einzelnen Höhen zugeordnet werden. Bei **Transsektionen** ist das Rückenmark durchtrennt (► Abb. 2.57).

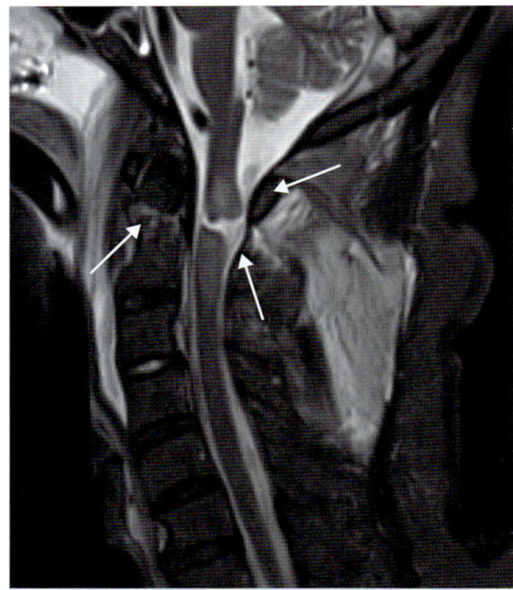

Abb. 2.57 Eine Densfraktur mit Myelonabriss (Transsektion) bei einem Unfall während der Heuernte. Die Verletzung war mit dem Leben nicht vereinbar. T2w-sagittale Schichtführung.

3 Protokolle und Tipps für die Praxis

3.1 Einleitung

Im folgenden Kapitel werden Protokolle aufgezeigt, die als Empfehlung für den klinischen Alltag dienen können. Es ist jedoch wichtig, diese für die jeweilige Untersuchung und Fragestellung zu prüfen sowie gegebenenfalls anzupassen.

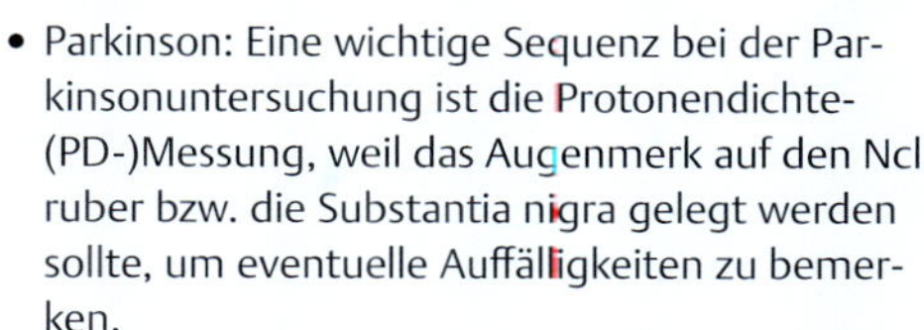

Praxistipp

- Parkinson: Eine wichtige Sequenz bei der Parkinsonuntersuchung ist die Protonendichte-(PD-)Messung, weil das Augenmerk auf den Ncl. ruber bzw. die Substantia nigra gelegt werden sollte, um eventuelle Auffälligkeiten zu bemerken.
- Demenz/Alzheimer: Man sucht nach evtl. Auffälligkeiten im Frontal- bzw. Temporalhirn (Atrophie).

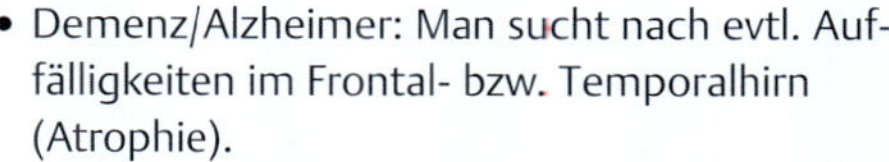

3.2 Schädel – nativ

3.2.1 Parkinson, Alzheimer, Demenz, psychiatrische Belange

► Tab. 3.1 enthält das Protokoll für die Untersuchung des Schädels auf Parkinson, Alzheimer, Demenz und psychiatrische Belange; die entsprechenden Localizer sind in ► Abb. 3.1 dargestellt.

Tab. 3.1 Protokoll für die Untersuchung des Schädels auf Parkinson, Alzheimer, Demenz und psychiatrische Belange.

Sequenz	Orientierung	Schichtzahl	Schichtdicke (mm)	FoV (mm)	TR (ms)	TE (ms)
FLAIR T2w	axial	36	4	230 × 173	8 800	118
SE T1w	axial	36	4	230 × 173	461	12
DWI	axial	30	4	230 × 230	4 600	88
2D-GRE	axial	28	4	230 × 173	1070	25
TSE T2w	sagittal	22	4	230 × 230	4 540	104
TSE T2w	koronar	25	4	170 × 170	5 160	104
bei Parkinson: PD	axial	40	3	25	4 900	39
bei Alzheimer: MP-RAGE T1w	sagittal	Slab 1	1	256 × 256	1280	2,36

DWI: diffusionsgewichtete Bildgebung; FLAIR: Fluid Attenuated Inversion Recovery; FoV: Field of View; MP-RAGE: Magnetization Prepared Rapid Acquisition with Gradient Echo; PD: Protonendichtemessung; SE: Spinecho; T1w: T1-Wichtung; T2w: T2-Wichtung; TE: Echozeit; TR: Repetitionszeit; TSE: Turbospinecho.

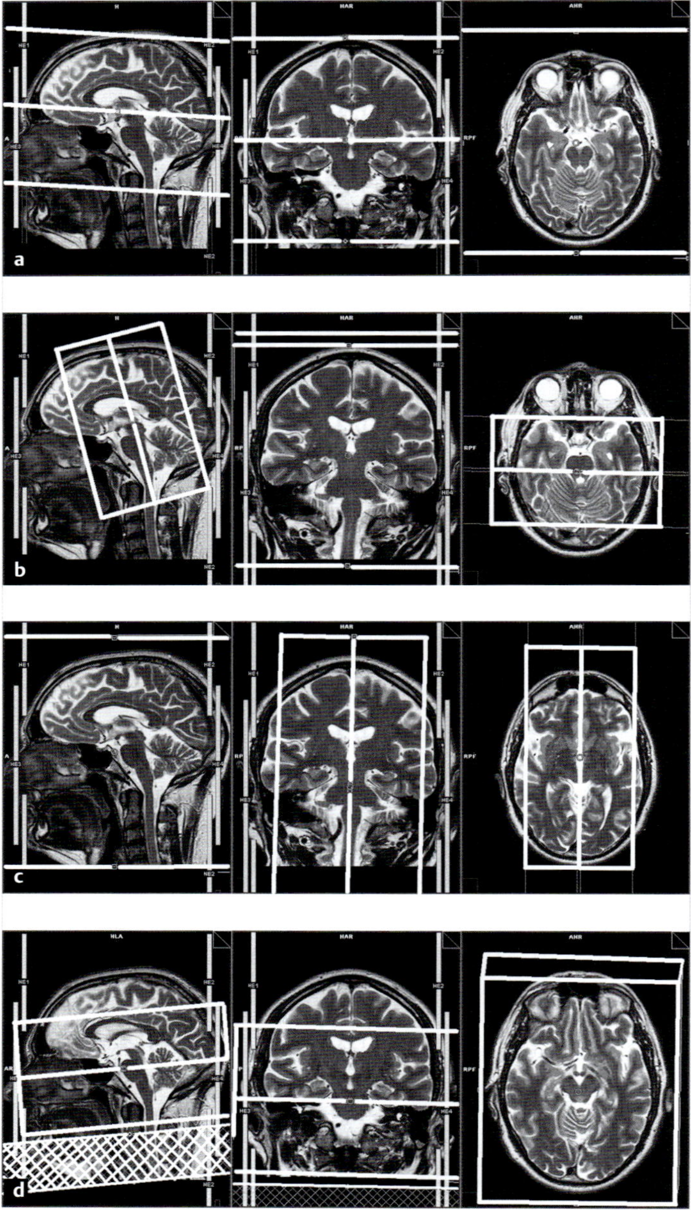

Abb. 3.1 Localizer zur Untersuchung des Schädels auf Parkinson, Alzheimer, Demenz und psychiatrische Belange.
a Axialer Localizer.
b Koronarer Localizer.
c Sagittaler Localizer.
d Parkinson-Localizer.

3.2.2 Hydrozephalus

► Tab. 3.2 enthält das Protokoll zur Untersuchung bei Hydrozephalus; in ► Abb. 3.2 werden die entsprechenden Localizer dargestellt.

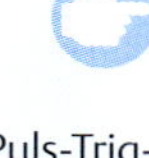

Praxistipp

Bei Liquorflussmessungen kann anstatt „Puls-Trigger" auch „Puls-Retro" ausgewählt werden. Dieser nimmt dann eine vorbestimmte Zeit auf und mittelt anschließend den Wert. Der Vorteil besteht vor allem darin, dass so die Messzeit verkürzt werden kann, denn ein Messzeitleerlauf bei Spitzen außerhalb des Wertebereichs wird vermieden.

Die besten Resultate werden bei Patienten mit regelmäßigem Puls erzielt, z. B. bei Narkosepatienten, die kontrolliert beatmet werden.

Tab. 3.2 Protokoll zur Untersuchung bei Hydrozephalus.

Sequenz	Orientierung	Schichtzahl	Schichtdicke (mm)	FoV (mm)	TR (ms)	TE (ms)
FLAIR T2w	axial	36	4	230 × 173	8 800	144
TSE T2w	sagittal	28	3	230 × 230	5 680	102
true FISP T2w	sagittal	Slab 1; 176	1	256 × 256	5,63	2,82
Liquorfluss-Phasenkontrast	sagittal	1	4,5	230 × 230	29,7	9,6
SE T 1w	axial	36	4	230 × 173	461	12
TSE T 2w	koronar	35	3	170 × 170	3 720	104

FISP: Fast Imaging with Steady State Precession; FLAIR: Fluid Attenuated Inversion Recovery; FoV: Field of View; SE: Spinecho; T1w: T1-Wichtung; T2w: T2-Wichtung; TE: Echozeit; TR: Repetitionszeit; TSE: Turbospinecho.

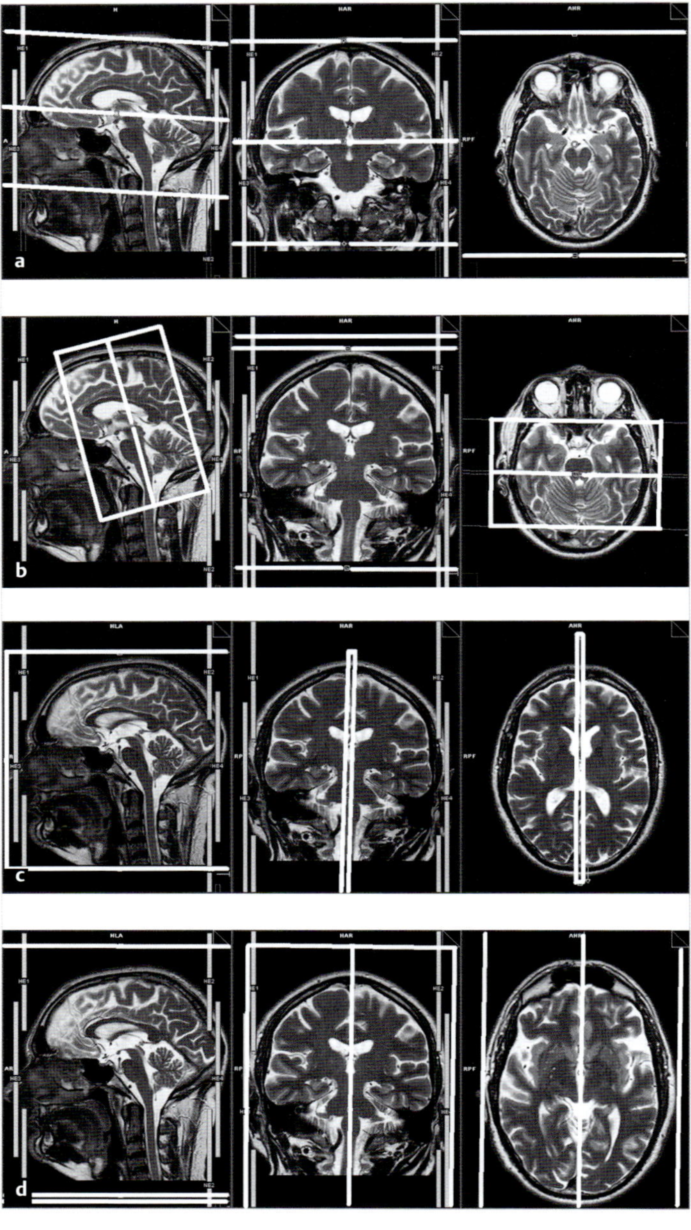

Abb. 3.2 Localizer zur Untersuchung bei Hydrozephalus.
a Axialer Localizer.
b Koronarer Localizer.
c Liquorflussmessung = Schicht auf Aquädukt.
d Sagittaler Localizer/Trufi-Localizer.

3.3 Schädel – vor und nach Kontrastmittel

3.3.1 Multiple Sklerose/Enzephal-(omyel-)itis disseminata

► Tab. 3.3 enthält das Protokoll für die Untersuchung auf Multiple Sklerose/Encephalitis disseminata; die entsprechenden Localizer sind in ► Abb. 3.3 dargestellt.

Praxistipp

Bereits während der **ersten** T 2-Messung Kontrastmittel applizieren, da entzündliche Herde sehr spät Kontrastmittel anreichern können!

Es kann eine T 2w-axiale Sequenz 3 mm ab dem Balken abwärts bis einschließlich Hirnstamm angefertigt werden, um kleinere Läsionen darzustellen, die in der FLAIR nicht gut differenzierbar sind.

Falls der Patient noch weitere Beschwerden haben sollte, kann die Untersuchung angepasst werden, z. B. bei Frage nach einer NNO oder bei einer Sehstörung. Es wird eine T 2w-Sequenz axial 2 mm über Orbita und Kleinhirn erstellt. Die Parameter sollten dann angepasst werden (z. B. FoV, etc.). Somit kann die Untersuchung kombiniert werden, und es ergibt sich eine Zeitersparnis für den Patienten, da er kein zweites Mal zur Untersuchung kommen muss.

Tab. 3.3 Protokoll für die Untersuchung auf Multiple Sklerose/Encephalitis disseminata.

Sequenz	Orientierung	Schichtanzahl	Schichtdicke (mm)	FoV (mm)	TR (ms)	TE (ms)
FLAIR T 2w	axial	36	4	230 × 173	8 800	120
SE T 1w	axial	36	4	230 × 173	461	12
DWI	axial	30	4	230 × 230	4 600	88
TSE T 2w	axial	38	3	190 × 190	4 000	104
TSE T 2w	sagittal	30	3	230 × 230	3 100	102
TSE T 2w	koronar	34	3	170 × 170	3 555	104
Kontrastmittelgabe						
TSE T 1w	axial	36	4	230 × 173	584	17
TSE T 1w	koronar	34	3	170 × 170	630	10

DWI: diffusionsgewichtete Bildgebung; FLAIR: Fluid Attenuated Inversion Recovery; FoV: Field of View; SE: Spinecho; T1w: T1-Wichtung; T2w: T2-Wichtung; TE: Echozeit; TR: Repetitionszeit; TSE: Turbospinecho.

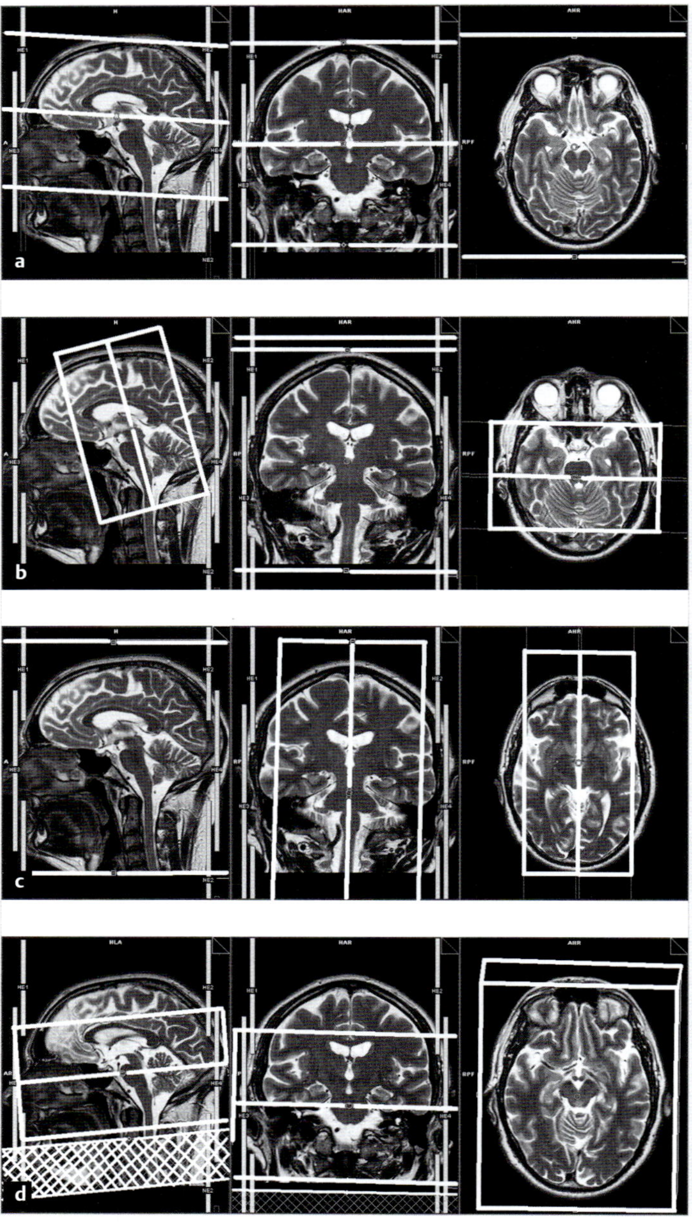

Abb. 3.3 Localizer zur Untersuchung auf Multiple Sklerose/Encephalitis disseminata.

a Axialer Localizer.
b Koronarer Localizer.
c Sagittaler Localizer.
d Axialer Hirnstamm-Localizer.

3.3.2 Hirntumoren, Hirnabszesse, Pilzinfektionen

▸ Tab. 3.4 enthält das Protokoll für die Untersuchung des Schädels auf Tumoren, Abszesse und Pilzinfektionen; die entsprechenden Localizer sind in ▸ Abb. 3.4 dargestellt.

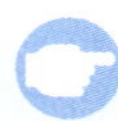

Praxistipp

- Optional sind T 1w- und T 2w-Sequenzen koronar und sagittal 3 mm je nach Voruntersuchung zu erstellen.
- Es sollte immer eine 3. Ebene nach Kontrastmittel gemacht werden, wenn bekannt ist, dass der Patient evtl. operiert oder bestrahlt wird.

Tab. 3.4 Protokoll für die Untersuchung des Schädels auf Tumoren, Abszesse und Pilzinfektionen.

Sequenz	Orientierung	Schichtzahl	Schichtdicke (mm)	FoV (mm)	TR (ms)	TE (ms)
FLAIR T 2w	axial	36	4	230 × 173	8 300	118
SE T 1w	axial	36	4	230 × 173	461	12
DWI	axial	30	4	230 × 230	4 500	88
2D-GRE	axial	28	4	230 × 173	1070	25
TSE T 2w	koronar	34	3	170 × 170	3 555	104
Kontrastmittelgabe						
TSE T 1w	axial	36	4	230 × 173	584	17
TSE T 1w	koronar	25	3	170 × 170	500	10
TSE T 1w	sagittal	26	3	220 × 220	500	10

DWI: diffusionsgewichtete Bildgebung; FLAIR: Fluid Attenuated Inversion Recovery; FoV: Field of View; fs: Fettsättigung; GRE: Gradientenecho; SE: Spinecho; T 1w: T 1-Wichtung; T 2w: T 2-Wichtung; TE: Echozeit; TR: Repetitionszeit; TSE: Turbospinecho.

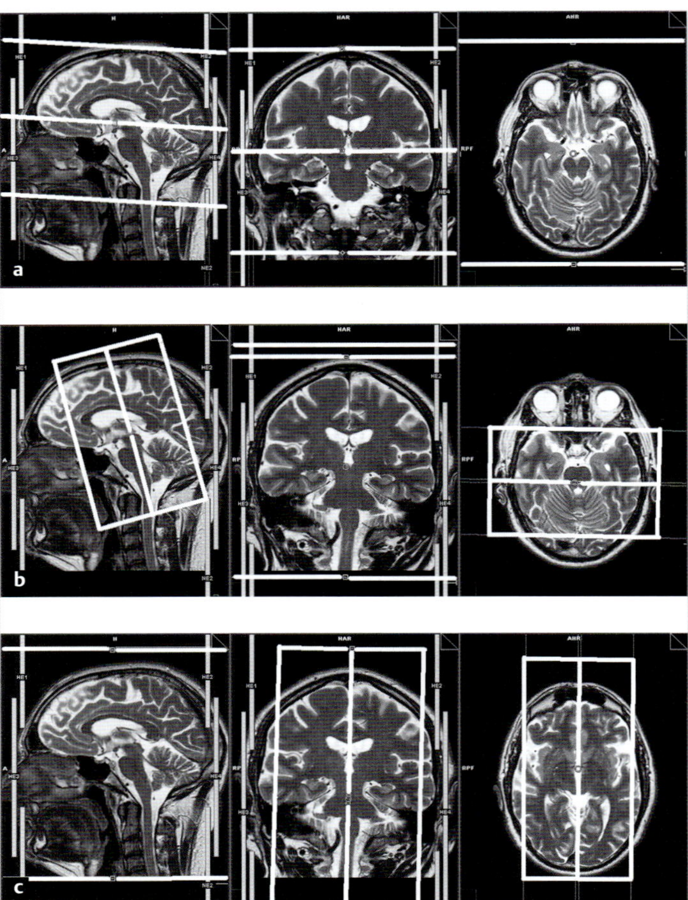

Abb. 3.4 Localizer für die Untersuchung des Schädels auf Tumoren, Abszesse und Pilzinfektionen.
a Axialer Localizer.
b Koronarer Localizer.
c Sagittaler Localizer.

3.3.3 Metastasen-Kurzprogramm

▶ Tab. 3.5 enthält das Protokoll für die Untersuchung des Schädels auf Metastasen; in ▶ Abb. 3.5 werden die entsprechenden Localizer dargestellt.

Tab. 3.5 Protokoll für die Untersuchung des Schädels auf Metastasen.

Sequenz	Orientierung	Schichtzahl	Schichtdicke (mm)	FoV (mm)	TR (ms)	TE (ms)
FLAIR T2w	axial	36	4	230 × 173	8800	118
SE T1w	axial	36	4	230 × 173	461	12
TSE T2w	koronar	45	3	170 × 170	554	9,8
Kontrastmittelgabe						
SE T1w	axial	36	4	230 × 230	584	17
MP-RAGE T1w	sagittal	Slab 1	1	256 × 256	1280	2,36

FLAIR: Fluid Attenuated Inversion Recovery; FoV: Field of View; MP-RAGE: Magnetization Prepared Rapid Acquisition with Gradient Echo; SE: Spinecho; T1w: T1-Wichtung; T2w: T2-Wichtung; TE: Echozeit; TR: Repetitionszeit; TSE: Turbospinecho.

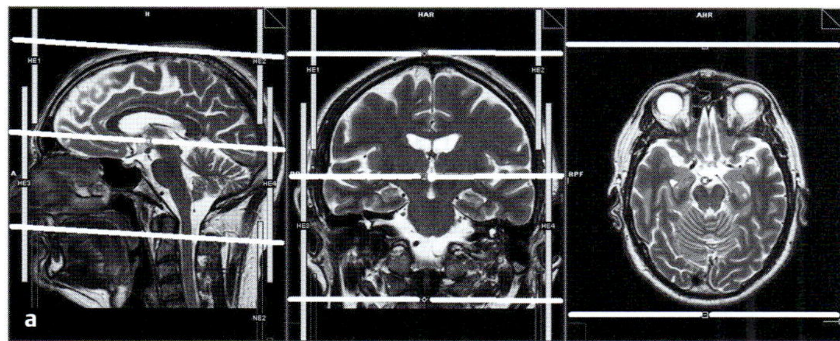

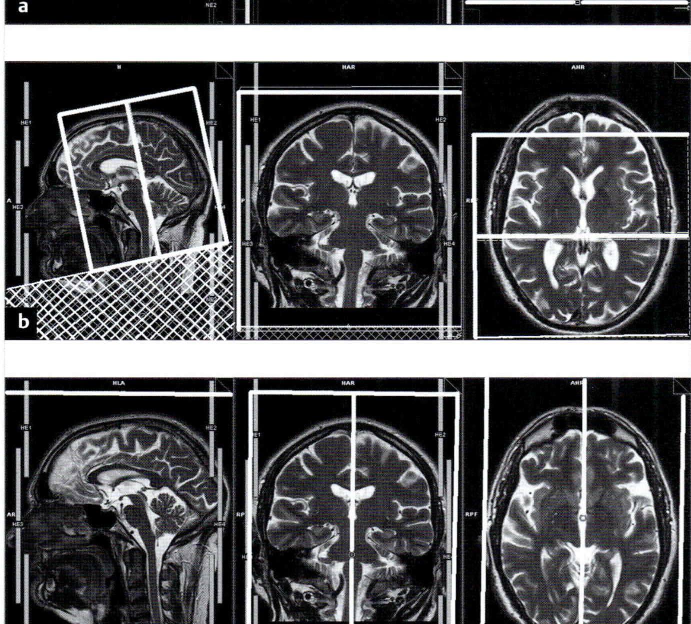

Abb. 3.5 Localizer für die Untersuchung auf Metastasen.
a Axialer Localizer.
b Koronarer Localizer.
c 3-D-Datensatz mit Kippung.

3.3.4 Adrenoleukodystrophie (ALD)

► Tab. 3.6 enthält das Protokoll für die Untersuchung auf Adrenoleukodystrophie (ALD); in ► Abb. 3.6 sind die entsprechenden Localizer dargestellt.

Tab. 3.6 Protokoll für die Untersuchung auf Adrenoleukodystrophie (ALD).

Sequenz	Orientierung	Schichtzahl	Schichtdicke (mm)	FoV (mm)	TR (ms)	TE (ms)
TSE T 2w	sagittal	30	3	200 × 200	6 260	104
SE T 1w	koronar	40	3	170 × 138	455	13
TSE T 2w	axial	44	3	200 × 163	4 540	104
SE T 1w	axial	44	3	200 × 163	500	13
FLAIR T 2w	axial	44	3	200 × 163	8 800	120
SVS	-	-	-	20 × 20 × 20	1500	135
SVS	-	-	-	20 × 20 × 20	1500	30
DWI	axial	24	4	200 × 200	4 200	88
Kontrastmittelgabe						
SE T 1w	axial	44	3	200 × 163	500	13
SE T 1w	koronar	40	3	170 × 138	455	13

DWI: Diffusions-gewichtete Bildgebung; FLAIR: Fluid Attenuated Inversion Recovery; FoV: Field of View; SE: Spinecho; SVS: Single Voxel Spectroscopy; T 1w: T 1-Wichtung; T 2w: T 2-Wichtung; TE: Echozeit; TR: Repetitionszeit; TSE: Turbospinecho.

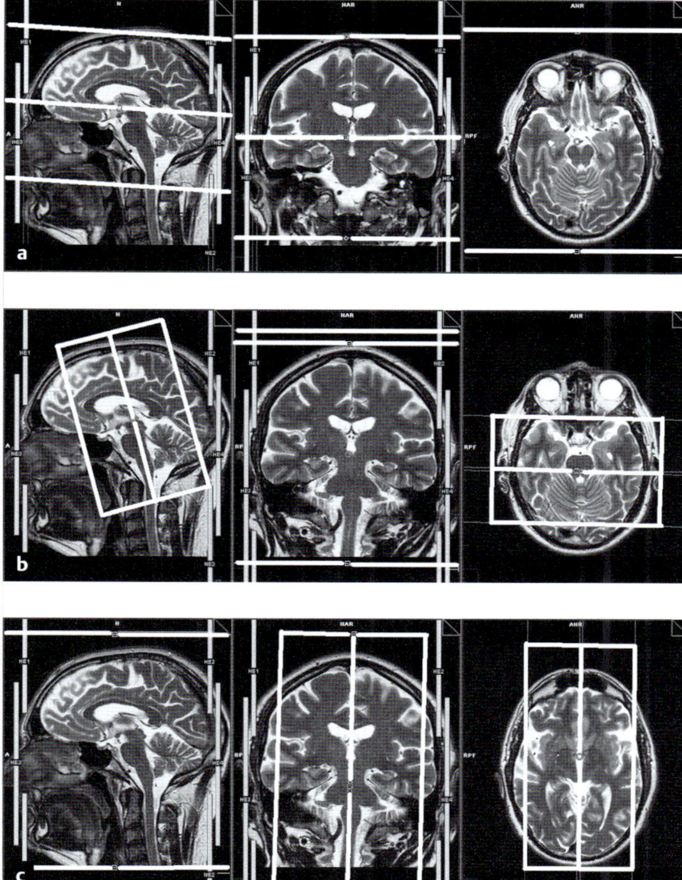

Abb. 3.6 Localizer für die Untersuchung auf Adrenoleukodystrophie (ALD).
a Axialer Localizer.
b Koronarer Localizer.
c Sagittaler Localizer.

3.3.5 Metachromatische Leukodystrophie (MLD)

► Tab. 3.7 enthält das Protokoll zur Untersuchung auf metachromatische Leukodystrophie (MLD); in ► Abb. 3.7 sind die entsprechenden Localizer dargestellt.

Tab. 3.7 Protokoll zur Untersuchung auf metachromatische Leukodystrophie (MLD).

Sequenz	Orientierung	Schichtzahl	Schichtdicke (mm)	FoV (mm)	TR (ms)	TE (ms)
TSE T 2w	sagittal	30	3	200 × 200	6 260	104
TSE T 2w	koronar	40	3	170 × 138	4 200	104
TSE T 2w	axial	44	3	200 × 163	4 540	104
FLAIR T 2w	axial	44	3	200 × 169	8 800	120
MP-RAGE T 1w; 3D	sagittal	Slab 1; 160	1	256 × 256	1210	2,55
SVS	-	-	-	20 × 20 × 20	1500	135
SVS	-	-	-	20 × 20 × 20	1500	30
DTI	axial	45	2,5	200 × 200	7 400	114

DTI: Diffusionstensorbildgebung; FLAIR: Fluid Attenuated Inversion Recovery; FoV: Field of View; MP-RAGE: Magnetization Prepared Rapid Acquisition with Gradient Echo; SVS: Single Voxel Spectroscopy; T 1w: T 1-Wichtung; T 2w: T 2-Wichtung; TE: Echozeit; TR: Repetitionszeit; TSE: Turbospinecho.

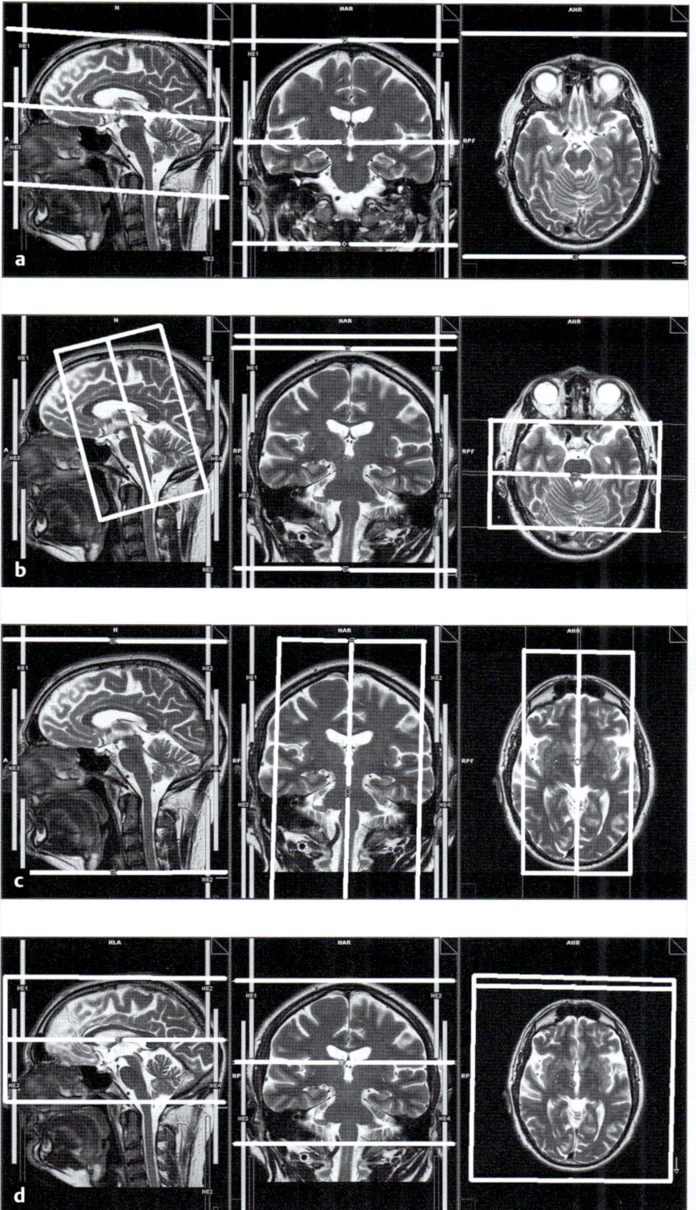

Abb. 3.7 Localizer für die Untersuchung auf metachromatische Leukodystrophie (MLD).
a Axialer Localizer.
b Koronarer Localizer.
c Sagittaler Localizer.
d Diffusionstensorbildgebung (DTI).

3.3.6 Epilepsie

▸ Tab. 3.8 und ▸ Tab. 3.9 enthalten die Protokolle zur Untersuchung bei Epilepsie; in ▸ Abb. 3.8 und ▸ Abb. 3.9 sind die entsprechenden Localizer dargestellt.

Tab. 3.8 Protokoll 1 (Standard) zur Untersuchung bei Epilepsie.

Sequenz	Orientierung	Schichtzahl	Schichtdicke (mm)	FoV (mm)	TR (ms)	TE (ms)
TSE T2w	koronar	30	3,5	170 × 170	6080	102
FLAIR T2w	axial	36	4	230 × 173	8800	120
SE T1w	axial	36	4	230 × 173	461	12
DWI	axial	22	3	230 × 230	5400	94
2D-GRE	axial	28	4	230 × 173	1070	25
IR T1w	koronar	24	3	180 × 180	6500	63
MP-RAGE T1w	sagittal	Slab 1	1	256 × 256	1280	2,36
TSE T2w HR	koronar	26	3	180 × 180	6270	100
FLAIR T2w	koronar	34	3	180 × 180	8000	114
Kontrastmittelgabe						
SE T1w	axial	36	4	230 × 173	584	17
SE T1w	koronar	26	3	180 × 180	609	12

DWI: Diffusions-gewichtete Bildgebung; FLAIR: Fluid Attenuated Inversion Recovery; FoV: Field of View; GRE: Gradientenecho; IR: Inversion Recovery; MP-RAGE: Magnetization Prepared Rapid Acquisition with Gradient Echo; SE: Spinecho; T1w: T1-Wichtung; T2w: T2-Wichtung; TE: Echozeit; TR: Repetitionszeit; TSE: Turbospinecho.

Tab. 3.9 Protokoll 2 zur Untersuchung bei Epilepsie.

Sequenz	Orientierung	Schichtzahl	Schichtdicke (mm)	FoV (mm)	TR (ms)	TE (ms)
MP-RAGE T1w	sagittal	Slab 1; 192	1	256 × 256	1280	2,36
Space T2w; 3D	sagittal	Slab 1; 192	1	250 × 250	3200	381
SWI	axial	36	3,5	230 × 187	49	40
befundorientiert: TSE T2w	koronar	27	3	170 × 170	5600	104

FoV: Field of View; MP-RAGE: Magnetization Prepared Rapid Acquisition with Gradient Echo; SWI: Suszeptabilitätsgewichtete Bildgebung; T1w: T1-Wichtung; T2w: T2-Wichtung; TE: Echozeit; TR: Repetitionszeit; TSE: Turbospinecho.

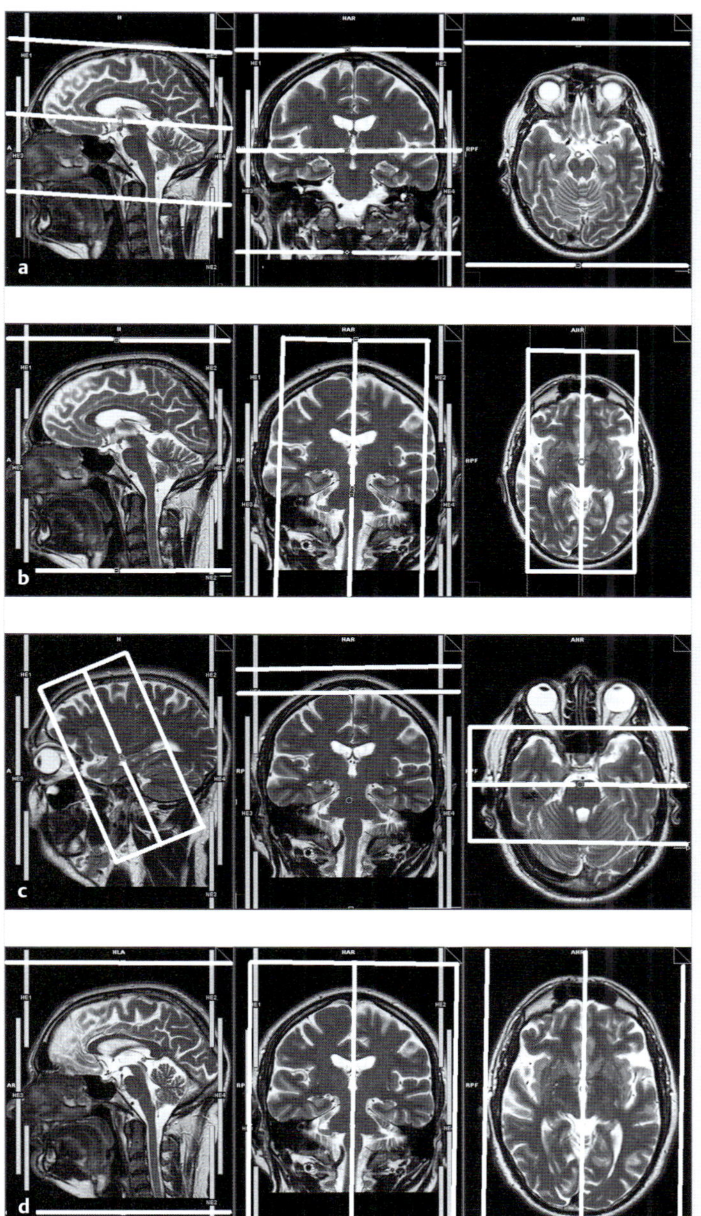

Abb. 3.8 Localizer zu Untersuchung bei Epilepsie (Protokoll 1, Standard-Protokoll).

- **a** Axialer Localizer.
- **b** Sagittaler Localizer.
- **c** Temporallappen, Kippung, senkrecht auf die Sylvi-Fissur.
- **d** MP-RAGE T 1w 3-D.

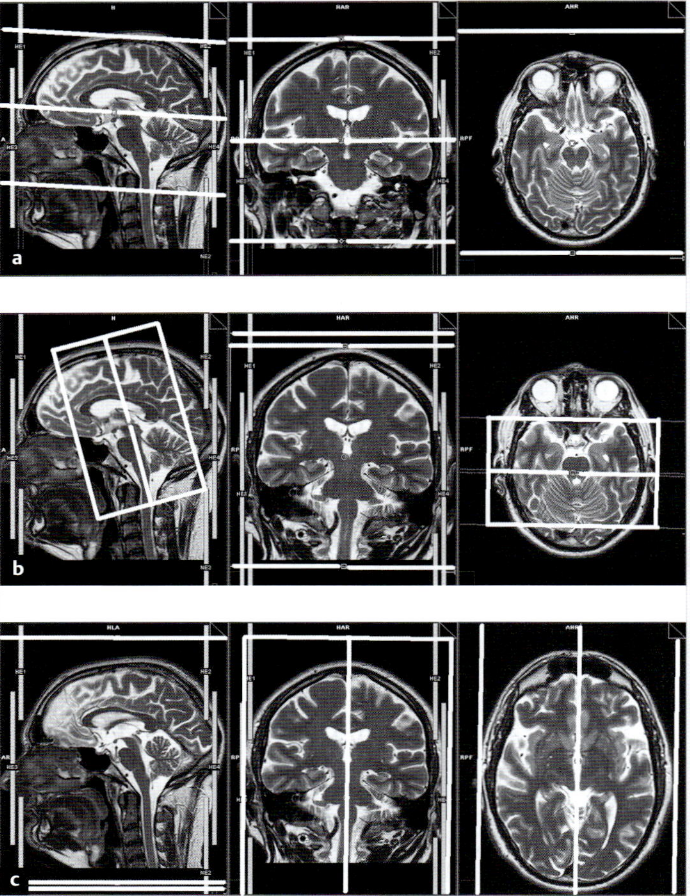

Abb. 3.9 Localizer zu Untersuchung bei Epilepsie (Protokoll 2).
a Axialer Localizer.
b Koronarer Localizer.
c Datensätze mit Kippung (sagittal).

3.4 Hypophyse

3.4.1 Germinom, Prolaktinom, (Mikro-/Makro-)Adenom; Morbus Cushing, Prolaktinämie, Akromegalie, Wachstumshormonmangel

▸ Tab. 3.10 enthält das Protokoll zu Untersuchung der Hypophyse; in ▸ Abb. 3.10 sind die entsprechenden Localizer dargestellt.

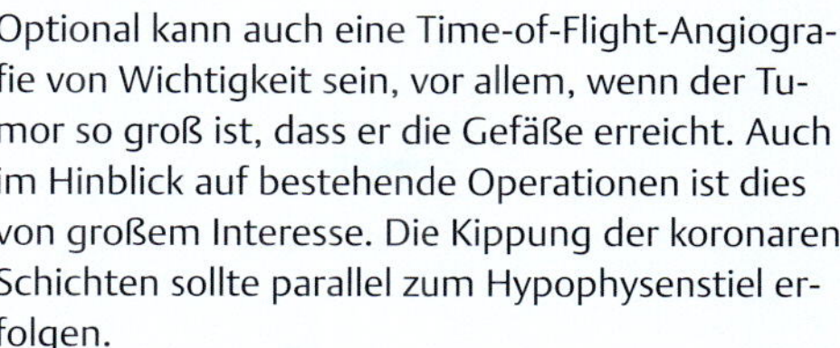

Praxistipp

Optional kann auch eine Time-of-Flight-Angiografie von Wichtigkeit sein, vor allem, wenn der Tumor so groß ist, dass er die Gefäße erreicht. Auch im Hinblick auf bestehende Operationen ist dies von großem Interesse. Die Kippung der koronaren Schichten sollte parallel zum Hypophysenstiel erfolgen.

Bei Verdacht auf ein Mikroadenom, sollte eine Dynamikuntersuchung angeschlossen werden, da die Sella sehr stark Kontrastmittel anreichert und es schwierig ist, differenzialdiagnostisch Mikroadenome auszuschließen.

Tab. 3.10 Protokoll zur Untersuchung der Hypophyse auf Germinome, Prolaktinome und (Mikro-/Makro-)Adenome bei Prolaktinämie, Morbus Cushing, Akromegalie oder Wachstumshormonmangel.

Sequenz	Orientierung	Schichtzahl	Schichtdicke (mm)	FoV (mm)	TR (ms)	TE (ms)
SE T1w	sagittal	19	2	180 × 180	532	13
FLAIR T2w	axial	36	4	230 × 173	8 800	118
SE T1w	axial	36	4	230 × 173	461	12
SE T1w	koronar	19	2	160 × 160	500	13
TSE T2w	koronar	19	2	160 × 160	4 140	98
Kontrastmittelgabe						
SE T1w; Dynamik	koronar	7	2	180 × 180	410	16
SE T1w	koronar	19	2	160 × 160	500	13
SE T1w	sagittal	19	2	180 × 180	550	13
SE T1w	axial	36	4	230 × 173	584	17

FLAIR: Fluid Attenuated Inversion Recovery; FoV: Field of View; SE: Spinecho; T1w: T1-Wichtung; T2w: T2-Wichtung; TE: Echozeit; TR: Repetitionszeit; TSE: Turbospinecho.

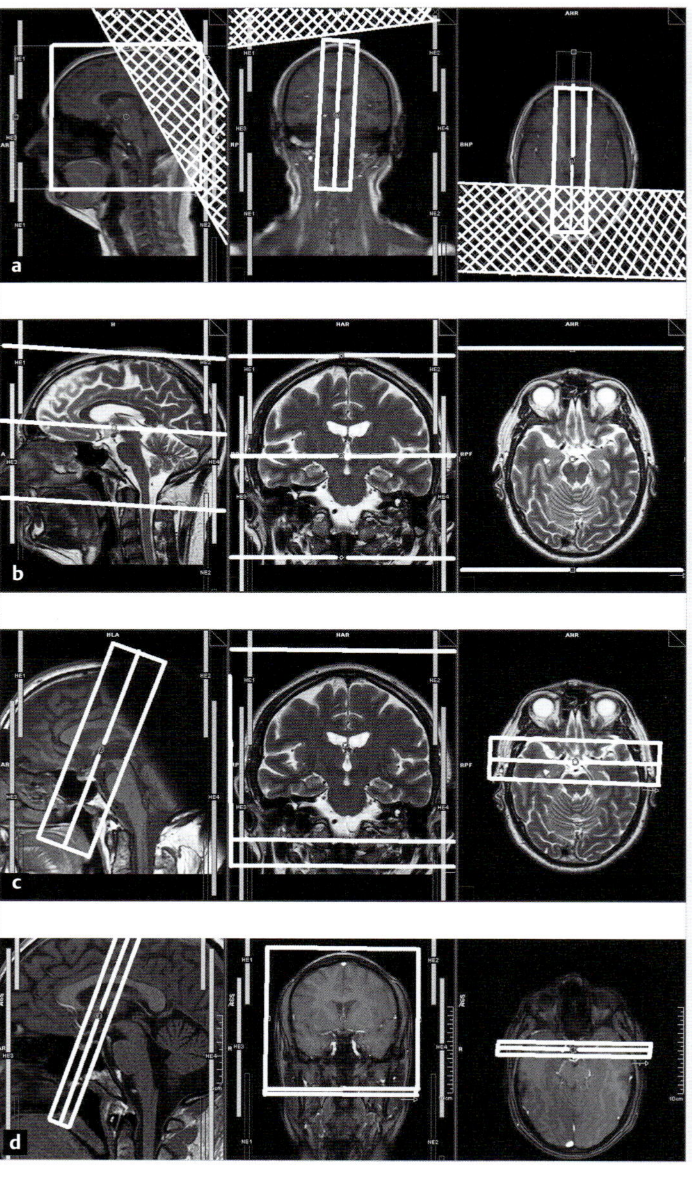

Abb. 3.10 Localizer für die Untersuchung der Hypophyse.
a Sagittaler Localizer.
b Axialer Localizer.
c Koronarer Localizer.
d Dynamik-Localizer.

3.5 Schädelbasis

▶ Tab. 3.11 enthält das Protokoll für die Untersuchung der Schädelbasis; in ▶ Abb. 3.11 sind die entsprechenden Localizer dargestellt.

Praxistipp

Wichtig ist die genaue Erörterung des Befundes, da Schädelbasisuntersuchungen sehr komplex sein können. Es ist auch von Vorteil, wenn gute anatomische Kenntnisse bestehen.

Bei ungenauen Fragestellungen kann es hilfreich sein, eine STIR-Sequenz sagittal über den gesamten Zielbereich zu fahren. Diese ist sehr sensitiv für Tumoren bzw. Ödeme und Entzündungen. Eventuell ist der Befund damit besser lokalisierbar.

Tab. 3.11 Protokoll für die Untersuchung der Schädelbasis.

Sequenz	Orientierung	Schichtzahl	Schichtdicke (mm)	FoV (mm)	TR (ms)	TE (ms)
FLAIR T 2w	axial	36	4	230 × 173	8 800	118
SE T 1w	axial	36	4	230 × 173	461	12
TSE T 2w	sagittal	30	3	220 × 220	5 190	104
TSE T 2w	axial	24	3	160 × 160	5 000	104
SE T 1w	axial	24	3	160 × 160	560	13
TSE T 2w	koronar	27	3	170 × 170	5 600	104
Kontrastmittelgabe						
SE T 1w	axial	36	4	230 × 173	584	17
TSE T 1w fs	axial	24	3	160 × 160	547	12
TSE T 1w fs	koronar	27	3	170 × 170	638	12
Optional bei Prä-Op-Untersuchung						
TSE T 1w fs	sagittal	30	3	220 × 220	683	12

FLAIR: Fluid Attenuated Inversion Recovery; FoV: Field of View; fs: Fettsättigung; SE: Spinecho; T 1w: T 1-Wichtung; T 2w: T 2-Wichtung; TE: Echozeit; TR: Repetitionszeit; TSE: Turbospinecho.

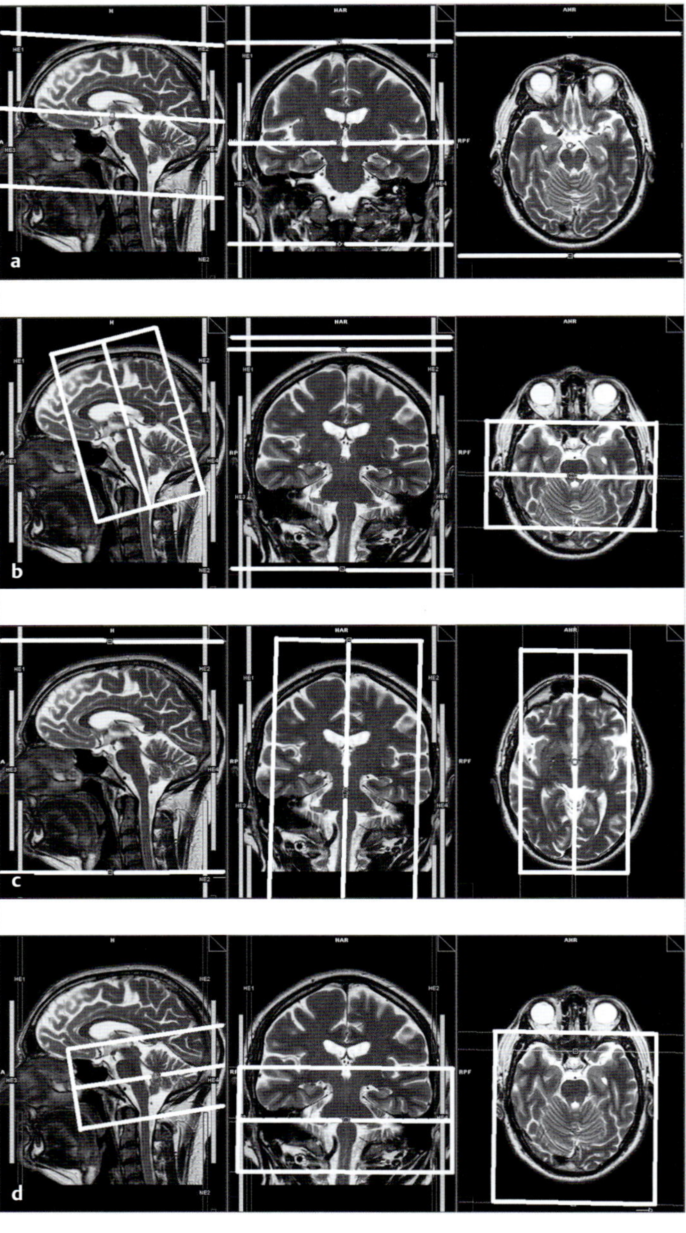

Abb. 3.11 Localizer für die Untersuchung der Schädelbasis.
a Axialer Localizer.
b Koronarer Localizer.
c Sagittaler Localizer.
d Dünnschichtaufnahme, befundorientiert.

3.5.1 Akustikusneurinom, Vestibularisschwannom, Glomus-tympanicum-Tumor, Kleinhirnbrückenwinkeltumor, Morbus Menière

▶ Tab. 3.12 enthält das Protokoll zur Untersuchung auf Akustikusneurinom, Vestibularisschwannom, Glomus-tympanicum-Tumor, Kleinhirnbrückenwinkeltumor und Morbus Menière; ▶ Abb. 3.12 zeigt die entsprechenden Localizer.

Praxistipp

Der koronare T 2w-Localizer dient zur genaueren Planung der axialen Schichten. So können diese exakt parallel auf den inneren Gehörgang gelegt werden.

Tab. 3.12 Protokoll zur Untersuchung auf Akustikusneurinom, Vestibularisschwannom, Glomus-tympanicum-Tumor, Kleinhirnbrückenwinkeltumor und Morbus Menière.

Sequenz	Orientierung	Schichtzahl	Schichtdicke (mm)	FoV (mm)	TR (ms)	TE (ms)
TSE T 2w	koronar	11	3	200 × 200	2420	95
FLAIR T 2w	axial	36	4	230 × 173	8 800	120
SE T 1w	axial	36	4	230 × 173	461	12
TSE T 1w	axial	19	2	160 × 160	542	13
TSE T 2w	axial	19	2	160 × 160	6 720	119
Kontrastmittelgabe						
SE T 1w	axial	19	2	160 × 160	616	17
SE T 1w	koronar	19	2	160 × 160	520	15
SE T 1w	axial	36	4	230 × 173	584	17
true FISP T 2w	axial	Slab 1; 60	0,6	180 × 180	9,56	4,78

FISP: Fast Imaging with Steady State Precession; FLAIR: Fluid Attenuated Inversion Recovery; FoV: Field of View; SE: Spinecho; T 1w: T 1-Wichtung; T 2w: T 2-Wichtung; TE: Echozeit; TR: Repetitionszeit; TSE: Turbospinecho.

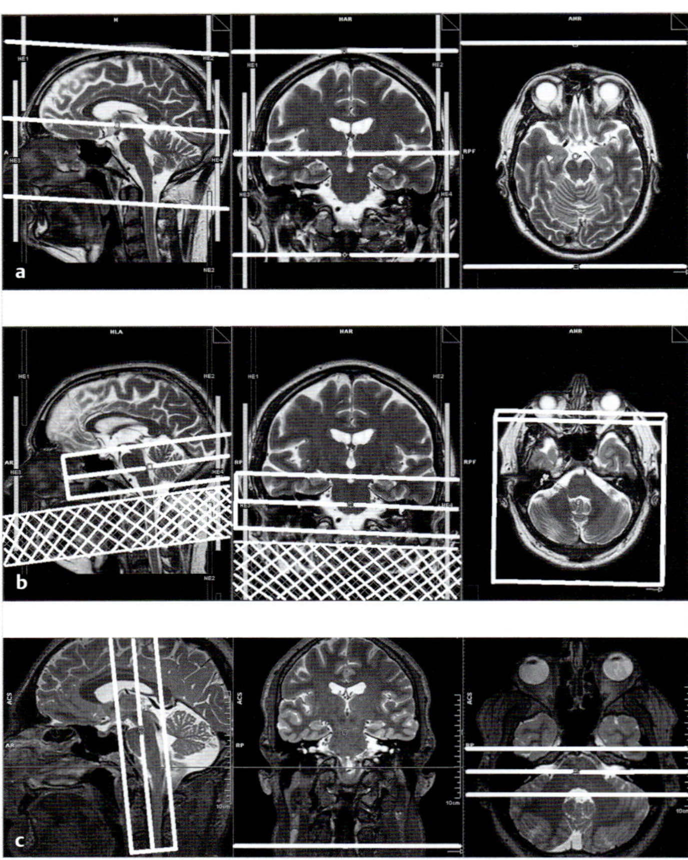

Abb. 3.12 Localizer zur Untersuchung auf Akustikusneurinom (AKN), Vestibularisschwannom, Glomus-tympanicum-Tumor, Kleinhirnbrückenwinkeltumor und Morbus Menière.

a Axialer Localizer.
b Axialer AKN-Localizer.
c Koronarer Localizer.

3.5.2 Kraniopharyngeom und Keilbeinflügelmeningeom

▸ Tab. 3.13 enthält das Protokoll zur Untersuchung auf Kraniopharyngeom und Keilbeinflügelmeningeom; in ▸ Abb. 3.13 sind die entsprechenden Localizer dargestellt.

Praxistipp

- Bei Verdacht auf ein **Kraniopharyngiom**: T 1w-sagittal 2 mm nativ und nach Kontrastmittel sagittal mit Fettsättigung. Diese Untersuchung ähnelt sehr stark einer Hypophysenuntersuchung, nur dass bei Verdacht auf ein Kraniopharyngeom Kontrastmittelaufnahmen mit Fettsättigung gemacht werden sollten.
- Bei Verdacht auf ein **Keilbeinflügelmeningeom**: Die Untersuchung ähnelt stark derjenigen der Orbita, da der Tumor häufig an das Chiasma opticum grenzt. Das Keilbein (Os sphenoidale) ist einer der Knochen des Hirnschädels. Es liegt im mittleren Schädelbereich und formt den hinteren Teil der Augenhöhle/Orbita. Zusammen mit dem Hinterhauptbein (Os occipitale) und dem Schläfenbein (Os temporale) auch die Schädelbasis.

Tab. 3.13 Protokoll zur Untersuchung auf Kraniopharyngeom und Keilbeinflügelmeningeom.

Sequenz	Orientierung	Schichtzahl	Schichtdicke (mm)	FoV (mm)	TR (ms)	TE (ms)
TSE T 2w	sagittal	25	3	220 × 220	5 070	102
FLAIR T 2w	axial	36	4	230 × 173	8 800	120
SE T 1w	axial	36	4	230 × 173	461	12
SE T 1w	axial	25	3	170 × 170	568	13
TSE T 2w	axial	25	3	170 × 170	5 160	104
TSE T 2w	koronar	30	3	170 × 170	6 190	104
Kontrastmittelgabe						
TSE T 1w fs	koronar	30	3	170 × 170	563	10
TSE T 1w fs	axial	25	3	170 × 170	506	10
SE T 1w	axial	36	4	230 × 173	584	17

FLAIR: Fluid Attenuated Inversion Recovery; FoV: Field of View; fs: Fettsättigung; SE: Spinecho; T 1w: T 1-Wichtung; T 2w: T 2-Wichtung; TE: Echozeit; TR: Repetitionszeit; TSE: Turbospinecho.

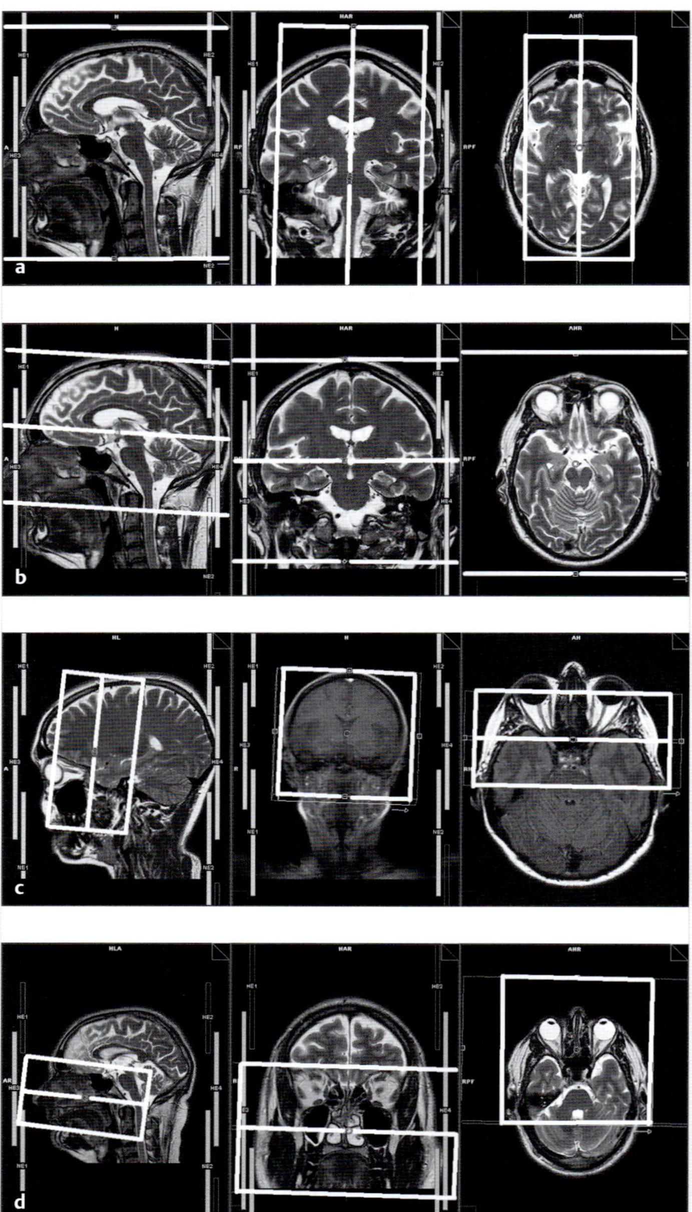

Abb. 3.13 Localizer zur Untersuchung auf Kraniopharyngeom und Keilbeinflügelmeningeom

- **a** Sagittaler Localizer.
- **b** Axialer Localizer.
- **c** Koronarer Localizer, befundorientiert.
- **d** Axialer Localizer, befundorientiert.

3.5.3 Glomus- und Parotistumoren

▶ Tab. 3.14 enthält das Protokoll zur Untersuchung auf Glomus- und Parotistumoren; ▶ Abb. 3.14 zeigt die entsprechenden Localizer.

Praxistipp

Bei **Glomustumoren** unterscheidet man 4 verschiedene Unterarten im Kopf-Hals-Bereich:

- Glomus caroticum: Karotisgabeltumor, an der Karotisgabel
- Glomus jugulare: am parasympathischen Paraganglion in der Fossa jugularis
- Glomus tympanicum: im Mittelohr, in den N. tympanicus eingelagertes Paraganglion
- N. vagus: vagales Paragangliom, am Foramen jugulare der Schädelbasis

Entsprechend der Fragestellung muss die Schichtdicke angeglichen werden, z. B. sollte bei **Glomus-tympanicum-Tumoren** auf das AKN-Protokoll (S. 111) zurückgegriffen werden, welches mit 2-mm-Schichtdicke gefahren wird.

Da Glomustumoren stark vaskularisiert sein können, sollte zusätzlich eine **Halsangiografie** erfolgen, um den Nidus darstellen zu können.

Tab. 3.14 Protokoll zur Untersuchung auf Glomus- und Parotistumoren.

Sequenz	Orientierung	Schichtzahl	Schichtdicke (mm)	FoV (mm)	TR (ms)	TE (ms)
TSE T2w	sagittal	33	3	230 × 230	6690	113
FLAIR T2w	axial	36	4	230 × 173	8800	120
SE T1w	axial	36	4	230 × 173	461	12
SE T1w	axial	39	3	180 × 180	465	13
TSE T2w	koronar	33	3	160 × 160	6810	104
TSE T2w	axial	39	3	180 × 180	4130	104
Kontrastmittelgabe						
TSE T1w fs	axial	39	3	180 × 180	568	9,8
TSE T1w fs	koronar	33	3	160 × 160	624	9,8
SE T1w	axial	36	4	230 × 173	584	17
SE T1w	sagittal	33	3	230 × 230	450	13

FLAIR: Fluid Attenuated Inversion Recovery; FoV: Field of View; fs: Fettsättigung; SE: Spinecho; T1w: T1-Wichtung; T2w: T2-Wichtung; TE: Echozeit; TR: Repetitionszeit; TSE: Turbospinecho.

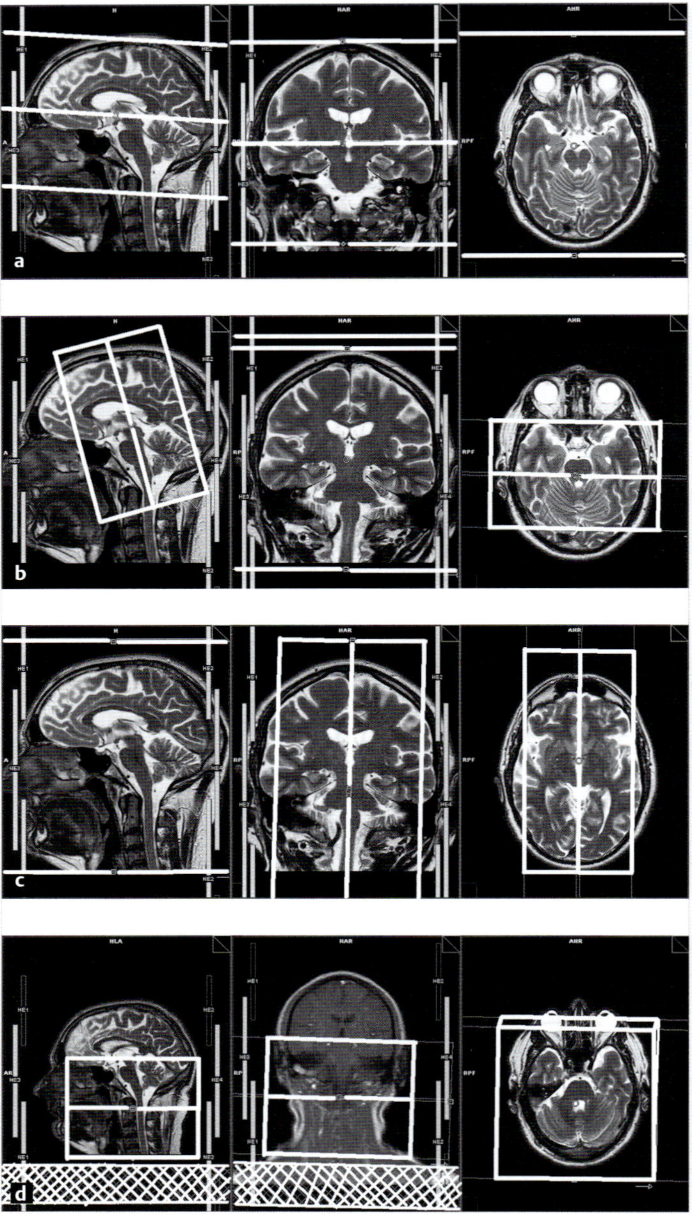

Abb. 3.14 Localizer zur Untersuchung auf Glomus- und Parotistumoren.
a Axialer Localizer.
b Koronarer Localizer.
c Sagittaler Localizer.
d Dünnschichtaufnahme, befundorientiert.

3.6 Orbitae

3.6.1 Sinus cavernosus, endokrine Orbitopathie, Lymphom, Aderhautmelanom, Optikusscheidenmeningeom, NNO (Neuritis nervi optici), Tolosa-Hunt-Syndrom

▶ Tab. 3.15 enthält das Protokoll für die Untersuchung der Orbita und des Sinus cavernosus auf endokrine Orbitopathie, Lymphom, Aderhautmelanom, Optikusscheidenmeningeom, NNO (Neuritis nervi optici) und Tolosa-Hunt-Syndrom; die entsprechenden Localizer sind in ▶ Abb. 3.15 dargestellt.

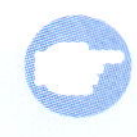

Praxistipp

- Bei **Aderhautmelanom** oder **endokriner Orbitopathie** sollte die komplette Orbita inklusive dem Bulbus dargestellt sein.
- Bei der Frage nach einer **NNO** sollte eine normale T 2w-sagittale 3 mm anstatt einer schnellen sagittalen Planungsmessung erfolgen.
- Bei **Retinoblastom**-Untersuchungen sollte darauf geachtet werden, dass bei den Spezialmessungen der Orbita **nur** die Ringspule angewählt ist, die anderen Spulensegmente müssen abgewählt sein. Es sollte bei diesen Messungen auch immer die Seitenbezeichnung in der Sequenz angegeben werden. Die Patienten sollten in jedem Fall in Narkose untersucht werden. Jeder Mensch hat unterschiedlich starke Augenbewegungen und nur, wenn die Patienten relaxiert werden, hören diese auf und es kann ein besseres Ergebnis erzielt werden.

Tab. 3.15 Protokoll zu Untersuchung der Orbitae auf Sinus cavernosus, endokrine Orbitopathie, Lymphom, Aderhautmelanom, Optikusscheidenmeningeom, NNO (Neuritis nervi optici), Tolosa-Hunt-Syndrom.

Sequenz	Orientierung	Schichtzahl	Schichtdicke (mm)	FoV (mm)	TR (ms)	TE (ms)
TSE T 2w	sagittal	19	4	220 × 220	4 260	94
FLAIR T 2w	axial	36	4	230 × 173	8 800	144
SE T 1w	axial	36	4	230 × 173	461	12
TSE T 2w	koronar	24	3	160 × 160	5 330	112
SE T 1w	axial	19	2	160 × 160	450	13
TSE T 2w	axial	19	2	160 × 160	4 140	109
Kontrastmittelgabe						
TSE T 1w fs	axial	19	2	160 × 160	584	10
TSE T 1w fs	koronar	24	3	160 × 160	677	9,7
TSE T 1w	axial	36	4	230 × 173	584	17
DWI	axial	13	3	200 × 200	3 500	94

DWI: diffusionsgewichtete Bildgebung; FLAIR: Fluid Attenuated Inversion Recovery; FoV: Field of View; fs: Fettsättigung; SE: Spinecho; T 1w: T 1-Wichtung; T 2w: T 2-Wichtung; TE: Echozeit; TR: Repetitionszeit; TSE: Turbospinecho.

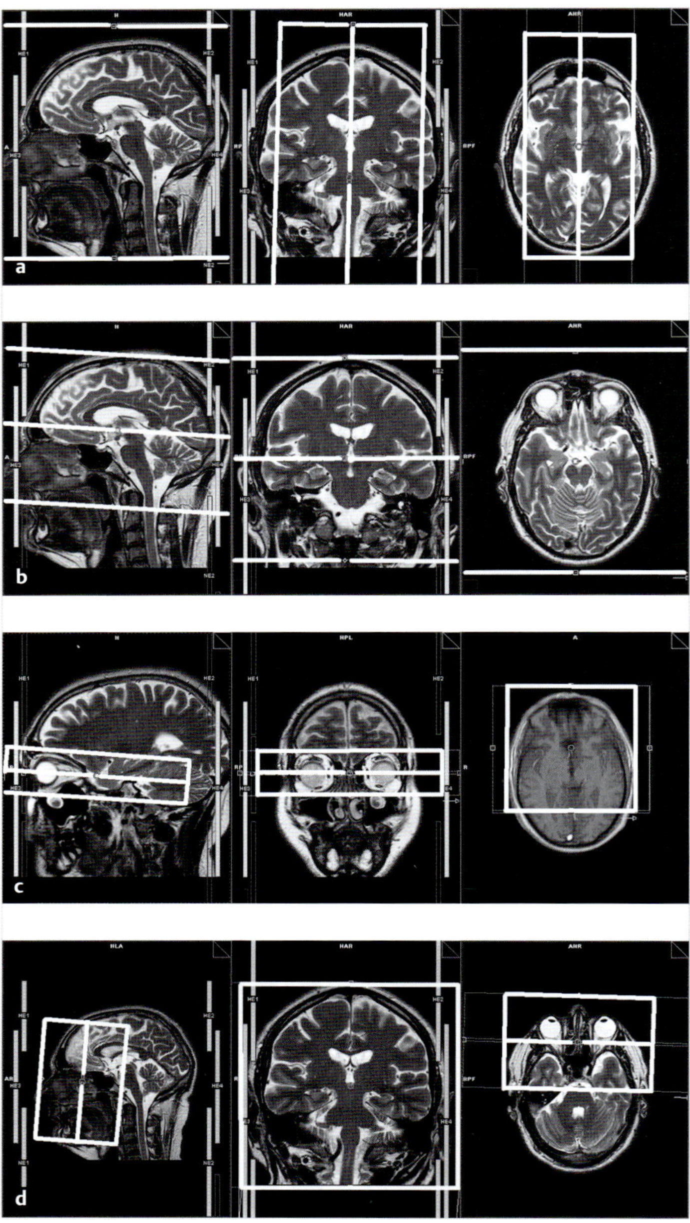

Abb. 3.15 Localizer zur Untersuchung der Orbitae auf Sinus cavernosus, endokrine Orbitopathie, Lymphom, Aderhautmelanom, Optikusscheidenmeningeom, NNO (Neuritis nervi optici) und Tolosa-Hunt-Syndrom.

a Sagittaler Localizer.
b Axialer Localizer.
c Axialer Localizer.
d Koronarer Localizer.

3.6.2 Retinoblastom

▶ Tab. 3.16 enthält das Protokoll für die Untersuchung auf ein Retinoblastom; die entsprechenden Localizer sind in ▶ Abb. 3.16 dargestellt.

Tab. 3.16 Protokoll zu Untersuchung auf ein Retinoblastom.

Sequenz	Orientierung	Schichtzahl	Schichtdicke (mm)	FoV (mm)	TR (ms)	TE (ms)
TSE T2w	sagittal	24	3	200 × 200	4555	96
FLAIR T2w	axial	36	4	230 × 173	8800	144
SE T1w	axial	36	4	230 × 173	461	12
TSE T2w	koronar	24	3	160 × 160	5330	112
SE T1w	axial	19	2	160 × 160	450	13
TSE T2w	axial	19	2	160 × 160	4140	109
SE T1w einseitig	axial	18	2	109 × 75	520	16
TSE T2w einseitig	axial	18	2	109 × 75	5100	165
Kontrastmittel						
TSE T1w einseitig fs	sagittal	10	2,3	109 × 82	613	24
SE T1w einseitig fs	axial	18	2	109 × 75	541	24
TSE T1w fs	axial	19	2	160 × 160	584	10
TSE T1w fs	koronar	24	3	160 × 160	677	9,7
TSE T1w	axial	36	4	230 × 173	584	17

FLAIR: Fluid Attenuated Inversion Recovery; FoV: Field of View; fs: Fettsättigung; SE: Spinecho; T1w: T1-Wichtung; T2w: T2-Wichtung; TE: Echozeit; TR: Repetitionszeit; TSE: Turbospinecho.

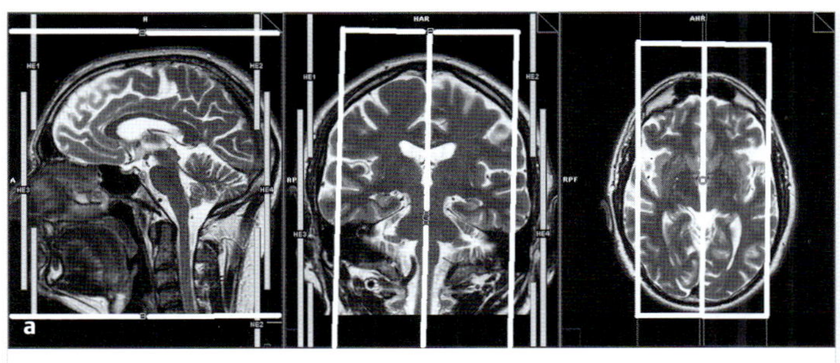

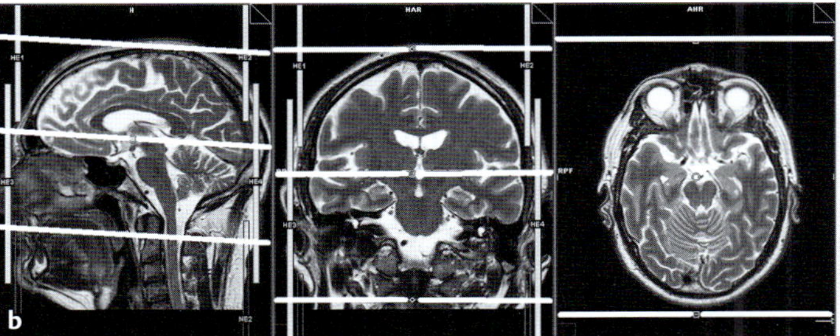

Abb. 3.16 Localizer für die Retinoblastom-Untersuchung.
a Sagittaler Localizer.
b Axialer Localizer.

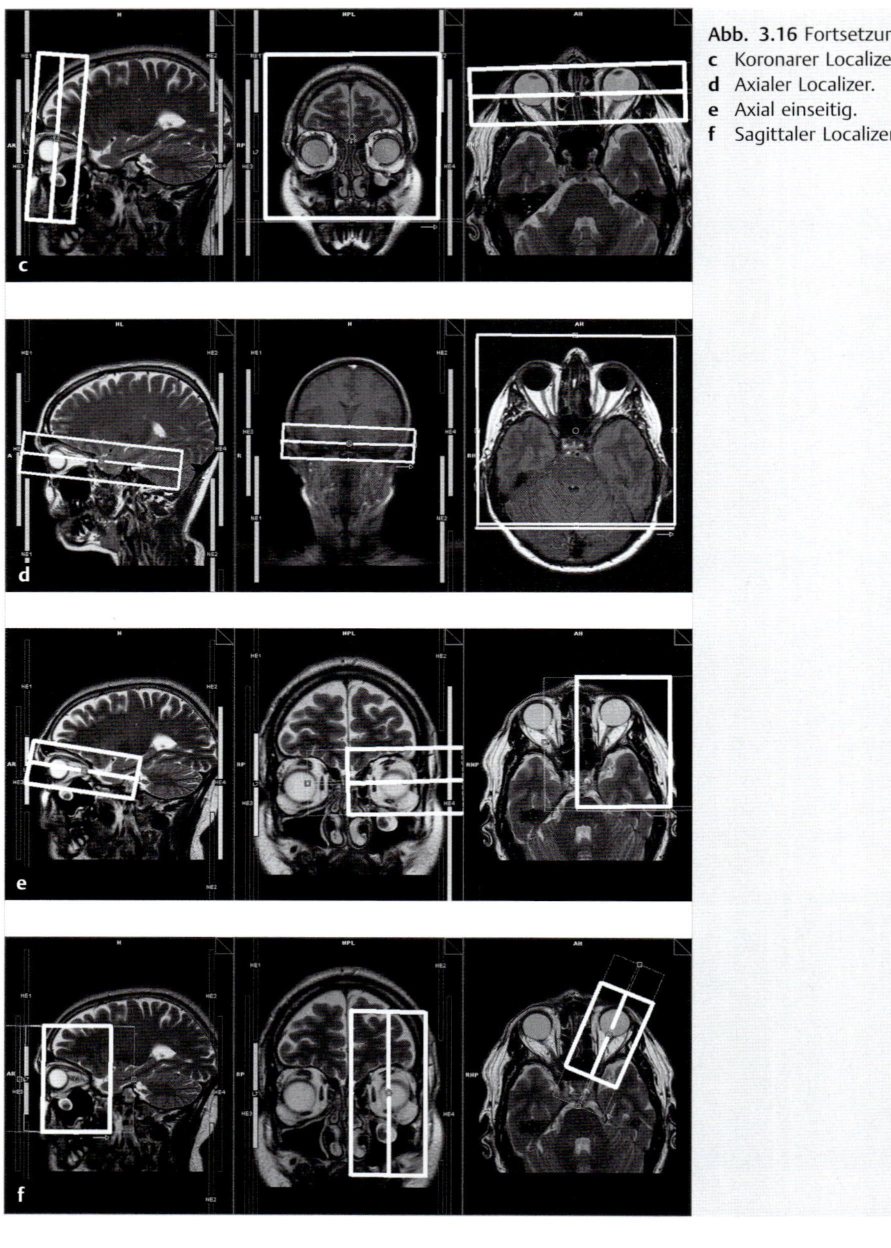

Abb. 3.16 Fortsetzung.
c Koronarer Localizer beidseits.
d Axialer Localizer.
e Axial einseitig.
f Sagittaler Localizer einseitig.

3.7 Gesichtsschädel und Nasennebenhöhlen

► Tab. 3.17 enthält das Protokoll für die Untersuchung des Gesichtsschädels und der Nasennebenhöhlen; ► Abb. 3.17 zeigt die entsprechenden Localizer.

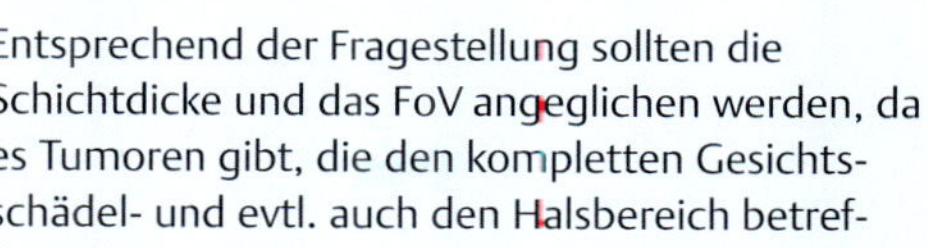

Praxistipp

Entsprechend der Fragestellung sollten die Schichtdicke und das FoV angeglichen werden, da es Tumoren gibt, die den kompletten Gesichtsschädel- und evtl. auch den Halsbereich betreffen.

Tab. 3.17 Protokoll für die Untersuchung des Gesichtsschädels und der Nasennebenhöhlen.

Sequenz	Orientierung	Schichtzahl	Schichtdicke (mm)	FoV (mm)	TR (ms)	TE (ms)
TSE T 2w	sagittal	33	3	230 × 230	6 690	113
FLAIR T 2w	axial	36	4	230 × 173	8 800	120
SE T 1w	axial	36	4	230 × 173	461	12
SE T 1w	axial	39	3	180 × 180	465	13
TSE T 2w	koronar	33	3	210 × 210	6 810	104
TSE T 2w	axial	39	3	180 × 180	4 130	104
Kontrastmittelgabe						
TSE T 1w fs	axial	39	3	180 × 180	568	9,8
TSE T 1w fs	koronar	33	3	210 × 210	624	9,8
TSE T 1w fs	sagittal	33	3	230 × 230	624	9,8
SE T 1w	axial	36	4	230 × 173	584	17

FLAIR: Fluid Attenuated Inversion Recovery; FoV: Field of View; fs: Fettsättigung; SE: Spinecho; T 1w: T 1-Wichtung; T 2w: T 2-Wichtung; TE: Echozeit; TR: Repetitionszeit; TSE: Turbospinecho.

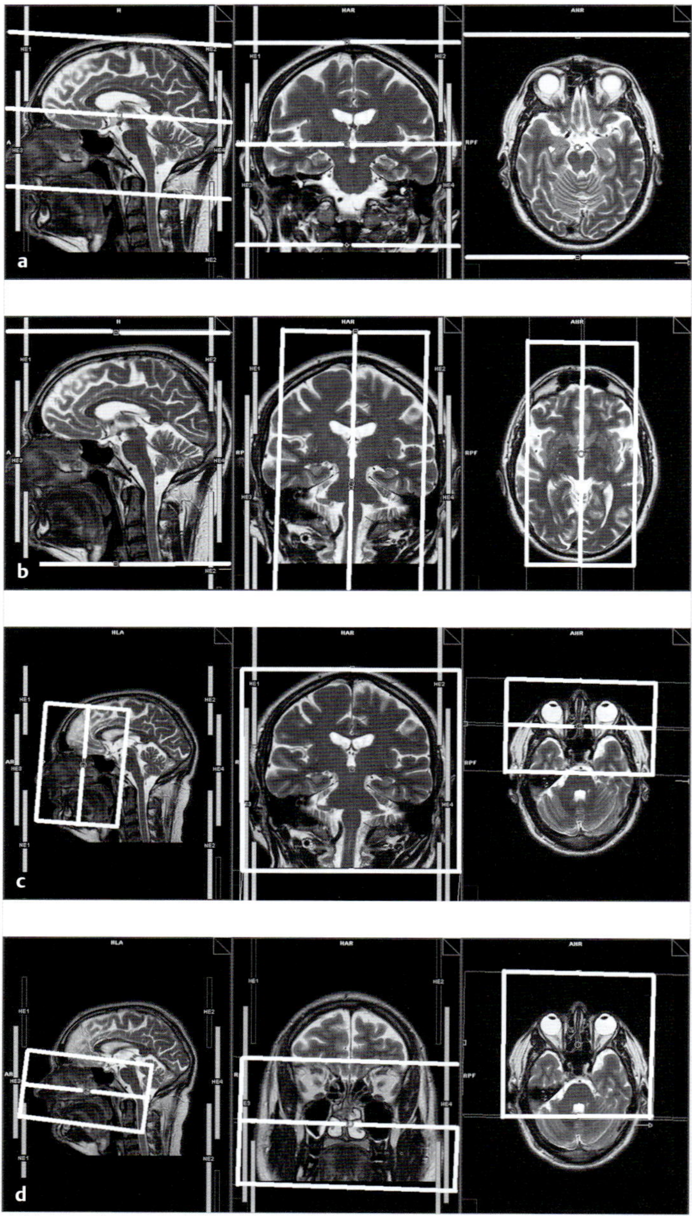

Abb. 3.17 Localizer für die Untersuchung des Gesichtsschädels und der Nasennebenhöhlen
a Axialer Localizer.
b Sagittaler Localizer.
c Koronarer Localizer.
d Axialer Localizer.

3.8 Halsuntersuchung, Schädel-Hals-Untersuchung

► Tab. 3.18 enthält das Protokoll für die (Schädel-) Hals-Untersuchung.; ► Abb. 3.18 zeigt die entsprechenden Localizer.

Tab. 3.18 Protokoll für die (Schädel-)Hals-Untersuchung.

Sequenz	Orientierung	Schichtzahl	Schichtdicke (mm)	FoV (mm)	TR (ms)	TE (ms)
TSE T2w	sagittal	34	3	240 × 240	3500	102
FLAIR T2w	axial	36	4	230 × 230	8800	120
SE T1w	axial	36	4	230 × 230	461	12
TSE T1w	koronar	36	3	230 × 230	660	9,6
STIR T2w	axial	40	3	180 × 180	6050	60
STIR T2w	koronar	36	3	230 × 230	5401	59
Kontrastmittelgabe						
TSE T1w fs	axial	40	3	180 × 180	570	9,8
TSE T1w fs	koronar	36	3	230 × 230	675	9,6
TSE T1w fs	sagittal	34	3	240 × 240	675	9,6
SE T1w	axial	36	4	230 × 230	584	17

FLAIR: Fluid Attenuated Inversion Recovery; FoV: Field of View; fs: Fettsättigung; SE: Spinecho; STIR: Short-Tau Inversion Recovery; T1w: T1-Wichtung; T2w: T2-Wichtung; TE: Echozeit; TR: Repetitionszeit; TSE: Turbospinecho.

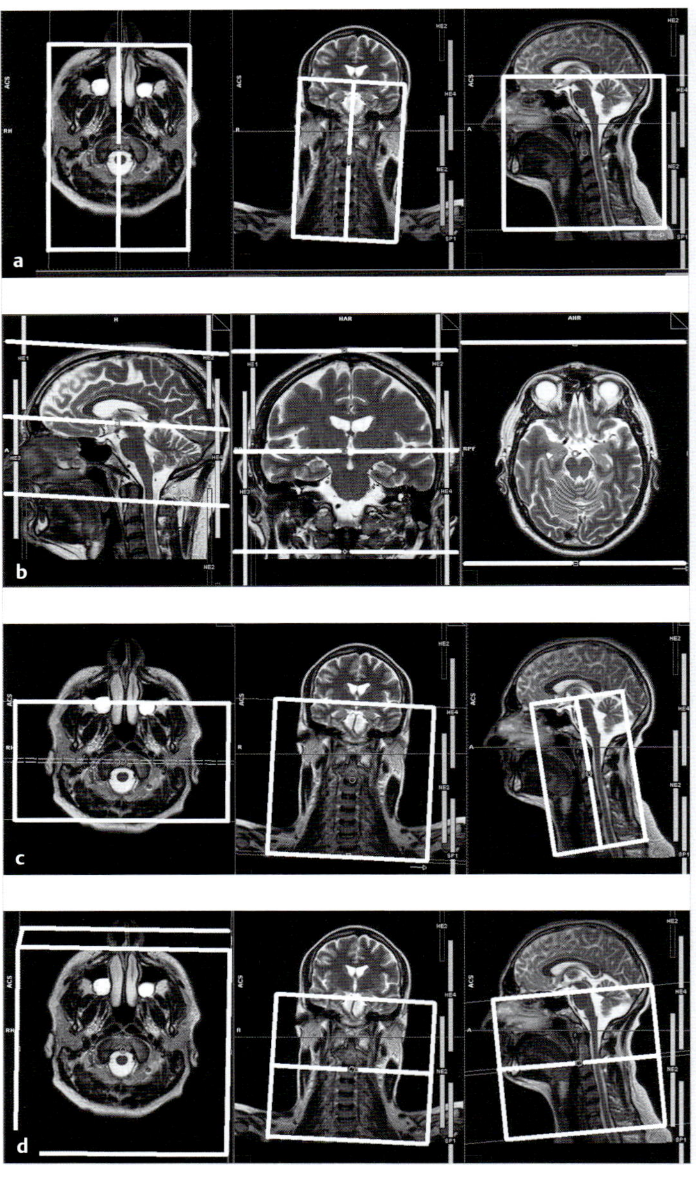

Abb. 3.18 Localizer für die (Schädel-) Hals-Untersuchung.
a Sagittaler Localizer.
b Axialer Zerebrum-Localizer.
c Koronarer Localizer.
d Axialer Localizer.

3.9 Gefäße

3.9.1 Stroke und Hirnstammischämie

▸ Tab. 3.19 zeigt das Protokoll für die Untersuchung auf Stroke und Hirnstammischämie; in ▸ Abb. 3.19 sind die entsprechenden Localizer dargestellt.

Praxistipp

Es muss immer eine Leermessung von der Halsangiografie erfolgen, um ein Subtraktionsbild erstellen zu können, erst dann werden mit einem Fluss von 1,5 ml/s 12 ml Kontrastmittel (bei dem ein sehr gutes Ergebnis erzielt werden kann) die KM-Angio durchgeführt. Die Messung sollte gestartet werden, sobald das Kontrastmittel vom Aortenbogen in die Karotis übergeht.

Tab. 3.19 Protokoll für die Untersuchung auf Stroke und Hirnstammischämie.

Sequenz	Orientierung	Schichtzahl	Schichtdicke (mm)	FoV (mm)	TR (ms)	TE (ms)
DWI	axial	30	4	230 × 230	4600	88
FLAIR T2w	axial	36	4	230 × 173	8800	120
SE T1w	axial	36	4	230 × 173	461	12
3D-TOF-MRA	axial	Slab 5	3	210 × 169	24	7
TSE T2w	axial	22	3	170 × 170	4700	107
DWI	axial	22	3	200 × 200	5400	94
2D-GRE	axial	28	4	230 × 173	1070	25
Kontrastmittelgabe						
CE-MRA	koronar	Slab 1	0,8	320 × 280	3,64	1,24
TSE T1w	axial	36	4	230 × 173	584	17

CE-MRA: kontrastverstärkte Magnetresonanzangiografie; DWI: diffusionsgewichtete Bildgebung; FLAIR: Fluid Attenuated Inversion Recovery; FoV: Field of View; GRE: Gradientenecho; SE: Spinecho; T1w: T1-Wichtung; T2w: T2-Wichtung; TE: Echozeit; TOF-MRA: Time-of-Flight-Magnetresonanzangiografie; TR: Repetitionszeit; TSE: Turbospinecho.

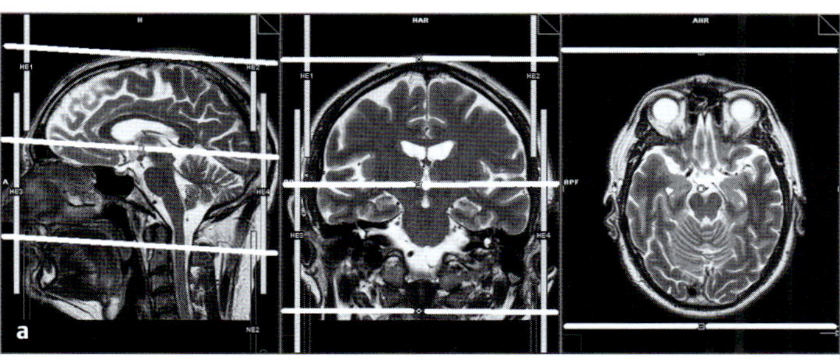

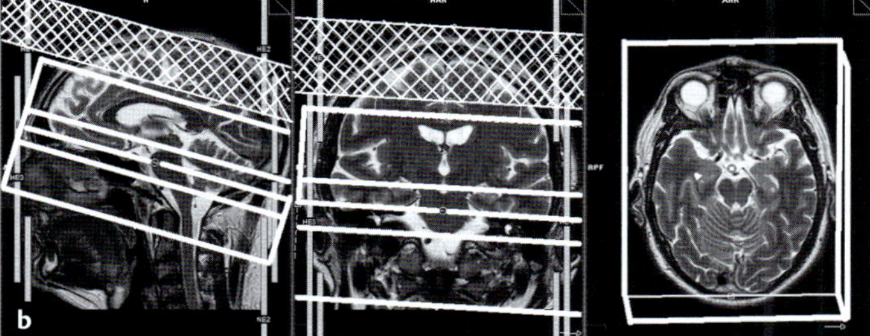

Abb. 3.19 Localizer für die Untersuchung auf Stroke und Hirnstammischämie.

a Axialer Localizer.

b Angio-TOF-Localizer.

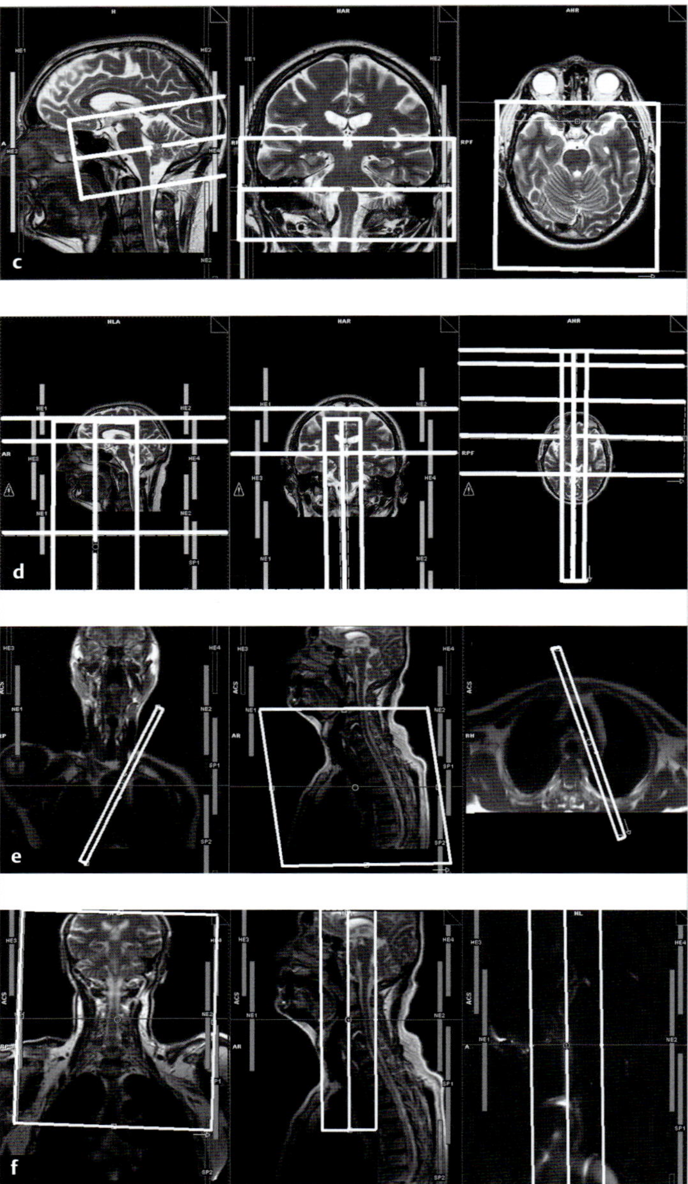

Abb. 3.19 Fortsetzung
c Hirnstamm-Kippung.
d Hals-Angio-Localizer.
e Care Bolus.
f Localizer Hals-Angio.

3.9.2 Transiente globale Amnesie (TGA)

▶ Tab. 3.20 enthält das Protokoll zur Untersuchung bei Verdacht auf transiente globale Amnesie (TGA); ▶ Abb. 3.20 zeigt den entsprechenden Localizer.

Praxistipp

Bei Verdacht auf eine TGA empfiehlt es sich, eine axiale T 2w-Sequenz mit 3-mm-Schichtdicke sowie die DWI parallel zur SylvischenFissur zu kippen. Die Untersuchung sollte erst 24 Stunden nach dem Ereignis erfolgen.

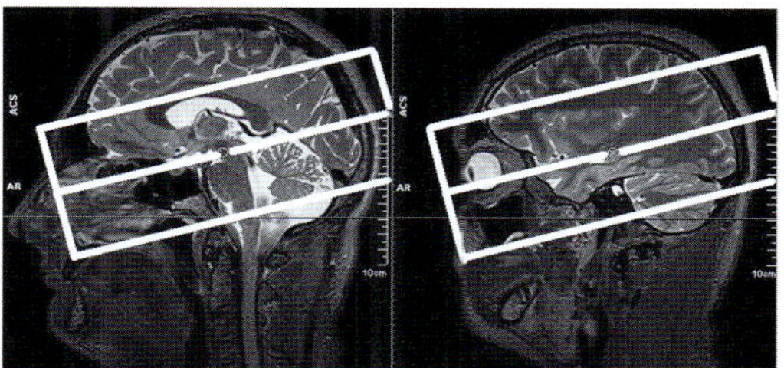

Abb. 3.20 Localizer zur Untersuchung bei Verdacht auf transiente globale Amnesie (TGA).

Tab. 3.20 Protokoll zur Untersuchung bei Verdacht auf transiente globale Amnesie (TGA).

Sequenz	Orientierung	Schichtzahl	Schichtdicke (mm)	FoV (mm)	TR (ms)	TE (ms)
DWI	axial	30	4	230 × 230	4 600	88
FLAIR T 2w	axial	36	4	230 × 173	8 800	120
SE T 1w	axial	36	4	230 × 173	461	12
3D-TOF-MRA	axial	Slab 5	3	210 × 169	24	7
TSE T 2w	axial	19	2	160 × 160	4 140	109
DWI	axial	13	2	190 × 190	3 500	94

DWI: diffusionsgewichtete Bildgebung; FLAIR: Fluid Attenuated Inversion Recovery; FoV: Field of View; GRE: Gradientenecho; SE: Spinecho; T 1w: T 1-Wichtung; T 2w: T 2-Wichtung; TE: Echozeit; TOF-MRA: Time-of-Flight-Magnetresonanzangiografie; TR: Repetitionszeit; TSE: Turbospinecho.

3.9.3 Vaskulitis

▸ Tab. 3.21 enthält das Protokoll für die Untersuchung auf Vaskulitis; die entsprechenden Localizer sind in ▸ Abb. 3.21 dargestellt.

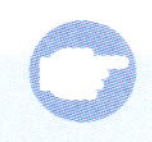

Praxistipp

Bei jeglicher Art von vaskulären Erkrankungen sollte bei der **ersten** Untersuchung eine extrakranielle Halsangiografie erfolgen, und im weiteren Verlauf bei Diffusionsstörungen.

Die Fettsättigungssequenz über die großen Gefäße dient dazu, eventuell entzündliche Kontrastaufnahmen der Gefäßwände besser darzustellen. Dabei sollte beachtet werden, dass die großen Gefäße (A. carotis interna ab dem Eintritt in die Schädelbasis, die A. cerebri media, A. cerebri anterior und die A. basilaris) mit erfasst werden.

Tab. 3.21 Protokoll für die Untersuchung auf eine Vaskulitis.

Sequenz	Orientierung	Schichtanzahl	Schichtdicke (mm)	FoV (mm)	TR (ms)	TE (ms)
FLAIR T 2w	axial	36	4	230 × 173	8 800	120
SE T 1w	axial	36	4	230 × 173	461	12
DWI	axial	30	4	230 × 230	4 600	88
TSE T 2w	axial	38	3	190 × 190	4 000	104
TSE T 2w	koronar	34	3	170 × 170	3 555	104
Kontrastmittelgabe						
TSE T 1w	axial	36	4	230 × 173	584	17
TSE T 1w	koronar	34	3	170 × 170	630	10
TSE T 1w	axial fs	21	2	170 × 170	690	10

DWI: diffusionsgewichtete Bildgebung; FLAIR: Fluid Attenuated Inversion Recovery; FoV: Field of View; SE: Spinecho; T 1w: T 1-Wichtung; T 2w: T 2-Wichtung; TE: Echozeit; TR: Repetitionszeit; TSE: Turbospinecho.

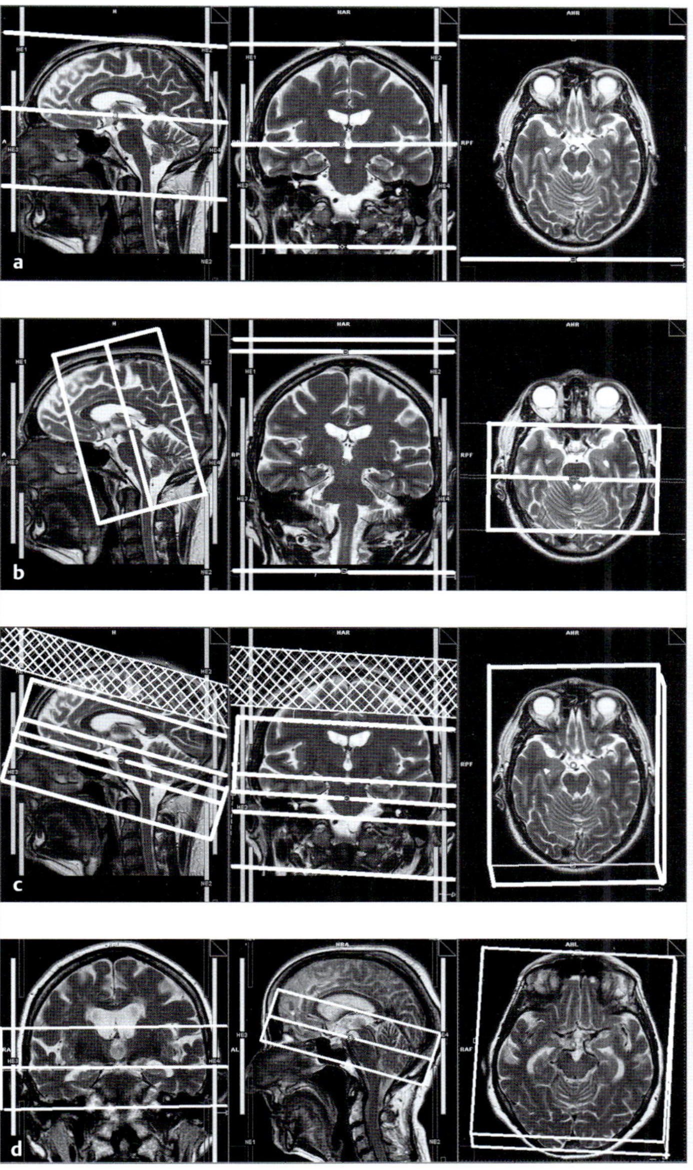

Abb. 3.21 Localizer bei Untersuchung auf Vaskulitis.
a Axialer Localizer.
b Koronarer Localizer.
c Angio-TOF-Localizer.
d Fettsättigung nach Kontrastmittel über die großen Gefäße.

3.9.4 Sinusvenenthrombose (SVT)

► Tab. 3.22 enthält das Protokoll zur Untersuchung auf SVT; ► Abb. 3.22 zeigt die entsprechenden Localizer.

Praxistipp

- Ein gutes Ergebnis erzielt man bei einem Kontrastmittelfluss von 1 ml/s. Im Care-Bolus sollte eine kräftige Venenanreicherung zu sehen sein. Dann kann die Messung gestartet werden.

Bei Kontraindikationen von Kontrastmitteln, z. B. bei bestehender Schwangerschaft, sollte an die 2-D-TOF-Phlebografie gedacht werden.
- Bei unklarem Befund in der nativen Phlebo-TOF sollte eine KM-angehobene CE-Phlebo erfolgen zur Abklärung, ob der Befund echt ist, oder ob es sich um einen hypoplastischen Sinus handelt.

Tab. 3.22 Protokoll zur Untersuchung auf Sinusvenenthrombose.

Sequenz	Orientierung	Schichtzahl	Schichtdicke (mm)	FoV (mm)	TR (ms)	TE (ms)
TSE T2w	sagittal	25	3	220 × 220	5 070	102
FLAIR T2w	axial	36	4	230 × 173	8 800	120
SE T1w	axial	36	4	230 × 173	461	12
TSE T2w	koronar	30	3	170 × 170	6 190	104
Phlebo-TOF-MRA	koronar	29	5	190 × 187	25	7,15
CE-Phlebo	axial	Slab 1;176	1	256 × 256	3,81	1,3
Kontrastmittelgabe						
SE T1w	axial	36	4	230 × 173	584	17
MP-RAGE T1w	sagittal	Slab 1	1	256 × 256	1280	2,36

FLAIR: Fluid Attenuated Inversion Recovery; FoV: Field of View; MP-RAGE: Magnetization Prepared Rapid Acquisition with Gradient Echo; MRA: Magnetresonanzangiografie; SE: Spinecho; T1w: T1-Wichtung; T2w: T2-Wichtung; TE: Echozeit; TOF-MRA: Time-of-Flight-Magnetresonanzangiografie; TR: Repetitionszeit; TSE: Turbospinecho.

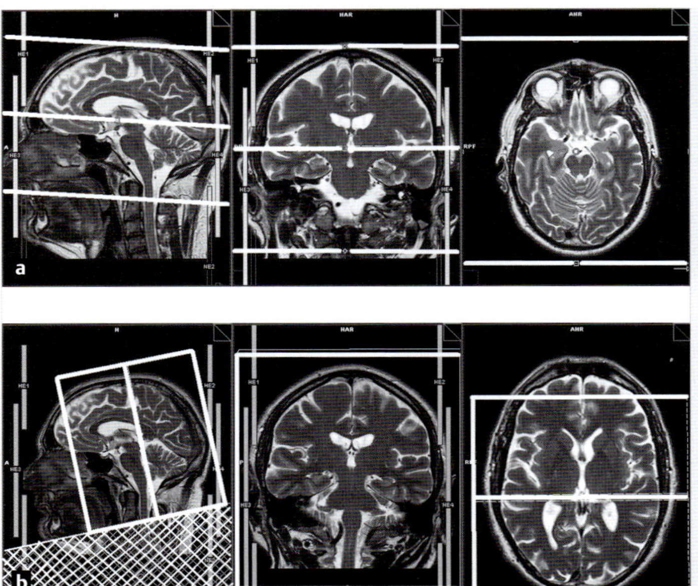

Abb. 3.22 Localizer zur Untersuchung auf Sinusvenenthrombose
a Axialer Localizer.
b Koronarer Localizer.

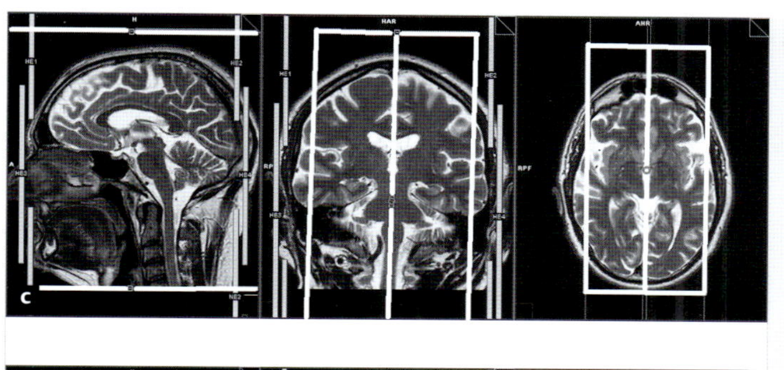

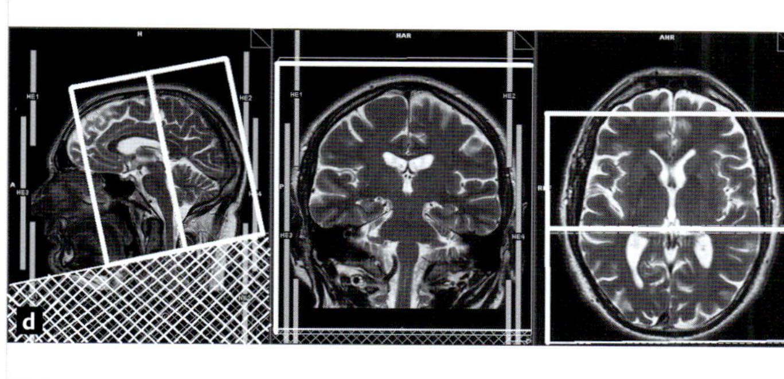

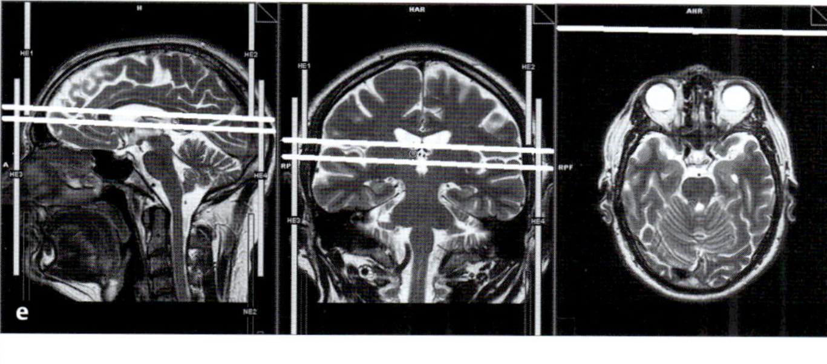

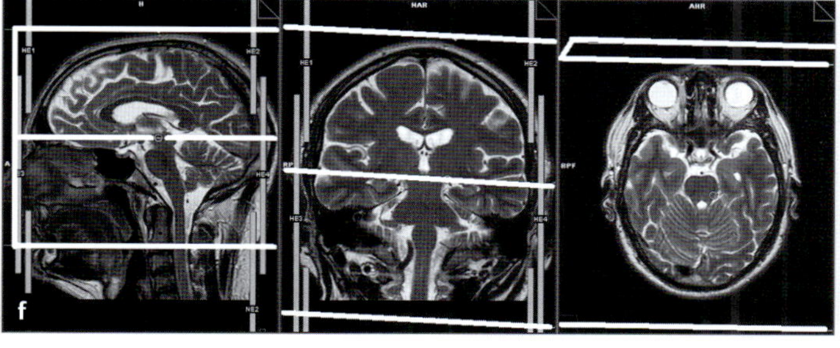

Abb. 3.22 Fortsetzung.
c Sagittaler Localizer.
d Localizer für TOF-Phlebografie.
e Care-Bolus (über Balken).
f Fast-Gradientenecho-Sequenz in axialer Schichtführung nach Kontrastmittel (von Kalotte abwärts bis einschließlich C2).

3.9.5 Venöse Malformation

► Tab. 3.23 enthält das Protokoll zur Untersuchung auf eine venöse Malformation; ► Abb. 3.23 zeigt den entsprechenden Localizer.

Praxistipp

- Sagittal beginnen über den kompletten Kopf-Hals-Bereich, je nach Fragestellung.
- Die kontralaterale Seite sollte mit im Untersuchungsgebiet liegen, damit keine weiteren Malformationen übersehen werden.
- Koronare und axiale Sequenzen je nach Befund anschließen.

Tab. 3.23 Protokoll zur Untersuchung auf eine venöse Malformation.

Sequenz	Orientierung	Schichtzahl	Schichtdicke (mm)	FoV (mm)	TR (ms)	TE (ms)
STIR T 2w	axial	40	3	200 × 200	6 050	60
STIR T 2w	koronar	40	3	180 × 180	6 050	60
STIR T 2w	sagittal	46	3	240 × 240	6 910	59
TSE T 2w	axial	56	3	200 × 200	5 280	96

FoV: Field of View; STIR: Short-Tau Inversion Recovery; T 1w: T 1-Wichtung; T 2w: T 2-Wichtung; TE: Echozeit; TR: Repetitionszeit; TSE: Turbospinecho.

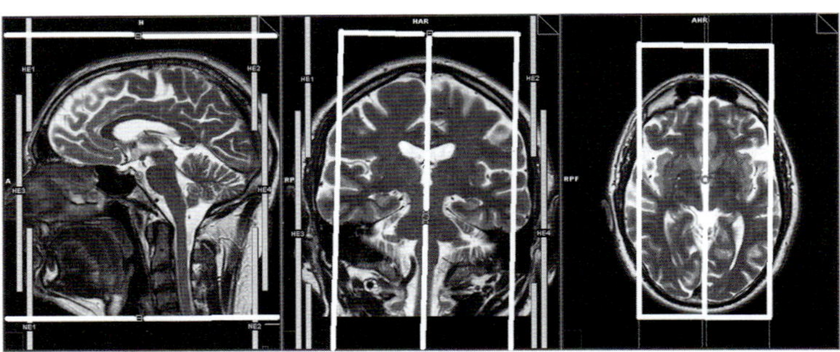

Abb. 3.23 Sagittaler Localizer.

3.10 Wirbelsäule

3.10.1 Bandscheibenvorfall, Nucleus-pulposus-Prolaps, Spinalkanalstenose und Contusio spinalis

▶ Tab. 3.24 enthält das Protokoll zur Untersuchung der Wirbelsäule auf Bandscheibenvorfall, Nucleus-pulposus-Prolaps, Spinalkanalstenose und Contusio spinalis; ▶ Abb. 3.24 zeigt die entsprechenden Localizer.

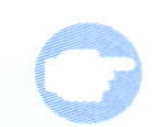

Praxistipp

- An der LWS sollten bei Verdacht auf Konus- oder Kaudasymptomatik zusätzlich zu den befundorientierten Schichten immer auch axiale Schichten über den Konusbereich gemacht werden.
- Bei voroperierten Patienten sollte eine Kontrastmittelgabe erfolgen, um die Unterscheidung von Narbengewebe und Rezidiv-Bandscheibenvorfällen besser treffen zu können.
- Bei transversalen Wirbelsäulenbildern sollte darauf geachtet werden, dass die Kippung Bandscheiben-parallel erfolgt und die FoV-Grenze über die Hautgrenze hinaus ragt, da sonst Einfaltungen entstehen können.
- Optional kann die STIR-Sequenz genutzt werden zur Unterscheidung zwischen frischen und älteren Frakturen.

Tab. 3.24 Protokoll zur Untersuchung der Wirbelsäule auf Bandscheibenvorfall, Nucleus-pulposus-Prolaps, Spinalkanalstenose und Contusio spinalis.

Sequenz	Orientierung	Schichtzahl	Schichtdicke (mm)	FoV (mm)	TR (ms)	TE (ms)
TSE T2w	sagittal	16	3	260 × 260	3 980	108
TSE T1w	sagittal	16	3	260 × 260	696	10
STIR T2w	sagittal	16	3	260 × 260	4 750	65
TSE T2w	axial	24	4	160 × 160	591	12
TSE T1w	axial	24	4	160 × 160	5 890	113

FoV: Field of View; STIR: Short-Tau Inversion Recovery; T1w: T1-Wichtung; T2w: T2-Wichtung; TE: Echozeit; TR: Repetitionszeit; TSE: Turbospinecho.

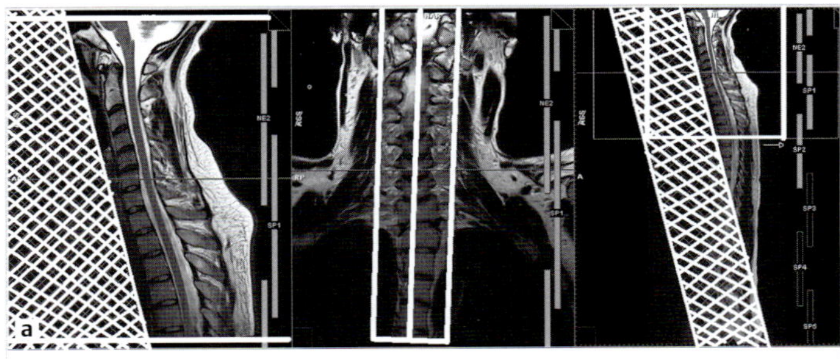

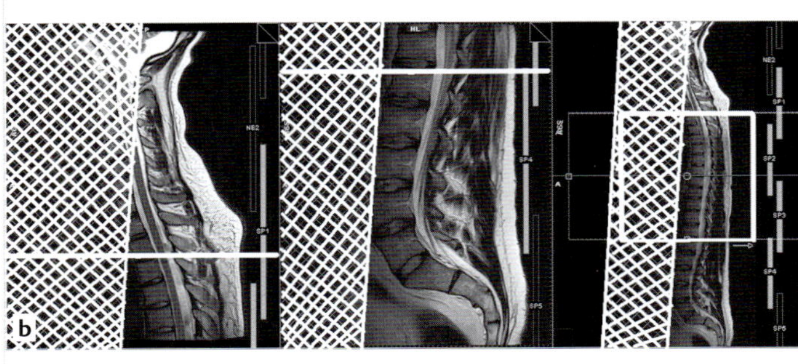

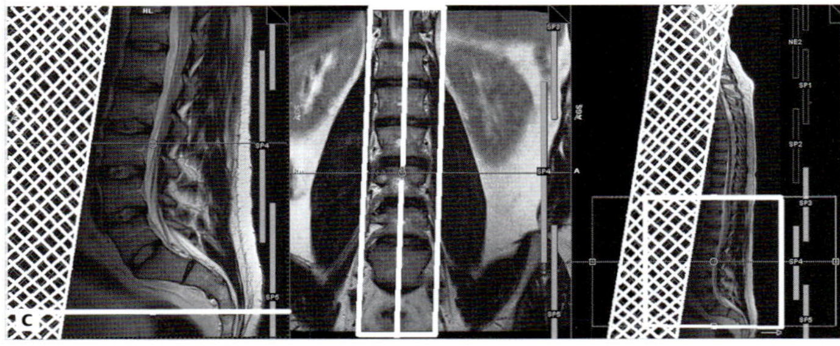

Abb. 3.24 Localizer zur Untersuchung der Wirbelsäule auf Bandscheibenvorfall, Nucleus-pulposus-Prolaps, Spinalkanalstenose und Contusio spinalis.
a HWS-Localizer sagittal.
b BWS-Localizer sagittal.
c LWS-Localizer sagittal.

3.10.2 Iliosakralgelenk (ISG)

► Tab. 3.25 enthält das Protokoll zur Untersuchung des Iliosakralgelenks; ► Abb. 3.25 zeigt den entsprechenden Localizer.

Praxistipp

- Bei „unklaren“ Befunden im Rückenmark sollte an eine weitere Sequenz mittels veränderter Phasenkodierrichtung gedacht werden, um so eventuelle falsche Befunde als Artefakte zu enttarnen.
- Optional Kontrastmitteluntersuchung mit Fettsupprimierung koronar und axial durchführen.

Tab. 3.25 Protokoll zur Untersuchung des Iliosakralgelenks.

Sequenz	Orientierung	Schichtzahl	Schichtdicke (mm)	FoV (mm)	TR (ms)	TE (ms)
STIR T 2w	koronar	22	3	250 × 250	6 530	37
TSE T 1w	koronar	22	3	250 × 250	483	10
STIR T 2w	axial	30	3,5	180 × 180	4 500	37
Kontrastmittelgabe						
TSE T 1w fs	axial	30	3,5	180 × 180	633	11
TSE T 1w fs	koronar	22	3	250 × 250	682	10

FoV: Field of View; fs: Fettsättigung; STIR: Short-Tau Inversion Recovery; T 1w: T 1-Wichtung; T 2w: T 2-Wichtung; TE: Echozeit; TR: Repetitionszeit; TSE: Turbospinecho.

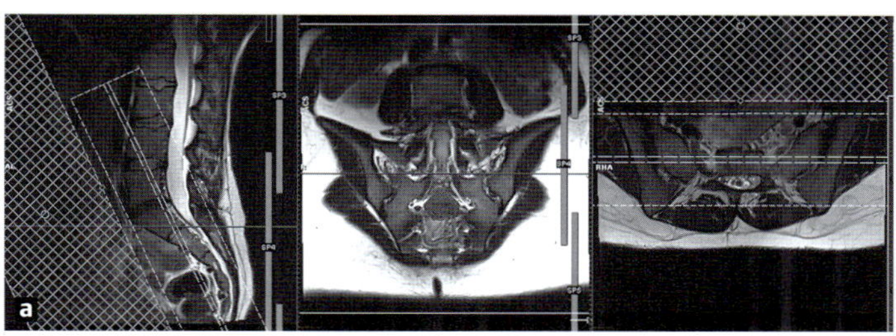

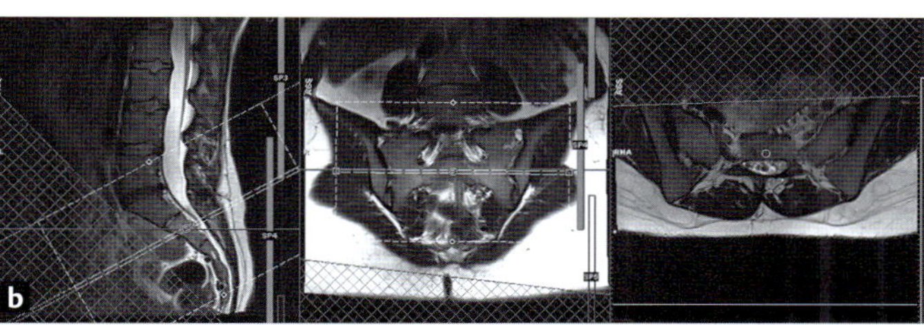

Abb. 3.25 Localizer zur Untersuchung des Iliosakralgelenks.
a Koronarer Localizer.
b Axialer Localizer. Im FoV sollte die Beckenschaufel mit enthalten sein.

3.10.3 Entzündliche ZNS-Erkrankung, Tumoren im Spinalkanal und Zustand post OP

► Tab. 3.26 enthält das Protokoll zur Untersuchung auf entzündliche ZNS-Erkrankungen, Tumoren im Spinalkanal und bei Zustand post OP.

Praxistipp

Bei Entzündungen (Spondylodiszitis, Facettengelenkarthritis) und Knochentumoren/-metastasen sollten zusätzlich **nativ befundorientiert** eine **sagittale STIR-Sequenz** mit 3-mm-Schichtdicke und **nach Kontrastmittel** eine **sagittale T 1w-Sequenz mit Fettsättigung** und 3-mm-Schichtdicke entweder in Form einer normalen TSE-FS oder einer DIXON durchgeführt werden.

Bei der **Erstdiagnostik** sollte eine ausführliche Untersuchung der **Neuroachse** nativ und mit Kontrastmittel erfolgen (s. u.).

Wichtige Hinweise

- Diese Angaben gelten nur für **reine Wirbelsäulenuntersuchungen**, nicht für Neuroachsen (S. 136)!
- Bei schwierigen Patienten muss nach klinischen Angaben befundorientiert gearbeitet bzw. entschieden werden, was zu untersuchen ist, das heißt: zuerst die **wichtigsten** und dann die **dringlichsten** Sequenzen.
- Bei jeglichen Fragestellungen steht die **Klinik des Patienten** im Vordergrund.
- Bei neurologischen Fragestellungen steht immer die **Beurteilung des Myelons** im Vordergrund.

3.10.4 Neuroachse

- Routine-Schädeluntersuchung, nativ (S. 91) und nach Kontrastmittel (S. 95)
- Bei **Kleinhirntumoren:** Dünnschichtaufnahmen der hinteren Schädelgrube, anschließend Wirbelsäule mit Primär-Kontrastmittel.
- Bei **entzündlichen ZNS-Erkrankungen** (MS, Myelitis etc.): Ein um 2 Schritte kleineres FoV bis einschließlich Konus verwenden; T 1w- und T 2w-Sequenzen sagittal und axial; T 2w- und T 1w-Sequenzen befundorientiert nach Kontrastmittel.
- Bei **Tumoren**: komplette Wirbelsäule (S. 133) möglichst in 3 Schritten; bei Frage nach Medulloblastom, Ependymom, Plexuspapillom etc. bis einschließlich 5. Sakralwirbel.
- Falls nötig, **Wirbelsäulenpatienten** adaptiert in 2 bzw. 3 Schritten untersuchen. Die axiale Schnittführung erfolgt wieder befundorientiert.

Tab. 3.26 Protokoll zur Untersuchung auf entzündliche ZNS-Erkrankungen, Tumoren im Spinalkanal und bei Zustand post OP.

Sequenz	Orientierung	Schichtzahl	Schichtdicke (mm)	FoV (mm)	TR (ms)	TE (ms)
TSE T 2w	sagittal	16	3	260 × 260	3 980	108
TSE T 1w	sagittal	16	3	260 × 260	696	10
STIR T 2w	sagittal	16	3	260 × 260	4 750	65
TSE T 2w	axial	24	4	160 × 160	591	12
TSE T 1w	axial	24	4	160 × 160	5 890	113
Kontrastmittelgabe						
TSE T 1w	sagittal	16	3	260 × 260	696	10
TSE T 1w	axial	25	4	160 × 160	591	12

FoV: Field of View; STIR: Short-Tau Inversion Recovery; T 1w: T 1-Wichtung; T 2w: T 2-Wichtung; TE: Echozeit; TR: Repetitionszeit; TSE: Turbospinecho.

3.11 Plexus cervicalis und Plexus brachialis

► Tab. 3.27 enthält das Protokoll zur Untersuchung des Plexus cervicalis und des Plexus brachialis; ► Abb. 3.26 zeigt die entsprechenden Localizer.

Cave

Um bessere Resultate zu erzielen, sollte eine Bodyspule um den zu untersuchenden Bereich gelegt werden und dies möglichst nah am Objekt, um eine größtmögliche Ausleuchtung zu bekommen.

Praxistipp

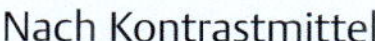

Nach Kontrastmittel:

- axiale T 1w-Sequenz mit 3-mm-Schichtdicke nach Kontrastmittel Plexus-befundorientiert entlang des Plexus cervicalis (C 2–Th 2)
- sagittale T 1w-Sequenz mit 20 Schichten entlang der HWS
- koronare T 1w-Sequenz mit Fettsättigung nach Kontrastmittel

Optional:

- paraaxiale T 2w-Sequenz mit 2-mm-Schichtdicke befundorientiert entlang des Plexus cervicalis (die axialen Schichten sollten von C 2–Th 2 gefahren werden).
- paraaxiale T 1w-Sequenz mit 2-mm-Schichtdicke befundorientiert entlang des Plexus cervicalis (die axialen Schichten sollten von C 2–Th 2 gefahren werden)

Die Space/trueFISP sollte paraaxial zum Plexus und axial entlang der Bandscheibe rekonstruiert werden).

Das FoV der koronaren Schichtführung sollte möglichst die betroffene Seite beinhalten.

Tab. 3.27 Protokoll zur Untersuchung des Plexus cervicalis und des Plexus brachialis.

Sequenz	Orientierung	Schichtzahl	Schichtdicke (mm)	FoV (mm)	TR (ms)	TE (ms)
TSE T 2w	sagittal	16	3	260 × 260	3 980	108
TSE T 1w	sagittal	16	3	260 × 260	696	10
TSE T 1w	axial	24	4	160 × 160	591	12
TSE T 2w	axial	24	4	160 × 160	5 890	113
STIR T 2w	koronar	30	3	10	4 050	29
Space T 2w; 3D	sagittal	Slab 1; 88	1	260 × 260	3 200	408
TSE T 1w	koronar	30	3	280 × 280	616	9,6
TSE T 1w	axial	30	3	230 × 230	625	9,6
TSE T 2w	axial	30	3	230 × 230	6 300	102
Kontrastmittelgabe						
Dixion T 1w fs	koronar	30	3	280 × 280	620	14
TSE T 1w	sagittal	16	3	260 × 260	696	10
TSE T 1w	axial	24	4	230 × 230	591	12
Dixion T 1w fs	AX	30	3	260 × 260	560	14

FoV: Field of View; fs: Fettsättigung; STIR: Short-Tau Inversion Recovery; T 1w: T 1-Wichtung; T 2w: T 2-Wichtung; TE: Echozeit; TR: Repetitionszeit; TSE: Turbospinecho.

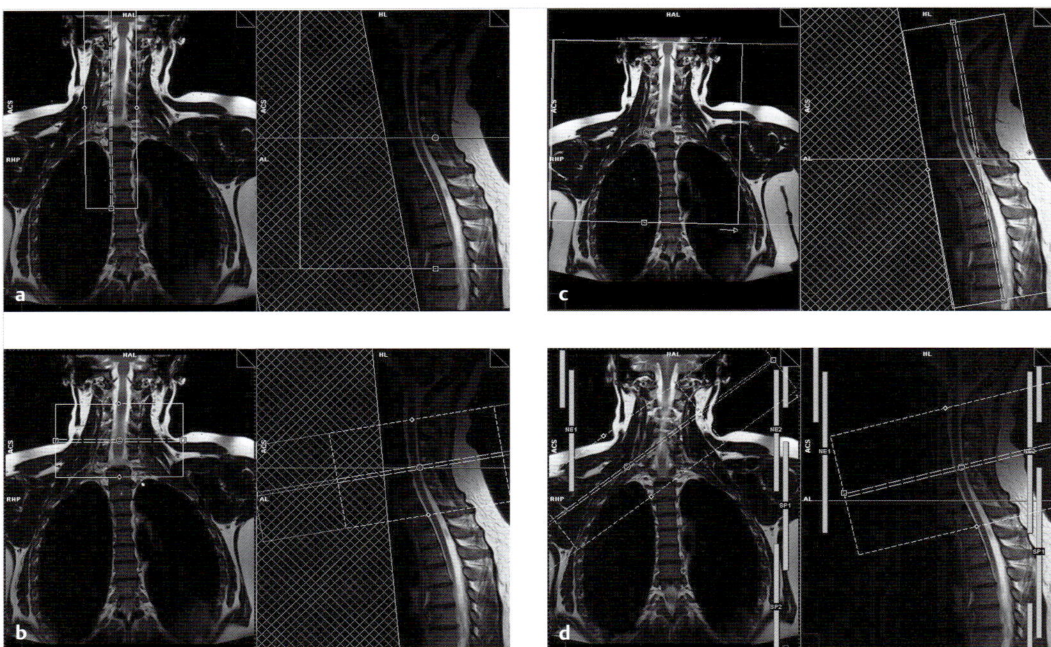

Abb. 3.26 Localizer zur Untersuchung des Plexus cervicalis und des Plexus brachialis.
a Sagittaler Localizer.
b Axialer Localizer.
c Koronarer Localizer.
d Paraaxialer Localizer.

3.12 Spezielle Sequenzen bei individuellen Fragestellungen

In ▶ Tab. 3.28 sind spezielle Sequenzen, die sich für bestimmte Fragestellungen eignen, aufgeführt.

3.13 Spezielle Sequenzen bei Kindern

▶ Tab. 3.29 enthält ein Protokoll für die neuroradiologische Untersuchung von Kindern; ▶ Abb. 3.27 zeigt die entsprechenden Localizer.

Tab. 3.28 Spezielle Sequenzen bei individuellen Fragestellungen.

Untersuchungsmodalität	Fragestellung
Dixon-Fettsättigung	speziell bei Knochenbeteiligung: Entzündungen, Tumoren, Metastasen, Frakturen, Ödeme; spezielle Blutungsfragen im Spinalkanal
DWI	Entzündungsfragen, Ischämien
DWI spinal	spinale Ischämie (sagittal als Übersicht und zur Befundverstärkung auch axial befundorientiert)
FLAIR spinal	spezielle Blutungsfragen im Spinalkanal
Set-n-Go-Protokoll	der Tisch bewegt sich beispielsweise bei ganzen Wirbelsäulenaufnahmen hin und her
Spektroskopie (S. 149) (in die Basalganglien)	Mitochondriopathie
STIR	Entzündungsherde (terminale Endung mit -itis z. B. Spondylodiszitis) meist extrakraniell, fragliche Knocheninfiltrationen; auch Differenzierung zwischen frischen und älteren Frakturen
STIR (in 3 Ebenen, 3-mm-Schichtdicke)	venöse Malformationen oder Lymphangiome
SWI	spezielle Blutungsfragen (z. B. Amyloidangiopathie)
TOF-Angiografie	vaskuläre Fragestellungen: arteriovenöse Malformation (AVM), Vaskulitiden, Ischämien etc.
TOF-Phlebografie, CE-Phlebografie	fragliche Kopfschmerzen, Sinus-Venen-Thrombose (SVT)

CE: kontrastverstärkt; DWI: diffusionsgewichtete Bildgebung; FLAIR: Fluid Attenuated Inversion Recovery; STIR: Short-Tau Inversion Recovery; SWI: Suszeptabilitäts-gewichtete Bildgebung; TOF: Time of Flight;

Tab. 3.29 Protokoll für die neuroradiologische Untersuchung bei Kindern.

Sequenz	Orientierung	Schichtzahl	Schichtdicke (mm)	FoV (mm)	TR (ms)	TE (ms)
SE T1w	sagittal	20	3	200 × 200	460	12
TSE T2w	sagittal	30	3	200 × 200	5 650	96
TSE T2w	axial	32	4	200 × 150	6 030	96
TSE T1w	axial	32	4	200 × 150	712	13
FLAIR T2w	axial	36	4	200 × 150	8 800	120
2D-GRE	axial	26	4	200 × 150	986	24,9
TSE T2w	koronar	29	3	160 × 160	6 390	97
IR T1w	axial	26	4	200 × 150	5 000	60
DWI	axial	24	4	200 × 200	4 200	88
Kontrastmittelgabe						
SE T1w	axial	32	4	200 × 150	712	13
SE T1w	koronar	29	3	160 × 160	680	12

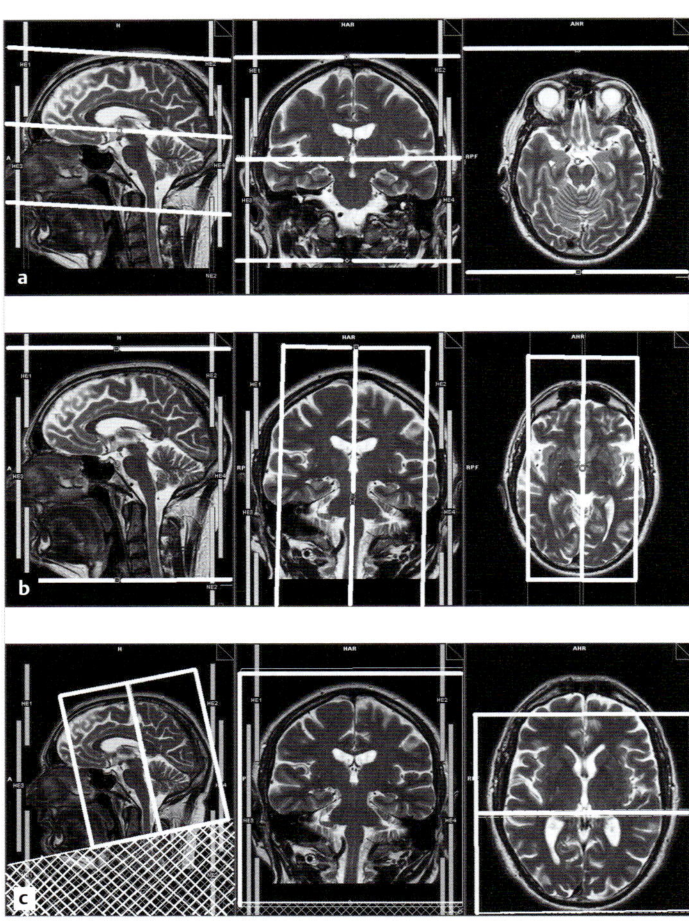

Abb. 3.27 Localizer für die neuroradiologische Untersuchung bei Kindern.
a Axialer Localizer.
b Sagittaler Localizer.
c Koronarer Localizer.

Praxistipp

Optional bei Säuglingen: axiale Sequenz mit 3-mm-Schichtdicke; koronare und sagittale Sequenz mit jeweils 2 mm Schichdicke.

Ein **Quickshot** wird hauptsächlich bei Hydrozephalus-Patienten durchgeführt und besteht aus einer T 2w-Sequenz in 3 Ebenen; beginnend mit der axialen, da diese zur Ventrikelweite-Bestimmung dient und mit den CT Aufnahmen verglichen werden kann. Falls die Compliance der Kinder noch vorhanden ist, wird die Untersuchung durch koronare und sagittale Ebenen vervollständigt. Falls die MRT aufgrund starker Bewegung nicht ausreichend ist, sollte eine Low-Dose CT durchgeführt werden.

Kinderuntersuchungen sind zumeist sehr speziell und bedürfen viel Einfühlungsvermögen; in der Regel mehr den Eltern gegenüber als den Kindern, da diese den Stress der Eltern reflektieren. Bei Kleinkindern (ab 5 Jahren) helfen evtl. Versprechungen von kleinen Geschenken oder einer Urkunde nach der Untersuchung. Musik auch in Form von Geschichten wirkt sich höchst positiv auf den Untersuchungsverlauf aus.

Kontrastmittelgabe bei Kindern

- Gadovist® ist ab dem 2. Lebensjahr zugelassen in einer Dosierung von 0,1 ml/kg Körpergewicht
- Dotarem® ist ab dem 1. Lebenstag möglich in einer Dosierung von 0,2 ml/kg Körpergewicht

4 Auswertung

4.1 Oberflächenauswertung

Ein gutes Zusammenspiel der Parameter erlaubt oftmals einen verbesserten Bildeindruck und damit auch eine bessere Befundung. Die in der Magnetresonanztomografie verwendeten Akronyme der verschiedenen Oberflächen werden in ► Tab. 4.1 aufgeführt.

4.1.1 Die Siemens-Oberfläche

► Abb. 4.1 zeigt die Oberfläche der Siemens-Anwendung, ► Tab. 4.2 beschreibt die angegebenen Parameter (Reiter).

Die Parameter des Reiters „Contrast“ – „Common“ werden in in ► Tab. 4.3 beschrieben.

Die Parameter des Reiters „Contrast“ – „Dynamic“ (► Abb. 4.3) werden in ► Tab. 4.4 erklärt.

Die Parameter des Reiters „Resolution“ – „Common“ (► Abb. 4.4) werden in ► Tab. 4.5 erklärt.

Die Parameter des Reiters „Resolution“ – „Filter Image“ (► Abb. 4.5) werden in ► Tab. 4.6 erklärt.

Die Parameter des Reiters „Sequence“ – „Part 2“ (► Abb. 4.6) werden in ► Tab. 4.7 beschrieben.

Tab. 4.1 Akronyme in der Magnetresonanztomografie.

Sequenzen	Philips	Siemens	GE
Spinecho	SE	SE	SE
Gradientenecho	Fast Field Echo (FFE)	GRE	GRE
Spoiled Gradientenecho	T 1-FFE	FLASH	SPGR
TrueFISP	Balanced FFE	TrueFISP	FIESTA
Ultrafast Gradientenecho 3D	3D TFE	MP-RAGE	3D FGRE, 3D Fast SPGR
suszeptabilitätsgewichtete Bildgebung	(Venous BOLD)	SWI	SWAN
Dynamic MRA with k-Space Manipulation	Keyhole (4D-TRAK)	TWIST	TRICKS-XV
Inversion Recovery	IR-TSE	IR, Turbo IR (TIR)	IR, MPIR, FastIR
Short Tau IR	STIR	STIR	STIR
Long Tau IR	FLAIR	Turbo Dark Fluid	FLAIR
Turbospinecho/Fast Spinecho	TSE (Turbospinecho)	TSE (Turbospinecho)	FSE (Fast Spinecho)
Single-Shot TSE/FSE	Single-Shot TSE	HASTE	Single-Shot FSE
diffusionsgewichtete Bildgebung	DWI	DWI	DWI
Diffusionstensorbildgebung	Diffusion Tensor Imaging	DTI	Diffusion Tensor Imaging
Motion Correction with Radial Blades	MultiVane	BLADE	PROPELLER
PAT: k-Space-based Algorithm	SENSE	GRAPPA	ARC
Averages	NSA	Average	NEX
Bandbreite	Fat/Water Shift (pixel)	Bandwidth (Hz/Px)	Receive Bandwidth (kHz)
Phase Oversampling	Fold-over Suppression	Phase Oversampling	No Phase Wrap

Slice group 1
Slices 36
Dist. factor 10 %
Position L7.5 P23.2 H7.5
Orientation T > C-1.8 > S-0.
Phase enc. dir. R >> L
AutoAlign Head > Brain
Phase oversampling 5 %
FoV read 230 mm
FoV phase 75.0 %
Slice thickness 4.0 mm
TR 2000.0 ms
TE 9.3 ms
Averages 2
Concatenations 2
Filter Distortion Corr.(2D), F
Coil elements HE1-4,NE1,2
Program Routine Contrast Resolution Geometry System Physio Inline Sequence

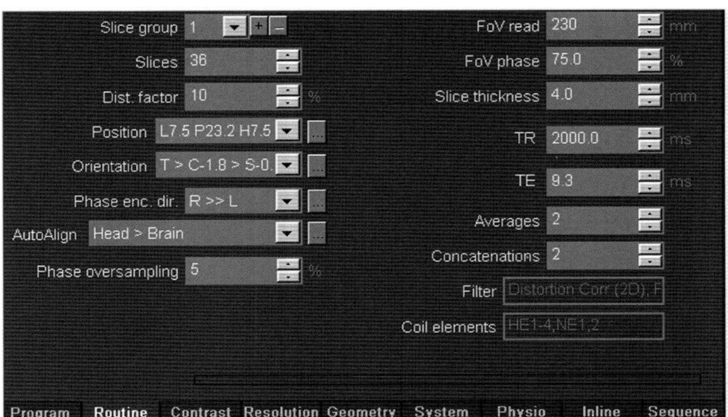

Abb. 4.1 Oberfläche der Siemens-Anwendung. ► Tab. 4.2 beschreibt die angegebenen Parameter (Reiter).

Tab. 4.2 Routine-Parameter der Siemens-Oberfläche mit Beschreibung und Beispielen (siehe ► Abb. 4.1).

Parameter	Beschreibung	Beispiel
Slice group	gibt die Anzahl der FoV an	-
Slices	Schichtanzahl im FoV	-
Dist. factor	gibt die Lücke zwischen den Schichten prozentual auf die Schichtdicke an	Bei 4-mm-Schichtdicke wären 10 % 0,4 mm Lücke.
Position	beschreibt die Position des FoV im Bild	-
Orientation	gibt die Ebene an, ob axial, sagittal oder koronar	-
Phase enc. dir.	Phasenkodierrichtung	-
AutoAlign	Autopilot	Dazu wird ein Siemens-Localizer gefahren, mit dem man Landmark Points bestimmen kann
Phase oversampling	gibt prozentual den Einfaltschutz zum FoV an	Bei einem FoV von 230 mm wären 10 % Phase Oversampling 23 mm in Summe, 11,5 mm rechts, 11,5 mm links bei entsprechender Phasenkodierrichtung.
FoV read	Field of View in Ausleserichtung	-
FoV phase	prozentueller Anteil entsprechend dem FoV in Phasenkodierrichtung	-
Slice thickness	Schichtdicke, mit der gemessen wird	-
TR	Repetitionszeit (Time to Repeat)	-
TE	Echozeit (Time to Echo)	-
Averages	Anzahl der Mittelungen (NSA)	-
Concatenations	Anzahl der Päckchen bezogen auf die TR	-
Filter	beschreibt den dazu geschalteten Bildfilter	-
Coil elements	gibt die angewählten Spulenelemente an	-

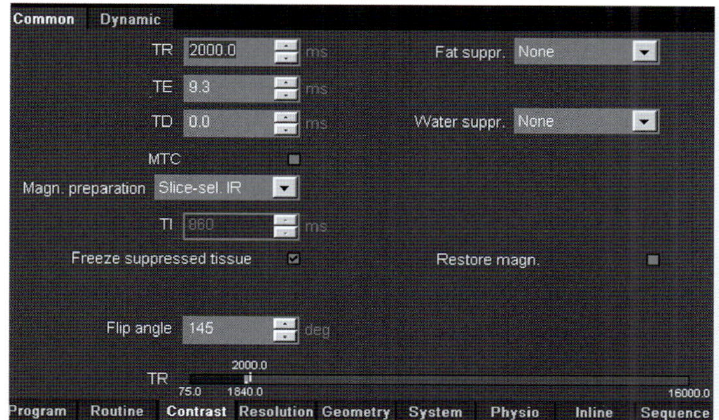

Abb. 4.2 Reiter „Contrast" – „Common" der Siemens-Oberfläche. Die Parameter werden in ► Tab. 4.3 beschrieben.

Tab. 4.3 Parameter des „Contrast"-Reiters – „Common" der Siemens-Oberfläche.

Parameter	Beschreibung	Beispiel
TR	Repetitionszeit (Time to Repeat)	-
TE	Echozeit (Time to Echo)	-
TD	Trigger Delay	wenn die Sequenz mit Verzögerung starten soll
MTC	Magnetic Transfer Contrast; ist ein dazu wählbarer HF-Impuls, der einfach ausgedrückt das Hirnparenchym unterdrücken soll.	sinnvoll beispielsweise bei der Time of Flight (ToF)-Angiografie, um einen besseren Gefäßkontrast zu bewirken
Magn. preparation	Man kann eine Inversionssequenz machen.	→ Fett liegt bei 1,5 T bei ca. 140 ms → Fett liegt bei 3 T bei ca. 200 ms
Flip angle	Flip-Winkel	-
Fat suppr.	Fettunterdrückung	-
Water suppr.	Wasserunterdrückung	-
Restore magn.	bewirkt eine veränderte Vorbereitung der Magnetisierung	So kommt es zu einem gesteigerten Signal in T 2-Wichtung.

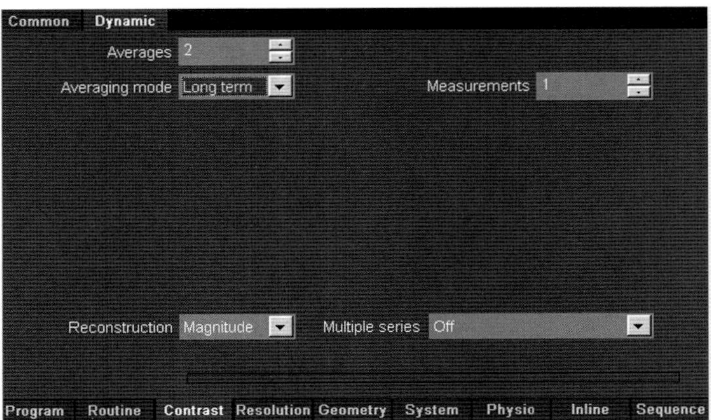

Abb. 4.3 „Contrast"-Reiter – „Dynamic" der Siemens-Oberfläche; die Parameter werden in ► Tab. 4.4 erklärt.

Tab. 4.4 Parameter des „Contrast"-Reiters – „Dynamic" der Siemens-Oberfläche (► Abb. 4.3).

Parameter	Beschreibung
Averaging mode	bestimmt die Genauigkeit der Mittlungen (NSA)
Multiple series	bestimmt, ob nach jeder Schicht oder nach jeder Messung eine Serie entsteht
Measurements	Anzahl der Messungen einer Serie

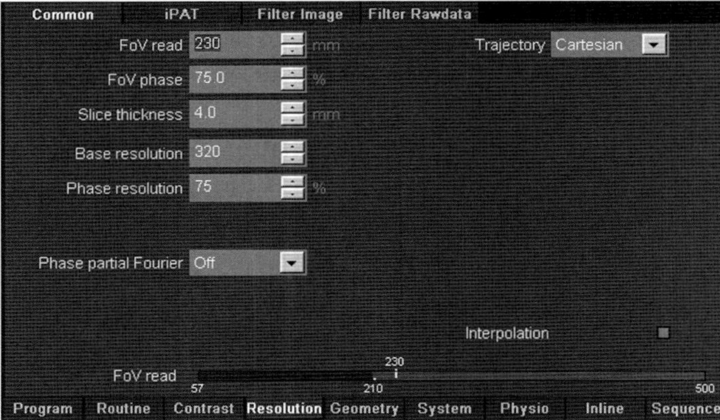

Abb. 4.4 Der Reiter „Common" – „Resolution" der Siemens-Oberfläche. Die Parameter werden in ► Tab. 4.5 erklärt.

Tab. 4.5 Die Parameter des Reiters „Common" – „Resolution" der Siemens-Oberfläche (Abb. 15.4).

Parameter	Beschreibung	Beispiel
FoV read	Field of View in Ausleserichtung	-
FoV phase	prozentueller Anteil entsprechend dem FoV in Phasenkodierrichtung	-
Slice thickness	Schichtdicke	-
Base resolution	Auflösung der Matrix in einem FoV	-
Phase resolution	prozentuelle Anzahl zur Auflösung bzw. der Base resolution	-
Phase partial Fourier	beschreibt die k-Raum-Füllung	Je nach Angaben wird gemessen oder berechnet: 50/50; 60/40;70/30
Trajectory	beschreibt die k-Raum-Auslesung	Blade = radiale Auslesung; Cartesian = lineare Auslesung
Interpolation	beschreibt eine rechnerische Verdopplung der Matrix	-

Tab. 4.6 Parameter des Reiters „Resolution" – „Filter Image" der Siemens-Oberfläche (► Abb. 4.5).

Parameter	Beschreibung	Beispiel
Image Filter	ist die Korrektur hinsichtlich des Rauschens	-
Prescan Normalize	achtet auf Signalverteilung (bearbeitet vor dem „Scannen" die Bilder)	bewirkt, dass der Bildeindruck homogener wird, wenn genug Signal vorhanden ist. Bei wenig Signal werden Bilder rauschiger.
Unfiltered images	originale Messung	-
Normalize	Bildhomogenisierung, wirkt nach der Bildaufnahme	versucht helle Anteile dunkler und dunkle Anteile heller zu machen; Homogenisierung
B1 filter	B1-Filter, beschreibt die HF Anregung	-

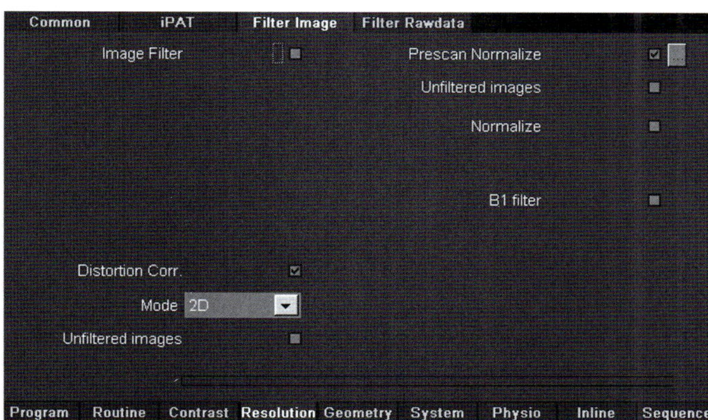

Abb. 4.5 Reiter „Resolution" – „Filter Image" der Siemens-Oberfläche; die Parameter werden in ► Tab. 4.6 erklärt.

Tab. 4.7 Parameter des Reiters „Sequence" – „Part 2" der Siemens-Oberfläche (► Abb. 4.6).

Parameter	Beschreibung	Beispiel
Define	beschreibt den Turbo factor; dabei wird ein 90-Grad-Impuls eingestrahlt; anschließend wird die Amplitude des eingestrahlten Impulses kleiner	-
RF puls type	stellt den SAR-Puls ein, den der Patient erfährt	bei beispielsweise einem hohen SAR-Puls kann es zu Nervenstimulationen kommen, was von den Patienten z. T. gespürt wird
Gradient mode	beeinflusst die Lautstärke bzw. bestimmt die Performance, wie stark der HF-Impuls ist	die auszuwählenden Parameter sind wörtlich zu verstehen: Whisper (leise) – Normal – Fast (laut)
WARP	verringert durch Metall ausgelöste Suszeptibilitätsartefakte mittels Various Angle Tilting (VAT)	Angabe in %, inwieweit der HF-Impuls prozentuell verändert wird
Red. EC sensitivity	versucht Wirbelströme zu reduzieren (reduce eddy currents)	-

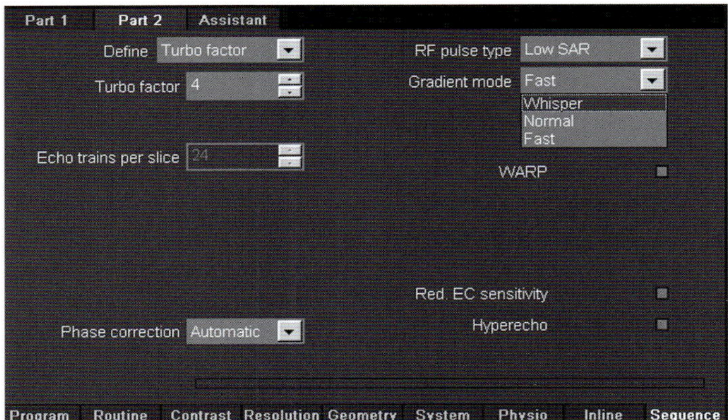

Abb. 4.6 Reiter „Sequence" – „Part 2" der Siemens-Oberfläche. Die Parameter werden in ► Tab. 4.7 beschrieben.

4.1.2 Die Philips-Oberfläche

Äquivalent zu dem „Routine"-Reiter einer Siemens-Oberfläche, hat Philips den „Initial"-Reiter, bei dem ähnliche Parameter eingestellt werden können (► Abb. 4.7). Der RESTORE-Puls ist heißt bei Philips-Oberflächen DRIVE-Puls (► Abb. 4.8), bei GE Fast Recovery FSE (FRFSE).

Der Reiter „Conflicts" zeigt bei eventuellen Problemen bzw. fehlerhaften Parametern diese an (► Abb. 4.10).

iPAT: Grappa bei Philips „SENSE" bewirkt eine Zurückrechnung der eingefalteten Anteile an die richtige Stelle bzw. rechnet Einfaltungen an die richtige Stelle zurück und bewirkt daher eine Zeitersparnis (► Abb. 4.9).

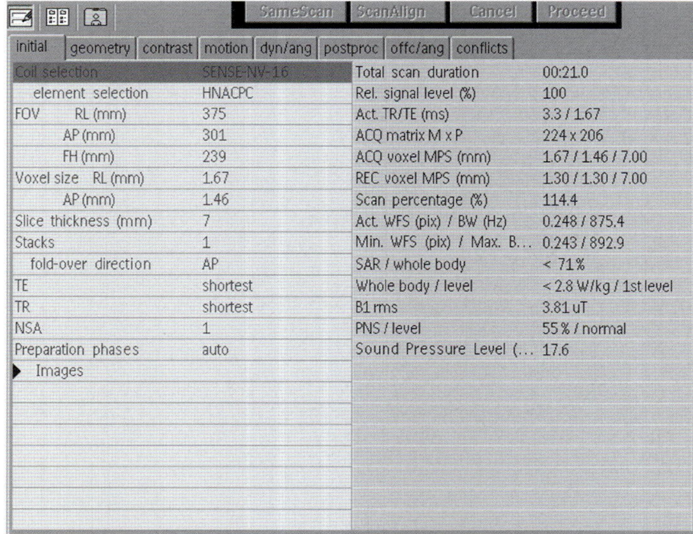

Abb. 4.7 Die Philips-Oberfläche verfügt über den „Initial"-Reiter, bei dem ähnliche Parameter wie bei der Siemens-Oberfläche eingestellt werden können.

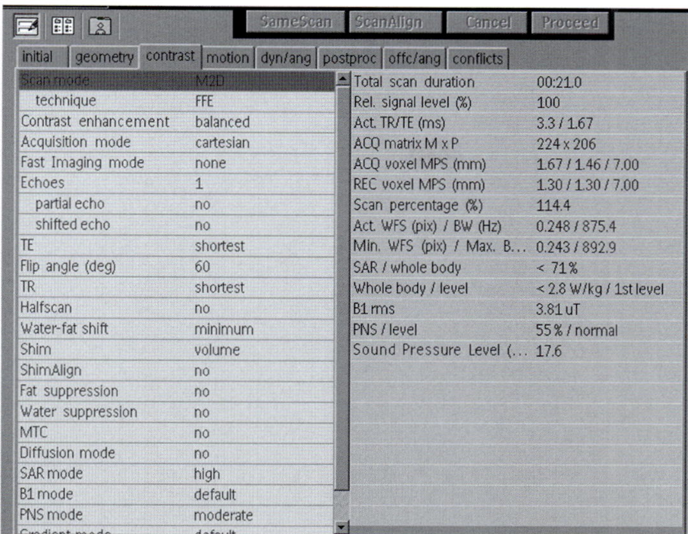

Abb. 4.8 Der RESTORE-Puls heißt bei Philips-Oberflächen DRIVE-Puls, bei GE Fast Recovery FSE (FRFSE).

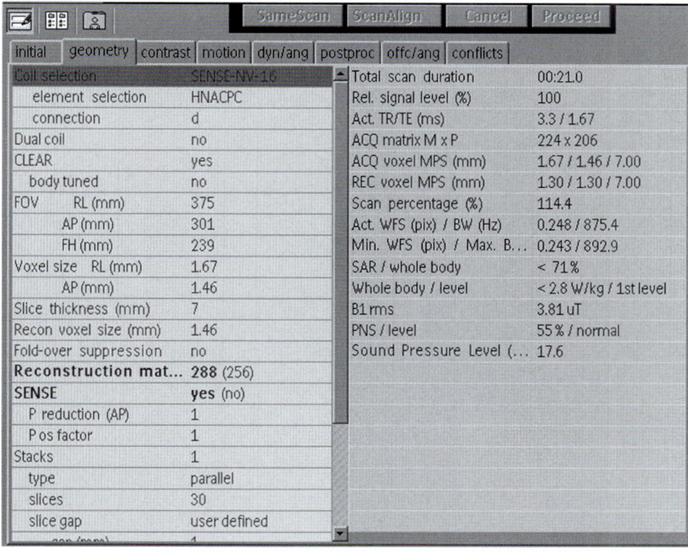

Abb. 4.9 SENSE bewirkt eine Zeitersparnis. Bei Philips kann nur „yes“ oder „no“ ausgewählt werden.

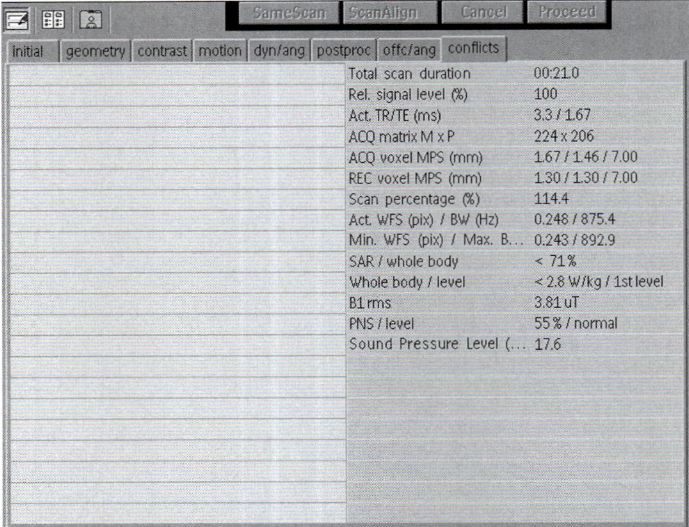

Abb. 4.10 Philips-Oberflächen besitzen einen Reiter „Conflicts", der bei eventuellen Problemen bzw. fehlerhaften Parametern diese anzeigt.

4.2 Auswertung von MRT-Aufnahmen des Neurokraniums

Was passiert nach der Aufnahme mit dem Bild?

Die Bildbetrachtung und Analyse kann nach folgenden Kriterien (nach Prof. Dr. Thomas Nägele) vorgenommen werden:

- Die Fragestellung ist genauso wichtig wie der Befund.
- Liegen Grunderkrankungen vor – eventuell maligne (bösartig)?
- Existieren Voraufnahmen?
- Bei einer Screening-Sequenz, z. B. FLAIR; liegen offensichtliche Auffälligkeiten vor?
- Die Neuroradiologie lebt von der Symmetrie, liegt diese in beiden Hirnhälften vor?
- Liquorräume, innen und außen adäquat?
- Liegen Läsionen vor?
- Handelt es sich tatsächlich um Läsionen, oder sind es Artefakte?
- Sind Läsionen größenprogredient zur Voraufnahme, oder besteht ein numerischer Anstieg?
- Wie zeigt sich die Läsion in anderen Modalitäten, wie der T 1w, DWI, 2-D-GRE?
- Liegt eine Kontrastmittelaufnahme vor?
- Wie frisch ist die Läsion? Passt die Läsion zur Symptomatik?
- Um was handelt es sich? Ischämie? Blutung? Entzündung? Tumor?
- Passt es zu der vorhandenen Grunderkrankung (Hypertonus, Entzündung, Stoffwechselstörung) oder handelt es sich um Altersveränderungen?
- Spezielle Fragestellungen bei Kindern, z. B. hinsichtlich der Hirnreifung?
- Sind weitere Untersuchungen notwendig oder weitere Regionen? Wirbelsäule? Ganzkörperaufnahmen?
- Sollten ggf. Spezialuntersuchungen erfolgen? Orbita? Felsenbein?
- Oder ergänzende Aufnahmen: CT bei Verkalkungen, genauere Gefäßdarstellungen wie etwa die digitale Subtraktionsangiographie?
- Sind Kontrolluntersuchungen notwendig?
- Wenn ja, wann?

In ▸ Tab. 4.8 zeigen sich die unterschiedlichen Blutungsstadien.

Tab. 4.8 Blutungsstadien.

Stadium	T 1	T 2
hyperakut (Stunden)	isointens	hyperintens
akut (Stunden bis Tage)	iso- bis hypointens	hypointens
früh subakut (Tage)	hyperintens	hypointens
spät subakut (bis Monate)	hyperintens	hyperintens
alt (bis Jahre)	iso- bis hypointens	hypointens

5 Spezielle bildgebende Verfahren

5.1 Spektroskopie

Die Magnetresonanzspektroskopie (MRS) ermöglicht, chemische Substanzen, sogenannte **Metaboliten**, im lebenden Objekt zu detektieren. Stoffliche Eigenschaften können ortsaufgelöst in Volumenelementen, sogenannten **Voxeln**, beschrieben werden. Mit Hilfe der Wasserstoffkerne können N-Acetylaspartat (NAA), Cholin (Cho), Kreatin (Cr), Zitrat, Laktat und Lipide differenziert betrachtet werden. Der Gesamtkontext, also das Auftreten der einzelnen Metaboliten, lässt oftmals einen Rückschluss zu, ob pathologisches oder physiologisches Gewebe vorliegt (▶ Abb. 5.1).

Relevant sind solche Verfahren im klinischen Alltag, vor allem bei metabolischen, degenerativen, entzündlichen sowie tumorösen Erkrankungen. Dabei wird entsprechend im Befund, also befundorientiert gesucht, oder typischerweise im Marklager bzw. auf Höhe der Basalganglien gesucht.

Es gibt verschiedene Arten der Spektroskopie:

- SVS (Single Voxel Spectroscopy)
- CSI (Chemical Shift Imaging)

Ein Voxel (Würfel) entsteht dadurch, dass die Schicht in allen 3 Ebenen angeregt wird. Bei der SVS wird versucht, die sich in dem Voxel befindlichen Metaboliten darzustellen. Bei der CSI verläuft das Verfahren ähnlich, jedoch in einem etwas größeren Rahmen, da es aus mehreren Voxeln besteht.

Beim **automatischen Feldabgleich (Shimmen)** versucht das MRT-Gerät selbstständig das sich in dem Voxel befindliche Gewebe in Resonanz zu bringen und dadurch eine Auslesung zu ermöglichen. Bei Anlegung eines Gradienten kann man jeder Körperstufe gewisse MHz-Zahlen zuordnen (z. B. besitzt ein sich in der Röhre befindliches Objekt im Isocenter bei 1,5 Tesla eine Frequenz von 64 Mhz).

Neuere Kernspintomographen haben die Möglichkeit des **Autoshims**. Dabei kann der Untersucher das zu untersuchende Gewebe benennen, z. B. den Kopf, und so das manuelle Shimmen außen vor lassen.

5.2 Diffusionstensorbildgebung (DTI)

Die DTI basiert auf der diffusionsgewichteten Bildgebung (DWI). Die DWI beruht auf der Brownschen Molekularbewegung der Wasserprotonen. Diese besagt die zufällige Bewegung von Teilchen, die auf ihrer thermischen Energie beruht, daher auch der Namensbestandteil „Diffusion".

In einem homogenen Magnetfeld präzessieren alle Protonen auf derselben Frequenz. Bei Einschaltung eines Gradienten (Gradient = temporäres Magnetfeld) lässt sich die Homogenität stören, und das Signal, das vom Objekt im Messgerät ausgeht, nimmt ab.

- 1. Schritt: Dephasierung (wenn einem Gradienten ein gegenläufiger Gradient folgt, kann das Signal wiederhergestellt werden) → Rephasierung
- Wenn sich die Protonen zwischen Rephasierung und Dephasierung bewegen, ist die Wiederherstellung des Signals unvollständig; → je mehr Bewegung, desto mehr Signalverlust.

Auf diese Weise kann die MRT-Bildgebung sehr empfindlich gemacht werden. Die Stärke der Diffusionswichtung hängt von der Gradientenstärke, der Dauer und dem zeitlichen Abstand der Dephasierung und Rephasierung ab und wird im sog. **b-Wert** zusammengefasst. Je höher der b-Wert, desto stärker ist die Diffusionswichtung. Typische b-Werte der DTI sind 600–1000 s/mm², wobei in der Klinik für die DWI meist ein b-Wert von 1000 benutzt wird. Eine stärkere Diffusionswichtung bedingt einen größeren Diffusionsverlust in Gewebe mit starker freier Bewegung, z. B. im Ventrikel.

Im gesunden Organparenchym und in der grauen Substanz ist die Diffusion nicht richtungsabhängig. Das heißt, dass die Diffusionsmessung immer denselben Wert ergibt, unabhängig von der Richtung. Muskelgewebe und die weiße Substanz sind jedoch **richtungsabhängig**, was durch ihre Faserrichtungen bedingt ist (in der weißen Substanz liegt dies am longitudinal verlaufenden axonalen Trakt). Wird nun ein Gradient entlang eines bestimmten Traktes angelegt, ist der Signalverlust in diesem Bereich recht hoch, wird der Gradient aber senkrecht zu einem Trakt angelegt, ist der Signalverlust minimal.

Es werden nun bestimmte Gradienten in verschiedene Richtungen angelegt (z. B. kaudal-kranial; rechts-links und anterior-posterior). Somit hätte man 3 Richtungen: X-, Y- und Z-Richtung. Diese Richtungen werden nun in ein mathematisches Modell gebracht, den sogenannten **Tensor** (▶ Abb. 5.2a).

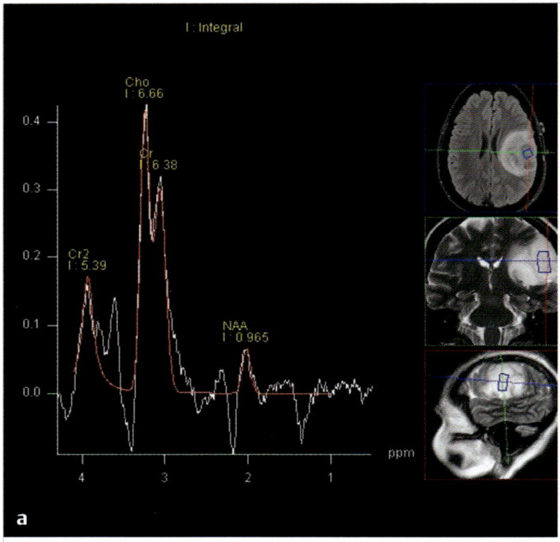

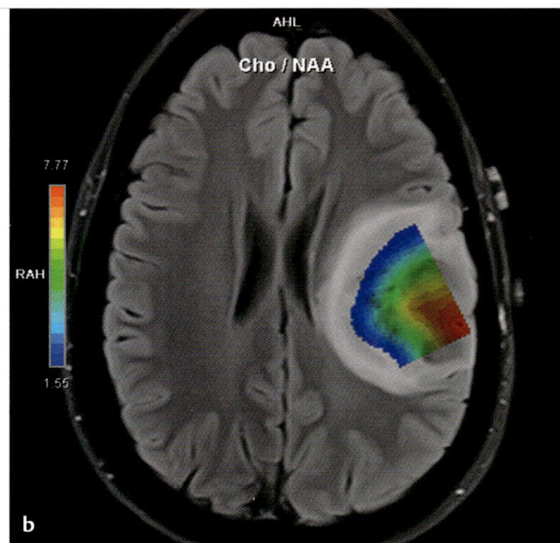

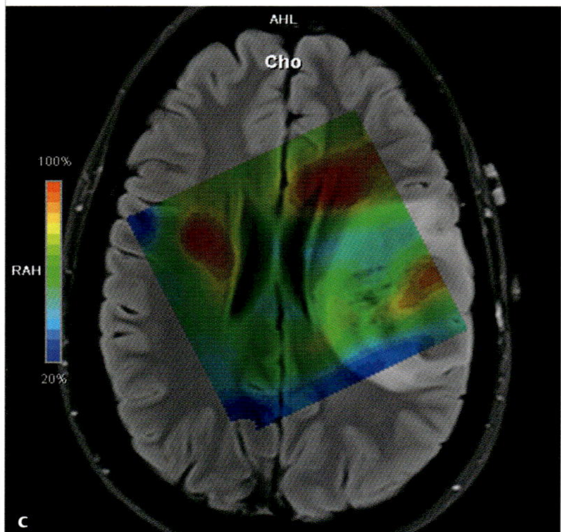

Abb. 5.1 Die vorliegenden Bilder zeigen eine Pat. mit bekanntem Glioblastom. Anlass der Spektroskopie war die Darstellung des bereits bekannten Prozesses sowie eine fragliche Ausbreitung ins umliegende Hirngewebe.

a Veranschaulichung eines Chemical Shift Imagings (CSI) mittels farbkodiertem Anstieg des Cholins.

b Eine typische Single-Voxel-Spektroskopie (SVS) ermöglicht es, einzelne Würfel in das zu untersuchende Gewebe zu legen und es zu analysieren. Das angezeigte Spektrum lässt einen Rückschluss auf die Gewebezusammensetzung zu.

c Das Cholin-N-Acetylaspartat-Verhältnis als neuronaler Marker. Der farblich rot markierte Anteil lässt auf eine wahrscheinliche Infiltration des Tumors schließen.

Um diesen vollständig bestimmen zu können, benötigt man mindestens 7 unabhängige Datensätze.

Da die Richtung des größten Signalverlusts der vorherrschenden Axonrichtung in einem Voxel entspricht, wird diese Richtung zur **Darstellung der Faserrichtung** genutzt. In Farbkarten wird die Richtung der Fasern in einer 2-D-Karte kodiert. Dabei gilt folgende Konvention:

- Faserverlauf links-rechts = rot
- Faserverlauf anterior-posterior = grün
- Faserverlauf kaudal-kranial = blau

Um nun ein **3-D-Faserbahn-Bild** zu erstellen, lassen sich voxelweise die Tensoren verbinden (► Abb. 5.2b).

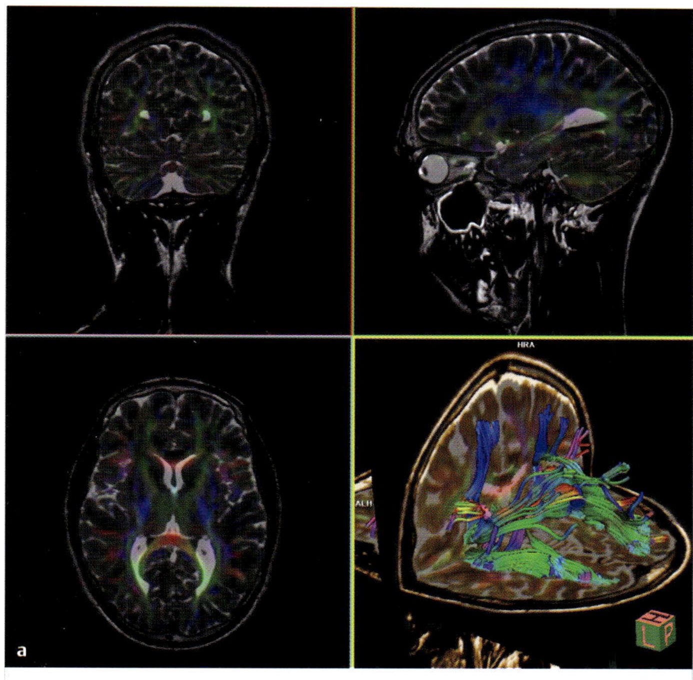

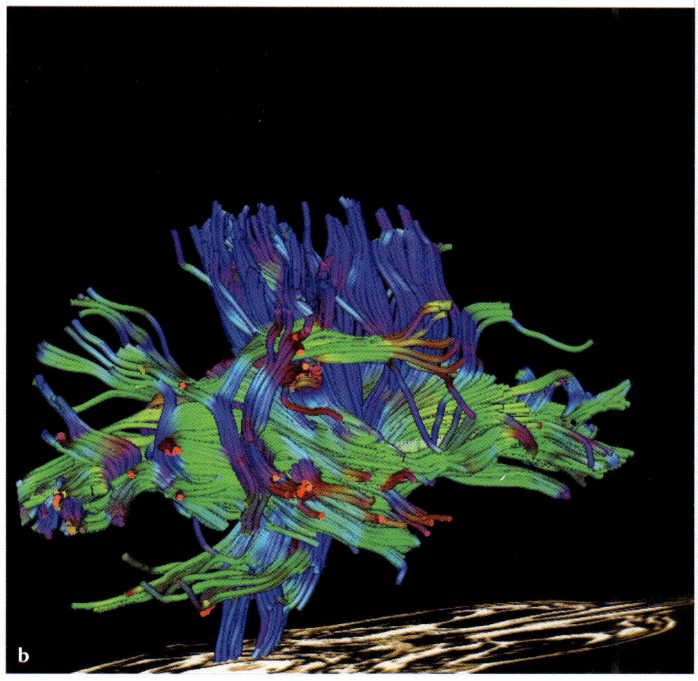

Abb. 5.2 Mittels Traktografie lassen sich die Faserbahnen im Gehirn darstellen.

a Durch die DTI ist es möglich, das Gehirn in ein mathematisches Modell zu verwandeln, um so ein Abbild der im Gehirn verlaufenden Faserbahnen aufzuzeigen. Eine große Relevanz besitzen solche Aufnahmen bei Tumoroperationen. Damit können die den Tumor umgebenden Faserbahnen dargestellt werden.

b Die verbundenen Tensoren können ein dreidimensionales Bild entstehen lassen, in dem die einzelnen Faserbahnen dargestellt werden.

Literatur

Weiterführende Werke

[1] Nitz WR. MRT-Guide für MTRA/RT. Edition Radiopraxis. Stuttgart: Thieme: 2012

Quellenangaben

▶ Anatomie

[2] Bähr M, Frotscher M. Neurologisch-topologische Diagnostik. Anatomie – Funktion – Klinik. 9. Aufl. Stuttgart: Thieme; 2009

[3] Benninghoff A, Drenckhahn D. Anatomie. Makroskopische Anatomie, Histologie, Embryologie, Zellbiologie. 16. Aufl. Stuttgart: Thieme; 2004: 72–7, 85–88, 232–648

[4] Kahle W, Frotscher M. Nervous System and Sensory Organs. Color Atlas of Human Anatomy. Stuttgart: Thieme; 2010: 3

[5] Schmidt RF, Schaible HG. Neuro- und Sinnesphysiologie. 5. Aufl. Heidelberg: Springer; 2005

[6] Spitzer M, Wulf B. Hirnforschung für Neu(ro)gierige. Braintertainment 2.0. Stuttgart: Schattauer; 2010: 1–10

[7] Trepel M. Neuroanatomie. Struktur und Funktion. 3. Aufl. München: Elsevier; 2004

[8] http://www2.uni-wuppertal.de/FB4/anglistik/multhaup/brain_language_learning/html/brain_macrostructures/2_drei%20etagen_txt.html

[9] Bommas-Ebert U, Teubner P, Voß R. Kurzlehrbuch Anatomie. 2. Aufl. Stuttgart: Thieme; 2006: 87–120, 425–520

▶ Pathologie

[10] Berlit P. Basiswissen Neurologie. 5. Aufl. Heildeberg: Springer; 2007

[11] Dützmann S. Neurochirurgie. 1. Aufl. München: Elsevier; 2009: 28–51

[12] Hopf HC, Kömpf D. Erkrankungen der Hirnnerven. Stuttgart: Thieme; 2006

[13] Imhof H, Halpern B, Herneth A. Wirbelsäule Pareto-Reihe Radiologie. Stuttgart: Thieme; 2006

[14] Krämer J, Theodoridis T, Krämer R. Die lumbale Spinalkanalstenose. Heidelberg: Springer; 2011

[15] Krzovska M. Neurologie. 2. Aufl. München: Elsevier; 2009: 72–103

[16] Mafee FM, Valvassori EG, Becker M. Imaging of the Head and Neck Valvassori`s 2004: 2nd ed. Stuttgart: Thieme; 2004: 137–290

[17] Mödder U, Cohnen M, Andersen K et al. Kopf/Hals. Pareto-Reihe Radiologie. Stuttgart: Thieme; 2006: 33–44, 57–70

[18] Reiß M. Facharztwissen HNO-Heilkunde. Differenzierte Diagnostik und Therapie. Heidelberg: Springer; 2009

[19] Sartor K, Hähnel S, Kress B. Gehirn. Pareto-Reihe Radiologie. Stuttgart: Thieme; 2006: 25–39, 59–66

[20] Schirmer M. Neurochirurgie. 10. Aufl. München: Elsevier; 2004

[21] Uhlenbrock D, Forsting M. MRT und MRA des Kopfes. Indikationsstellung – Wahl der Untersuchungsparameter – Befundinterpretation. 2. Aufl. Stuttgart: Thieme; 2007

[22] Wappler F, Tonner PH, Bürkle H. Anästhesie und Begleiterkrankungen. 2. Aufl. Stuttgart: Thieme; 2011

[23] Werder K. Klinische Neuroendokrinologie. 2. Aufl. Heidelberg: Springer; 2005

[24] Weyreuther M, Heyde CE, Westphal M. MRT-Atlas Orthopädie und Neurochirurgie. Heidelberg: Springer; 2006

Sachverzeichnis

Q

R

S

T

U

V

W

Z